高等卫生院校课程改革创新教材

供医学检验技术等相关专业使用

寄生虫学检验

（第2版）

主　　编　丁环宇

副主编　刘　萍　黄　涛　姚　远

编　　者　（以姓氏笔画为序）

丁环宇　重庆医药高等专科学校

万雅芳　重庆市人民医院

卢恩昌　襄阳职业技术学院

刘　萍　安徽医学高等专科学校

吴菲菲　聊城职业技术学院

官　琦　重庆医药高等专科学校

姚　远　山东医学高等专科学校

黄　涛　海南省人民医院

廖晓林　宜春职业技术学院

科学出版社

北　京

内 容 简 介

　　本教材由全国多所院校、医院从事教学和临床一线工作的教师、学者悉心编写而成。内容主要包括绪论，寄生虫检验基本实验诊断技术，血液寄生虫检验，粪便寄生虫检验，其他体液、组织寄生虫检验，医学节肢动物检验，寄生虫检验结果报告。本教材设有学习目标、考点、案例、目标检测，并根据需要插入内容生动的相关知识链接、课程思政，编写的线上数字化教学资源图文并茂，适应高职高专培养高素质技术技能型人才的需求。教材后附实训指导。

　　本教材主要供医学检验技术专业师生使用，也可作为其他相关医学专业学生、各类医院和疾病预防控制机构的相关专业人员的参考书籍。

图书在版编目（CIP）数据

寄生虫学检验/丁环宇主编. —2版. —北京：科学出版社，2022.11
高等卫生院校课程改革创新教材
ISBN 978-7-03-072593-6

Ⅰ. 寄⋯　Ⅱ. 丁⋯　Ⅲ. 寄生虫病 – 医学检验 – 高等职业教育 – 教材
Ⅳ. R530.4

中国版本图书馆 CIP 数据核字（2022）第 108413 号

责任编辑：谷雨擎 / 责任校对：杨　赛
责任印制：霍　兵 / 封面设计：涿州锦晖

科学出版社 出版
北京东黄城根北街16号
邮政编码：100717
http://www.sciencep.com

北京九天鸿程印刷有限责任公司印刷
科学出版社发行　各地新华书店经销

*

2016年1月第　一　版　开本：850×1168　1/16
2022年11月第　二　版　印张：11 1/2
2025年1月第十次印刷　字数：350 000
定价：**69.80元**
（如有印装质量问题，我社负责调换）

前　言

党的二十大报告指出："人民健康是民族昌盛和国家强盛的重要标志。把保障人民健康放在优先发展的战略位置，完善人民健康促进政策。"贯彻落实党的二十大决策部署，积极推动健康事业发展，离不开人才队伍建设。党的二十大报告指出："培养造就大批德才兼备的高素质人才，是国家和民族长远发展大计。"教材是教学内容的重要载体，是教学的重要依据、培养人才的重要保障。本次教材修订旨在贯彻党的二十大报告精神和党的教育方针，落实立德树人根本任务，坚持为党育人、为国育才。

寄生虫学检验是临床检验的组成部分，也是医学检验专业的一门核心专业课。本教材的编写根据高职高专医学检验技术专业培养高素质技术技能人才的要求，以临床工作任务为中心组织课程内容，理论知识的选取紧紧围绕工作任务完成的需要来进行，同时又充分考虑高等职业教育学生对理论知识学习的需要。

本教材编写内容对接临床检验实际工作岗位，并对临床医学检验技师资格考试考点进行梳理，注重"岗课赛证"融通。立足"守正出新"，注重实用性和应用性。以寄生虫病检验临床检测任务为导向，分为检验前、中、后三个模块。检验前模块包括：①绪论；②寄生虫检验基本实验诊断技术。检验中模块包括：①血液寄生虫检验；②粪便寄生虫（医学线虫、医学吸虫、医学绦虫、医学原虫）检验；③其他体液、组织寄生虫检验；④医学节肢动物检验。检验后模块包括寄生虫检验结果报告。根据寄生虫病流行新趋势，本教材适当增加输入性寄生虫、机会致病性寄生虫内容及临床开展的新技术、新方法。根据全国职业教育大会精神，适当融入职业道德和质量控制的有关内容。本教材内容优化了形态和生活史中与流行、致病等和临床着眼点无关的纯生物学内容。

本教材设有学习目标，与执业资格考试相对接的考点提示，案例分析，目标检测题，并根据需要插入内容生动的相关知识链接、课程思政，编写的线上数字化教学资源图文并茂，适应高职高专培养高素质技术技能型人才的需求。全书后附实训指导，突出对学生职业能力的训练。

本教材编写得到全国多所院校和医院的大力支持；对全体编者的辛勤努力和科学出版社的指导，在此一并致谢。由于编者的专业水平和实践经验有限，教材中难免存在不足之处，敬请读者批评指正。

丁环宇

2023 年 12 月

配 套 资 源

欢迎登录"中科云教育"平台，**免费**数字化课程等你来！

"中科云教育"平台数字化课程登录路径

电脑端

- 第一步：打开网址 http://www.coursegate.cn/short/EPLB4.action
- 第二步：注册、登录
- 第三步：点击上方导航栏"课程"，在右侧搜索栏搜索对应课程，开始学习

手机端

- 第一步：打开微信"扫一扫"，扫描下方二维码

- 第二步：注册、登录
- 第三步：用微信扫描上方二维码，进入课程，开始学习

PPT 课件：请在数字化课程各章节里下载！

目 录

第1章　绪论 ……………………………… 1
　　第1节　寄生虫感染的流行状况 ………… 1
　　第2节　寄生虫与宿主 …………………… 2
　　第3节　寄生虫生活史及其感染方式 …… 5
　　第4节　寄生虫与人体的相互作用 ……… 6
　　第5节　寄生虫感染的流行与防治 ……… 9
第2章　寄生虫检验基本实验诊断技术 …… 13
　　第1节　寄生虫检验标本的采集处理 …… 13
　　第2节　病原学诊断技术 ………………… 15
　　第3节　免疫学与分子生物学检测技术 … 23
第3章　血液寄生虫检验 …………………… 29
　　第1节　丝虫 ……………………………… 29
　　第2节　疟原虫 …………………………… 32
　　第3节　锥虫 ……………………………… 37
　　第4节　巴贝虫 …………………………… 40
第4章　粪便寄生虫检验 …………………… 43
　医学线虫 …………………………………… 43
　　第1节　医学线虫概述 …………………… 43
　　第2节　似蚓蛔线虫 ……………………… 44
　　第3节　毛首鞭形线虫 …………………… 46
　　第4节　十二指肠钩口线虫和美洲板口
　　　　　　线虫 …………………………… 49
　　第5节　蠕形住肠线虫 …………………… 53
　　第6节　粪类圆线虫 ……………………… 56
　医学吸虫 …………………………………… 59
　　第7节　医学吸虫概述 …………………… 59
　　第8节　华支睾吸虫 ……………………… 60
　　第9节　卫氏并殖吸虫 …………………… 62
　　第10节　布氏姜片吸虫 ………………… 65
　　第11节　日本裂体吸虫 ………………… 67
　　第12节　棘口吸虫 ……………………… 72

　　第13节　片形吸虫 ……………………… 73
　医学绦虫 …………………………………… 74
　　第14节　医学绦虫概述 ………………… 74
　　第15节　链状带绦虫 …………………… 78
　　第16节　肥胖带绦虫 …………………… 82
　　第17节　细粒棘球绦虫 ………………… 84
　　第18节　曼氏迭宫绦虫 ………………… 89
　　第19节　阔节裂头绦虫 ………………… 92
　医学原虫 …………………………………… 95
　　第20节　医学原虫概述 ………………… 95
　　第21节　阿米巴 ………………………… 97
　　第22节　蓝氏贾第鞭毛虫 ……………… 102
　　第23节　人芽囊原虫 …………………… 104
　　第24节　隐孢子虫 ……………………… 106
　　第25节　结肠小袋纤毛虫 ……………… 107
第5章　其他体液、组织寄生虫检验 ……… 112
　　第1节　广州管圆线虫 …………………… 112
　　第2节　刚地弓形虫 ……………………… 115
　　第3节　阴道毛滴虫 ……………………… 119
　　第4节　杜氏利什曼原虫 ………………… 121
　　第5节　旋毛形线虫 ……………………… 124
　　第6节　结膜吸吮线虫 …………………… 127
　　第7节　旋盘尾丝虫 ……………………… 128
第6章　医学节肢动物检验 ………………… 131
　　第1节　概述 ……………………………… 131
　　第2节　蜱 ………………………………… 134
　　第3节　螨 ………………………………… 137
　　第4节　蝇 ………………………………… 139
　　第5节　蚊 ………………………………… 142
　　第6节　白蛉 ……………………………… 144
第7章　寄生虫检验结果报告 ……………… 146

第 1 节 医学生物安全二级实验室的
使用…………………… 146
第 2 节 检验废弃标本处理 …………… 148
第 3 节 全自动粪便分析仪验证、校准
及维护保养 …………… 149
寄生虫学检验实训指导 ………… 152
第 1 节 实训指导总则 ……………… 152
第 2 节 线虫检验 …………………… 154

第 3 节 吸虫检验 ………………… 159
第 4 节 绦虫检验 ………………… 162
第 5 节 原虫检验 ………………… 164
第 6 节 医学节肢动物检验 ………… 168
第 7 节 寄生虫的免疫学检验技术 …… 171
参考文献 …………………………… 175
目标检测选择题参考答案 …………… 177

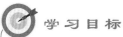

学习目标

1. 掌握 人体寄生虫学的基本概念：寄生虫、宿主、生活史、感染阶段、世代交替、带虫免疫、伴随免疫；寄生虫和宿主的分类；寄生虫对宿主的作用；寄生虫病流行的基本环节。

2. 熟悉 寄生虫的感染方式；寄生虫病的流行因素、流行特点和防治原则。

3. 了解 寄生现象；宿主抗寄生虫感染的免疫机制、逃避机制和特点；寄生虫病感染的流行状况。

寄生虫学检验是研究寄生虫形态、生活史、致病、实验诊断、流行与防治，以及为寄生虫感染、疾病诊断、疗效评价及防治工作提供依据的科学。寄生虫学检验是医学检验专业的一门专业主干课程。主要内容包括寄生虫的基础理论知识，以及利用各种检测技术，对寄生虫感染及寄生虫病进行实验诊断，使感染者能获得准确的诊断与治疗，能有效地阐明寄生虫病的发病机制及流行规律，达到预防、控制及消灭寄生虫病的目的。

第1节 寄生虫感染的流行状况

一、全球寄生虫病

寄生虫病是由寄生虫感染而引起的疾病。这类疾病分布广泛，世界各地均可见到，但以贫穷落后、卫生条件差的地区，热带和亚热带地区流行更甚。在世界范围内，特别是在发展中国家，寄生虫病的流行仍然十分严重，并成为普遍存在的公共卫生问题。1975年世界卫生组织热带病研究和培训特别规划署（WHO/TDR）强调的十种重点防治的热带病（NTD）中，除结核病、麻风和登革热外，其余七种，如疟疾、血吸虫病、淋巴丝虫病、盘尾丝虫病、利什曼病、非洲锥虫病和美洲锥虫病均为寄生虫病。

在所有热带病中，以受疟疾威胁的人数与发病数为最多，在世界卫生组织（WHO）最新发布的《世界疟疾报告2021》中，2018年全球有2.41亿新发病例，62.7万死亡病例。血吸虫病是对人类危害严重的一种寄生虫病，流行于亚洲、南美洲、中东地区和非洲的多个国家和地区。淋巴丝虫病是一种由来已久，能导致毁容和衰弱的疾病，自2000年以来，WHO已经提供了超过50亿次治疗阻止此病的蔓延，越来越多的国家已经实现消灭淋巴丝虫病。引起非洲锥虫病的非洲锥虫分布于非洲中部，在撒哈拉沙漠以南有多个局灶性流行区。引起美洲锥虫病的枯氏锥虫主要流行于中美洲和南美洲等地区，尤其以拉丁美洲边远山区多见，全球有600万～700万人感染枯氏锥虫。肠道寄生虫感染也十分严重，尤其在亚洲、非洲和拉丁美洲地区。此外，一些机会致病性寄生虫，如隐孢子虫、刚地弓形虫、蓝氏贾第鞭毛虫、粪类圆线虫等已成为艾滋病患者机会性感染的主要病原体，是引起死亡的主要原因。因器官移植而长期使用免疫抑制剂者、癌症化疗患者、慢性病患者、长期使用激素者等也有机会致病性寄生虫病的发生。随着全球旅游事业的发展，某些寄生虫病可随旅行者进入发达国家，如欧美国家每年均有输入性疟疾病例，甚至可引起一定的局部流行。

二、我国寄生虫病

我国幅员辽阔，气候与地理环境复杂，自然条件千差万别，大部分地区处于温带和亚热带，寄生虫种类繁多，已发现的可以感染人体的寄生虫多达239种。20世纪50年代，疟疾、血吸虫病、丝虫病、黑热病及钩虫病被称为我国危害严重的五大寄生虫病。

经过不懈努力，全国重点寄生虫病感染率显著下降。内脏利什曼病（黑热病）于1958年已被基本消灭。2007年，WHO审核认可中国成为全球第一个消除丝虫病的国家。2021年6月30日，我国获得WHO消除疟疾认证。目前，我国已成为世界上少数几个能控制血吸虫病流行的国家之一。

随着经济发展，人民生活水平的提高，商品供应渠道增加及人们生活方式的改变等，土源性寄生虫病发生率下降，食源性寄生虫病、机会致病性寄生虫病、旅游者寄生虫病、宠物性和老年性等寄生虫病不断发生，甚至引起流行或暴发，目前寄生虫病防治工作重点在土源性线虫病和食源性寄生虫病上。

另外，新型寄生虫病不断出现，一些早已熟知的，但发病率较低的寄生虫病又死灰复燃，重新对人类构成威胁，如旋毛虫病、棘球蚴病、囊虫病、弓形虫病、肉孢子虫病、裂头蚴病等，不但使人致病，也常使畜牧业蒙受重大损失。此外，每年都有由蜱虫叮咬而致新布尼亚病毒感染导致患者死亡的报道，新出现的蠊缨滴虫造成的肺部感染也时有报道。随着诊断水平的不断提高，一些以往少见或未引起注意的寄生虫病，如异形吸虫病、异尖线虫病、人芽囊原虫病及舌形虫病等也时有报道。

总之，随着社会的发展，不同虫种的寄生虫危害人类的程度及其地域空间分布将会发生变化，寄生虫对人类的危害还会长期存在，人类面临的形势依然十分严峻，寄生虫病仍然是我国一个严重的公共卫生问题。

课堂思政 父女院士——唐仲璋和唐崇惕

唐仲璋和唐崇惕父女均为中国科学院院士，他们把毕生的精力都献给了我国寄生虫学研究事业。唐仲璋（1905—1993），我国著名寄生虫学家，是我国寄生虫学开拓者和奠基人，主要从事人体、家畜及人兽共患寄生虫病的研究。父女二人勠力同心，攻坚克难，深入血吸虫、丝虫病病区做了大量艰苦细致的调研和防治工作，也攻克了一个又一个危害国人健康的寄生虫学疑难问题，为世界寄生虫学研究做出了国际公认的突出贡献。唐崇惕院士还向厦门大学捐赠100万元，设立"唐仲璋生命科学育人基金"，用于支持生命科学学院人才培养和教育事业的建设发展。

第2节 寄生虫与宿主

一、寄生虫的定义

（一）共生

在漫长的生物进化过程中，生物与生物之间形成各种错综复杂的关系。生物间密切联系、形成依赖地共同生活在一起的现象，称为共生。根据生物之间利害关系的不同，共生关系又可分为3种类型：共栖、互利共生和寄生。

1. 共栖 两种生物生活在一起，其中一方受益，另一方既不受益也不受害，这种现象称为共栖。例如，生活在海洋中个体较小的鮣鱼，利用其背鳍演化而成的吸盘吸附在大型鱼类的体表，借助大型鱼类的游动，增加觅食的机会。鮣鱼是得益方，而被吸附的大型鱼类则既不获益，也不受害。

2. 互利共生 两种生物生活在一起，相互依赖，长期共存，双方均获益的共生关系，且达到了彼此不能离开独立生存的程度，这种现象称为互利共生。例如，在白蚁的消化道内定居的鞭毛虫，可分泌纤维素酶，以帮助白蚁将食入的木屑消化，使其获得营养成分。同时，白蚁也为鞭毛虫提供了营养和适宜的寄居环境，两者互相依赖，彼此受益。

3. 寄生 两种生物共同生活，其中一方受益，另一方受害，受害者提供营养物质和居住场所给受益者，这种关系称为寄生。

（二）寄生虫及宿主

两种生物共同生活，其中一方受益，另一方受害，受益方称为寄生物，动物性寄生物称为寄生虫，受害方称为宿主。例如，寄生在人体小肠内的蛔虫，从肠道获取营养物质，同时对人体造成损害，故蛔虫是寄生虫，人是蛔虫的宿主。

二、寄生虫的分类

寄生虫有的仅寄生于人体，有的既寄生于人体，也寄生于某些动物，分别可引起人体寄生虫病或人兽共患寄生虫病。根据不同分类方法可将寄生虫分成不同的类型。

（一）生物学分类

自林奈建立分类系统以来，随着人们对生物认识的深入和生物技术的进步，国际上对生物和寄生虫的分类也在不断地修改和完善。迄今为止，我国所用寄生虫的分类体系仍是30多年前确立的，分类依据仍以形态学为主。近年来，虫种核酸序列的分析已逐步用于寄生虫的分类和鉴定。用分子生物学技术对寄生虫进行分类，弥补了形态学分类的不足。根据动物分类系统的界、门、纲、目、科、属、种七个阶元分类，人体寄生虫分别隶属于动物界7个门中的十余个纲。人们习惯性地将人体寄生虫分为多细胞的医学蠕虫、单细胞的医学原虫和医学节肢动物三类（表1-1）。

界	范畴	门	纲	主要虫种
原生动物亚界	医学原虫	肉足鞭毛门	叶足纲	溶组织内阿米巴、结肠内阿米巴、齿龈内阿米巴、棘阿米巴
			动鞭毛纲	阴道毛滴虫、杜氏利什曼原虫、蓝氏贾第鞭毛虫、人毛滴虫、口腔毛滴虫、锥虫
		顶复门	孢子纲	疟原虫、刚地弓形虫、隐孢子虫、肉孢子虫、巴贝虫
		纤毛门	动基裂纲	结肠小袋纤毛虫
动物界	医学蠕虫	线形动物门	线虫纲	似蚓蛔线虫（蛔虫）、蠕形住肠线虫（蛲虫）、十二指肠钩口线虫和美洲板口线虫、班氏吴策线虫和马来布鲁线虫、旋毛形线虫（旋毛虫）、毛首鞭形线虫、粪类圆线虫、结膜吸吮线虫、广州管圆线虫、犬弓首线虫、棘颚口线虫、美丽筒线虫、旋盘尾丝虫
		棘头动物门	后棘头虫纲	猪巨吻棘头虫
		扁形动物门	吸虫纲	华支睾吸虫、卫氏并殖吸虫、日本血吸虫、布氏姜片吸虫、肝片吸虫、棘口吸虫
			绦虫纲	链状带绦虫、肥胖带绦虫、微小膜壳绦虫、曼氏迭宫绦虫、细粒棘球绦虫、阔节裂头绦虫、缩小膜壳绦虫、犬复孔绦虫、多房棘球绦虫
	医学节肢动物	节肢动物门	昆虫纲	蚊、蝇、虱、蚤、白蛉
			蛛形纲	疥螨、蠕形螨、恙螨、蜱
			甲壳纲	溪蟹、蝲蛄
			唇足纲	蜈蚣
			倍足纲	马陆
			五口纲	舌形虫

表 1-1 寄生虫的分类

1. 医学蠕虫 蠕虫是指动物界中一类软体、内无骨骼、外无甲壳，借肌肉伸缩而蠕动的多细胞无脊椎动物。与人体有关的蠕虫包括扁形动物门、线形动物门和棘头动物门的各种低等动物。寄生于人体并致病的蠕虫称为医学蠕虫，由其所引起的寄生虫病称为蠕虫病。

医学蠕虫的生活史经历成虫、虫卵、幼虫再到成虫的发育。根据其生活史过程中是否需要中间宿主、发育的环境及发育方式不同，可将其分为以下两大类。

（1）土源性蠕虫　生活史中无中间宿主，虫卵或幼虫在外界（主要指土壤）可直接发育至感染期蠕虫。大多数线虫尤其是寄生肠道的线虫属于土源性蠕虫，如蛔虫、钩虫、蛲虫及鞭虫。

（2）生物源性蠕虫　需要在中间宿主或吸血昆虫体内发育至感染期的蠕虫。所有的吸虫和棘头虫，大部分绦虫及少数线虫（如丝虫、旋毛虫）属于生物源性蠕虫。

2. 医学原虫　原虫是原生动物亚界的单细胞真核生物。虽体积微小，结构简单，但具有感觉、运动、摄食、营养、排泄、生殖等生理活动功能。原虫种类繁多，分布广泛，生活方式多为自生或腐生，少数营共栖或寄生生活。寄生于人体的致病性原虫，或与人体处于共栖状态的非致病性原虫统称为医学原虫。现已发现的医学原虫有四十余种，有些致病性原虫，如溶组织内阿米巴、疟原虫、弓形虫等可严重危害人类健康，引起人或人兽共患的寄生虫病。

3. 医学节肢动物　节肢动物是一类两侧对称，体壁由几丁质及醌单宁蛋白质组成的坚硬外骨骼构成的动物，由于躯体及附肢均分节故称节肢动物。其发育过程包括蜕皮和变态。节肢动物中有些种类通过骚扰、刺螫、吸血、寄生、传播病原体等方式危害人类健康，称为医学节肢动物。

与医学有关的节肢动物分属 6 个纲，有昆虫纲、蛛形纲、甲壳纲、唇足纲、倍足纲和五口纲。

（二）其他分类

1. 按其与宿主的关系分类

（1）专性寄生虫　指生活史的各个时期或至少某个阶段必须营寄生生活，不然就不能生存的寄生虫。如疟原虫的各个发育阶段都必须在人体和蚊体内进行，否则就不能完成其生活史。

（2）兼性寄生虫　既可在外界营自生生活，又可侵入宿主营寄生生活的寄生虫。如粪类圆线虫主要在土壤中营自生生活，但也可侵入人体，寄生于肠道营寄生生活。

（3）偶然寄生虫　因偶然机会侵入非正常宿主体内寄生的寄生虫。如某些蝇蛆可在人体消化道内寄生。

（4）机会致病性寄生虫　在宿主免疫功能正常时处于隐性感染状态，当宿主免疫功能低下或缺陷时，虫体大量繁殖、致病力增强，导致宿主出现临床症状的一类寄生虫。如刚地弓形虫等。

2. 按寄生部位分类

（1）体内寄生虫　寄生于宿主器官、组织、细胞、体液内的寄生虫。如蠕形住肠线虫寄生于肠道，旋毛虫幼虫寄生于横纹肌组织，刚地弓形虫寄生于各种有核细胞内。

（2）体表体外寄生虫　寄生于宿主体表的寄生虫。如虱、蚊、蜱、螨等吸血节肢动物，有的在吸血时才接触宿主体表，有的则寄生于宿主的皮肤表层内。

3. 按寄生生活时间分类

（1）长久性寄生虫　在其某一生活阶段不能离开所寄生的宿主，离开则不能存活的寄生虫。如寄生在脊椎动物肠道内的绦虫和淋巴系统内的丝虫。

（2）暂时性寄生虫　根据生活史需要而短暂寄生于宿主的寄生虫。如雌蚊和蜱间断性吸食宿主血液。

三、宿主的分类

在寄生虫的寄生生活中，不同的发育阶段可寄生于不同的宿主体内。有的寄生虫只需要一个宿主，有的则需要两个或更多的宿主，才能完成其发育过程。按寄生关系中寄生虫不同阶段寄生的宿主，可将宿主分为以下几种。

1. 终宿主　寄生虫的成虫或有性生殖阶段寄生的宿主。例如，华支睾吸虫的成虫寄生于人体肝胆管，人是华支睾吸虫的终宿主。

2. 中间宿主 寄生虫的幼虫或无性生殖阶段所寄生的宿主。如果生活史中有多个中间宿主，则按其发育的先后顺序称为第一中间宿主和第二中间宿主。例如，华支睾吸虫幼虫阶段的毛蚴、胞蚴、雷蚴、尾蚴寄生在螺体内，囊蚴寄生于淡水鱼、虾体内。按先后顺序，螺为华支睾吸虫第一中间宿主，淡水鱼、虾为第二中间宿主。

3. 保虫宿主（储存宿主） 某些寄生虫既可寄生于人，又可寄生于其他某些脊椎动物。在一定条件下可将其体内的寄生虫传播给人或其他某些脊椎动物。例如，华支睾吸虫成虫除了寄生于人体之外，也可寄生于猫、犬等脊椎动物，猫、犬等为华支睾吸虫的保虫宿主。

4. 转续宿主 某些寄生虫的幼虫侵入非适宜宿主后不能发育至成虫，但能存活并长期维持幼虫状态。只有当该幼虫有机会侵入其适宜宿主体内时，才能继续发育为成虫。此种非适宜宿主称为转续宿主，又称为延续宿主。例如，并殖吸虫的正常宿主是人和犬等动物，野猪是其非正常宿主，幼虫侵入野猪体内后不能发育为成虫，仅维持在幼虫状态。如果人或犬生食或半生食含有此种幼虫的野猪肉，则幼虫进入人或犬体内发育为成虫，野猪为并殖吸虫的转续宿主。

考点：寄生虫和宿主的概念，寄生虫和宿主的类别，寄生虫和宿主的相互关系

第3节 寄生虫生活史及其感染方式

一、寄生虫生活史

寄生虫从卵或幼虫（或原虫滋养体、包囊等），再到成虫，完成一代生长、发育和繁殖的全过程，称为寄生虫的生活史。寄生虫的生活史包括寄生虫侵入宿主的途径、虫体在宿主体内移行及定居、离开宿主的方式，以及发育过程中所需的宿主（包括传播媒介）种类和内外环境条件等。总之，寄生虫完成生活史除需要适宜的宿主外，还受外界环境的影响。不同寄生虫的生活史过程繁简不一，生活史越复杂，寄生虫存活的机会就越小，但其高度发达的生殖器官和生殖潜能可弥补这一不足。根据生活史过程中是否需要中间宿主，将寄生虫的生活史分为直接发育型和间接发育型两类。

1. 直接发育型 寄生虫整个生活史过程中不需要更换宿主，虫卵、幼虫或原虫包囊等在外界可直接发育至感染期，进入人体而感染。例如，蛔虫、钩虫及阿米巴原虫等的生活史属于该种类型。

2. 间接发育型 寄生虫完成生活史需要中间宿主或吸血昆虫，即虫体只有在中间宿主或吸血昆虫体内发育至感染阶段后，才能感染人体。例如，血吸虫的生活史中，毛蚴、胞蚴和尾蚴阶段寄生在中间宿主钉螺体内，感染阶段的尾蚴进入人或其他脊椎动物体内发育为成虫。

寄生虫经历了漫长的适应性进化过程，其繁殖方式比较复杂。某些寄生虫仅有有性生殖，如蛔虫、钩虫和丝虫等蠕虫。有的寄生虫只有无性繁殖，如溶组织内阿米巴和阴道毛滴虫等。而某些寄生虫既有有性生殖又有无性繁殖，如华支睾吸虫、血吸虫、并殖吸虫、疟原虫、弓形虫等。在寄生虫生活史过程中，既有无性繁殖又有有性生殖，才能完成一代的发育，即有性世代与无性世代相互交替进行，称为世代交替。

寄生虫的生活史过程中，能侵入人体并引起人体感染的发育阶段，称为该寄生虫的感染阶段。如蛔虫在其生活史中需经历几个发育阶段，只有感染期虫卵（含幼虫）为蛔虫的感染阶段。个别寄生虫对人有一个以上的感染阶段，如链状带绦虫的虫卵与其幼虫囊尾蚴阶段对人均有感染能力。

二、寄生虫的感染方式

寄生虫从传染源排出，在外界或中间宿主体内发育至感染期后，进入另一宿主体内的整个过程，称为寄生虫病的传播途径或感染方式。人体寄生虫病常见的传播途径有以下几种。

1. 经消化道感染 这是最常见的感染方式。寄生虫在感染阶段污染了蔬菜、瓜果，污染了餐具或

手指，被食入而感染人体，如蛔虫、蛲虫等。因食入未煮熟的肉类而感染，如旋毛虫、华支睾吸虫等。或喝了被污染的生水而感染，如溶组织内阿米巴、蓝氏贾第鞭毛虫。因食入某种食物而感染的寄生虫病称为食源性寄生虫病。

2. 经皮肤或黏膜感染　寄生虫的感染期幼虫直接经皮肤或黏膜侵入人体而感染。如人们下地劳作接触疫土易感染钩虫，接触疫水易感染血吸虫。

3. 经媒介昆虫叮咬感染　节肢动物叮咬人并吸血，其体内携带的某些寄生虫得以侵入而感染人体。如蚊叮咬人可感染丝虫和疟原虫，白蛉叮咬人可感染杜氏利什曼原虫。

4. 经接触感染　包括直接接触和间接接触的感染。如阴道毛滴虫既可经性接触感染，也可通过共用毛巾、浴巾等间接接触感染。疥螨和蠕形螨可直接接触患者皮肤感染。

5. 经胎盘感染　母亲体内的寄生虫可通过胎盘传给胎儿，引起先天性感染，如弓形虫、疟原虫。

此外，某些寄生虫还有其他的感染方式，如疟原虫还可通过输血使受血者获得感染，猪囊尾蚴可经自体体内感染。

考点：寄生虫的感染阶段，寄生虫的生活史及分型，寄生虫的感染方式

第4节　寄生虫与人体的相互作用

一、寄生虫对人体的致病作用

寄生虫经不同的途径与方式侵入宿主体内后，如未能被宿主机体清除，则可在宿主体内继续生长、发育与繁殖。寄生于人体的寄生虫种类较多，它们以不同的方式导致宿主的损害，寄生虫对人体的损害与致病作用包括以下几方面。

1. 掠夺营养　寄生虫在宿主体内生长、发育及繁殖所需的营养物质均来自宿主，寄生的虫荷越多，对宿主营养的掠夺也越严重。有些肠道寄生虫，不仅可直接吸收宿主的营养物质，还可妨碍宿主吸收营养，致使宿主较易出现营养不良、生长发育障碍。例如，蛔虫寄生于人体小肠，以人体小肠内半消化食物为营养，大量或长时间感染可引起人体营养不良，直接影响人体的健康发育和成长。

2. 机械性损伤　寄生虫在宿主体内移行和定居均可造成宿主组织损伤或破坏。如布氏姜片吸虫依靠吸盘吸附在肠壁上，可造成肠壁损伤；并殖吸虫童虫在宿主体内移行可引起肝、肺等多个器官损伤；细粒棘球绦虫在宿主体内形成的棘球蚴不仅破坏寄生的器官，还可压迫邻近组织，造成多器官或组织的损伤；蛔虫在肠道内相互缠绕可堵塞肠腔，引起肠梗阻，穿透肠壁可引起肠穿孔；链状带绦虫的囊尾蚴寄生于大脑，压迫脑组织，可引起癫痫发作或偏瘫；疟原虫在红细胞内繁殖，致使红细胞大量破裂而引起贫血等。有些兼性或偶然寄生虫侵入人体或造成异位寄生，虫体引起宿主的组织损伤一般较专性寄生虫更为严重。如果寄生部位是脑、心、眼等重要器官，则预后差，可导致生活质量严重下降，甚至致命。

3. 毒性作用　有的寄生虫在寄生过程中，其分泌物或代谢产物对宿主具有毒性作用。如溶组织内阿米巴原虫分泌的溶组织酶，可以使宿主肠壁组织溶解，并引起肠壁溃疡、坏死，产生病变。钩虫释放的抗凝素样物质，可以使宿主受损伤的肠黏膜流血不止。某些蜱的唾液具有神经毒性作用，叮咬后可致宿主肌肉麻痹甚至瘫痪。

4. 免疫病理损伤　寄生虫的分泌物、代谢产物、虫体、虫卵死亡的崩解物，蠕虫的蜕皮液等对宿主都具有抗原性异物的作用，可刺激机体产生免疫应答，引起各种超敏反应，造成免疫病理损伤。如寄生于胆管系统的华支睾吸虫，其分泌物、代谢产物可引起胆管上皮增生，附近的肝实质萎缩，胆管局限性扩张，管壁增厚，进一步发展可致上皮瘤样增生；再如，感染了蛔虫、钩虫可引起荨麻疹，属Ⅰ型超敏反应；杜氏利什曼原虫感染引起贫血，属Ⅱ型超敏反应；疟疾患者因免疫复合物的沉积可以引起疟性肾病，属Ⅲ型超敏反应；血吸虫抗原与宿主抗体结合形成抗原-抗体复合物，可引起肾小球基底膜损伤，属Ⅲ型超敏反应；血吸虫卵可溶性抗原可引起肠壁或肝组织肉芽肿病变，进而导致肝硬化，属Ⅳ型超敏反应。

二、寄生虫感染的免疫

寄生虫感染的免疫是宿主识别寄生虫、产生免疫应答，继而排出或杀伤虫体，以维持自身平衡与稳定的生理功能。对人体来说，寄生虫是外源性物质，具有免疫原性和抗原性。寄生虫寄生于人体后，能激活机体的免疫系统，引起免疫应答，产生免疫效应，如杀伤或排出寄生虫，或抑制虫体的发育或生殖。但是，在长期的协同进化过程中，寄生虫不断适应宿主的免疫压力，产生了逃避宿主免疫效应的能力，以维持寄生虫在宿主体内寄生和虫种的繁衍。

（一）宿主对寄生虫的免疫应答

寄生虫侵入人体后，因其抗原性异物的诱导，正常宿主免疫系统可产生一系列防御性的免疫应答反应，其本质是为了阻止寄生虫的入侵，或抑制、杀伤和清除侵入的寄生虫，以维护宿主的生理功能平衡与稳定。抗寄生虫感染免疫的类型可分为以下两种。

1. 固有免疫 又称天然免疫、先天性免疫或非特异性免疫，此种免疫由遗传获得，可代代相传，但其作用缺乏针对性。固有免疫在寄生虫感染之初即发挥作用，其作用机制包括：①机体的皮肤、黏膜、胎盘与血脑的机械屏障，胃液等物质的化学屏障作用，可阻挡某些寄生虫的入侵；②吞噬细胞吞噬游离于细胞外的某些原虫；③血液中的补体和溶菌酶在特定条件下也可以杀伤寄生虫。

此外，固有免疫还表现在某些特定人群对某些寄生虫具有先天的不感染性，如西非黑种人中 Duffy 血型阴性的居民不感染间日疟原虫等。

2. 适应性免疫 又称特异性免疫或获得性免疫。此种免疫是机体在后天生活过程中，免疫系统针对某一种寄生虫抗原刺激而产生的免疫应答反应，不能遗传。其特点为作用具有专一性，只对刺激产生该种免疫应答的寄生虫抗原起作用。

根据参与的细胞和作用机制的不同，适应性免疫又分为体液免疫和细胞免疫。①体液免疫：寄生虫抗原刺激机体 B 淋巴细胞后，诱导其产生 IgG、IgM、IgA、IgD 及 IgE 等抗体，通过体液中的这些抗体发挥相应的免疫效应；抗体与寄生虫抗原结合，可阻止某些原虫侵入细胞；通过调理作用，增强单核巨噬细胞的吞噬功能，可对某些原虫进行清除；通过抗体依赖性细胞（自然杀伤细胞、巨噬细胞）介导的细胞毒作用（ADCC）激活单核巨噬细胞、自然杀伤细胞杀伤某些蠕虫和细胞内寄生的原虫；抗原与抗体结合，通过经典途径激活补体使虫体溶解。原虫感染时，外周血中的 IgM 和 IgG 水平增高，蠕虫和节肢动物感染可引起 IgE 增高，分泌型的 IgA 多见于肠道寄生虫感染。对不同的抗体进行检测，可作为寄生虫感染的辅助诊断。②细胞免疫：寄生虫抗原刺激机体 T 淋巴细胞后，由 T 淋巴细胞介导多种细胞参与的免疫应答。经寄生虫抗原激活的迟发型超敏反应性炎症 T 细胞（CD4$^+$Th1），通过释放大量的细胞因子（如 IL-2、IFN-γ、TNF 等），增强单核巨噬细胞、自然杀伤细胞、淋巴因子激活的杀伤细胞的吞噬和杀伤功能，对寄生虫发挥免疫效应。其中的 TNF-β（又称淋巴毒素）可直接杀伤寄生虫。而激活的致敏性细胞毒性 T 细胞（CD8$^+$CTL）则可以直接杀伤细胞内寄生的某些原虫，如疟原虫或弓形虫等。

在寄生虫感染的适应性免疫中，不同虫体抗原诱导不同的免疫类型，既可以是体液免疫，又可以是细胞免疫。但多数情况是体液免疫和细胞免疫相互协同配合，共同完成对寄生虫抗原的识别、攻击和清除。

由于寄生虫种类多，抗原复杂，而且每种寄生虫的抗原繁杂不一。不同种、属、株的寄生虫之间，以及同一种（株）寄生虫的不同发育阶段之间既有各自的特异性抗原，又有共同抗原。不同的抗原可诱导机体产生不同的免疫应答。寄生虫感染诱导机体产生的免疫应答效应与细菌、病毒等病原微生物相比普遍较弱。人体感染寄生虫后所产生的获得性免疫效应，因虫种不同而异，可分为以下两种类型。

1. 消除性免疫　指宿主受寄生虫抗原刺激所产生的获得性免疫效应能完全消除体内寄生虫，并对同种寄生虫的再次感染产生完全的抵抗力。例如，皮肤利什曼原虫侵入机体，机体产生免疫力后，宿主体内原虫完全被清除，且对皮肤利什曼原虫再感染具有长期、特异的免疫力。这种消除性免疫是人体寄生虫感染中少见的一种免疫类型。

2. 非消除性免疫　指宿主受寄生虫抗原刺激所产生的获得性免疫效应不能完全清除体内的寄生虫，或仅表现在一定程度上的抗同种寄生虫再感染作用，而一旦体内虫体被完全清除，则获得的免疫力也随之而消失。根据寄生虫种类不同，抗寄生虫感染的非消除性免疫常见类型：①带虫免疫，主要由某些原虫感染引起。例如，人体感染疟原虫后所产生的获得性免疫效应，可杀灭体内部分疟原虫，使疟疾发作暂时停止，人体血液内仍有低水平的原虫血症，产生的免疫力对同种疟原虫的再感染也具有一定的抵抗力。当体内疟原虫被彻底清除后，这种保护性免疫力也随之消失。②伴随免疫，如血吸虫感染人体后能产生抵抗童虫再感染的免疫力，但这种免疫力不能杀灭体内已有的血吸虫成虫。非消除性免疫与寄生虫的免疫逃避和免疫调节有关。

（二）寄生虫的免疫逃避机制

寄生虫在有正常免疫力的宿主体内可长期存活、增殖，并逃避宿主的免疫攻击，这种现象称为免疫逃避。这是寄生虫与宿主长期协同进化的结果，其机制十分复杂。主要包括两个方面：一是源于宿主的机制，即寄生虫充分利用宿主的弱点以逃避宿主免疫攻击；二是源于寄生虫的机制，即寄生虫利用自身的能力来逃避宿主的免疫攻击。寄生虫能在有免疫力的宿主体内增殖，长期存活，有多种复杂的机制，包括寄生虫表面抗原性的改变，如抗原变异、抗原伪装，其也可通过多种破坏机制改变宿主的免疫应答等。

1. 宿主的机制　宿主免疫无应答或低应答状态。研究发现，部分人群表现出对某些寄生虫特别易感且感染较重，其原因：①某些遗传因素使得免疫应答的强度无法达到具有宿主保护性的程度；②年老体弱、严重营养不良、哺乳、妊娠、应激反应、合并其他病原体感染等，可使宿主免疫反应性降低；③新生儿或儿童免疫系统发育不全，免疫反应性很弱。以上因素使寄生虫能利用宿主免疫系统的功能削弱机会逃避宿主免疫力的攻击。

2. 寄生虫的机制

（1）抗原变异　寄生虫通过改变自身的抗原成分逃避免疫系统的攻击。例如，非洲锥虫在宿主血液内能更新表面糖蛋白，其抗原性不断变异，宿主产生的抗体对新变异体无作用。抗原变异也见于血吸虫、疟原虫等。

（2）分子模拟　有些寄生虫（如血吸虫）在漫长的进化过程中，其重要的蛋白酶类、激素、受体等与宿主具有高度的同源性。近年对日本血吸虫的基因组学研究揭示，该虫有30%～40%的重要基因与寄生的宿主相似甚至相同，从而阻碍了宿主免疫系统对异源性抗原的识别，这可能是寄生虫疫苗研发的困难之一。此外，血吸虫还能破坏结合于体表的抗体。当IgG抗体F（ab'）$_2$段与虫体抗原结合后，虫体很快分泌出一种丝氨酸蛋白水解酶，将IgG水解成多肽片段，这些多肽片段可抑制巨噬细胞释放溶酶体酶和超氧阴离子，抑制了对虫体的杀伤作用。寄生虫的这种"生物反导弹系统"是维持寄生关系的机制之一。如疟原虫、锥虫等原虫释放的可溶性抗原能阻断由特异性抗体介导的免疫效应或者与抗体形成免疫复合物，从而抵制免疫力的产生。

（3）免疫抑制　有些寄生虫进入宿主体内，可通过调节性T细胞，或抑制抗体产生，或降低巨噬细胞吞噬功能，从而抑制细胞介导的免疫应答，使宿主易合并其他感染和影响免疫接种的效果。例如，杜氏利什曼原虫寄生于机体的巨噬细胞中，使巨噬细胞受破坏而减少，引起宿主免疫力减弱。

（4）组织学隔离　长期的进化使寄生虫一般都有较固定的寄生部位，特有的生理屏障可使之与免疫系统隔离，如寄生在眼部或脑部的囊尾蚴、肠道的蛔虫、生殖道的阴道毛滴虫、红细胞内的疟原虫等，难与抗体或 T 淋巴细胞接触，从而避开了宿主的免疫作用。有些寄生虫可在宿主体内形成保护性的囊壁或包囊，如棘球蚴和旋毛虫；利什曼原虫和弓形虫可在细胞内形成纳虫空泡而逃避宿主细胞溶酶体酶的杀伤。腔道内寄生虫很难与其他免疫效应细胞接触，宿主分泌型的 IgA 杀伤能力有限，从而逃避宿主免疫攻击。

另外寄生部位由于缺乏补体和巨噬细胞，对寄生虫的杀伤能力有限。巨噬细胞内寄生原虫，则可避开与巨噬细胞溶酶体的融合，从而得以在该细胞内增殖，如利什曼原虫和弓形虫等。在寄生虫感染中或在感染的某些阶段，寄生虫可引起宿主的全身性或局部免疫抑制。

考点：寄生虫对人体的致病作用，寄生虫感染免疫的类型

第 5 节　寄生虫感染的流行与防治

一、寄生虫感染的流行环节

（一）传染源

传染源是指感染了寄生虫并能向外播散病原体的人和动物，包括患者、带虫者和保虫宿主。作为传染源，其体内的寄生虫在某一发育阶段可以直接或间接进入另一宿主体内继续发育。如感染华支睾吸虫的猫、犬等动物，其粪便中排出的虫卵入水后，进入淡水螺和淡水鱼、虾体内发育形成囊蚴，人生食含囊蚴的淡水鱼、虾可以感染。华支睾吸虫病的传染源既可以是患者、带虫者，也可以是感染了华支睾吸虫的猫、犬、猪等脊椎动物，因华支睾吸虫既可以人传人，也可以在人和动物之间传播，这种可以在人和其他脊椎动物之间自然传播的寄生虫病又称为人兽共患寄生虫病。

（二）传播途径

传播途径指寄生虫从传染源排出，借助于某些传播因素，进入另一宿主的全过程。因寄生部位不同，多数寄生虫有特定的传播途径与感染方式。例如，蛔虫寄生于小肠，感染阶段的虫卵主要经口进入消化道感染。

（三）人群易感性

人群易感性是指人群作为一个整体对感染病的易感程度，判断这个程度的高低需依据该人群每个个体的易感状态，这取决于整个群体中易感个体所占比例和机体的免疫程度。易感人群指对某种寄生虫缺乏免疫力或因自身免疫力低下或缺陷而处于易感状态的人。主要包括未曾感染过该寄生虫的人，以及儿童、免疫力低下或免疫缺陷者。除对少数虫种如热带利什曼原虫可产生消除性免疫外，人体对大多数寄生虫缺乏先天性免疫，感染了寄生虫之后所产生的免疫，大多属非消除性免疫。人体对寄生虫感染的免疫力多属带虫免疫，具有免疫力的人，当体内的寄生虫被清除后，这种免疫力也会逐渐消失，重新处于易感状态。未感染的人因缺乏特异性免疫力而成为易感者。易感性还与年龄有关，在流行区，儿童的免疫力一般低于成年人，非流行区的人进入流行区后也会成为易感者。

二、寄生虫感染的流行因素

（一）自然因素

自然因素主要指温度、湿度、雨量、日照和气候。地球的经纬度及地理环境等自然因素，对寄生虫在外界或在媒介体内的发育乃至整个生活史过程造成影响，从而直接或间接地影响寄生虫病的流行。地理因素会影响到中间宿主的孳生与分布，而气候因素会影响寄生虫在外界的生长、发育及其中间宿主和媒介昆虫的孳生。如温暖、潮湿、雨量充沛的环境与季节有利于蚊虫的孳生，吸血活动加强，也有利于疟原虫在蚊体内的发育，增加疟疾的传播机会。当温度低于 15℃，疟原虫便不能在蚊体内发育，因此常年气温低于15℃的地方，往往没有疟疾的流行与传播，蚊虫的孳生与分布决定了疟疾的流行与休止期。自然因素决定了寄生虫病流行的地方性和季节性。

（二）生物因素

有些寄生虫在其生活史的过程中需要中间宿主或节肢动物，这些中间宿主或节肢动物的存在与否，是决定这些寄生虫病能否流行的必要条件，寄生虫病的流行与中间宿主或传播媒介的地理分布活动、季节消长相符。如我国血吸虫的流行在长江以南地区，与钉螺的地理分布一致；丝虫病与疟疾的流行与其传播媒介蚊子的地理分布与活动季节相符合。因此，在这些寄生虫病的防治中，控制或消灭中间宿主，是防止感染的一个有效措施。

（三）社会因素

社会因素包括该地域的社会制度、经济状况、卫生状况、科学水平、文化教育水平、医疗水平、防疫保健政策、人们的生产方式和生活习惯及人类文明的程度等，是制约寄生虫病传播与流行的重要因素。一个地区的自然因素和生物因素在某一时期内是相对稳定的，而社会因素往往是可变的，并可在一定程度上影响自然因素和生物因素。经济及文化的落后往往伴有落后的生产方式和生活方式，以及不良的卫生习惯和居住环境，造成许多寄生虫病的广泛流行，严重危害人类健康。因此，社会的稳定、经济的发展，医疗卫生的进步和预防保健制度的完善，以及科学文化水平的提高，对寄生虫病流行的控制至关重要。

三、寄生虫感染的流行特点

（一）地方性

某些寄生虫病的分布与流行有明显的区域性。这主要与该地域的气候条件、中间宿主和传播媒介（如节肢动物）的地理分布，以及人们的生活习惯和生产方式等有关。如钩虫病在我国四川省和海南省广泛流行，感染率高，但在气候干寒的北方地区则很少流行；血吸虫病的流行区与钉螺的分布一致，具有明显的地方性；有些食源性寄生虫病，如华支睾吸虫病、旋毛虫病等的流行，与当地居民的饮食习惯密切相关；在我国西北畜牧地区流行的棘球蚴病则与当地的生产环境和生产方式有关。

（二）季节性

某些寄生虫病的流行有明显的季节性。有些寄生虫病在温暖、湿度较高、雨量较多的季节流行，其流行季节与媒介节肢动物的季节消长相一致。主要与这些寄生虫在外界或在传播媒介（昆虫）体内发育所需要的条件有关，同时也与人们的生产和生活活动有关。如温暖潮湿的条件有利于钩虫卵及钩蚴在外界的发育，因此，钩虫病主要在夏秋季节流行；疟疾和黑热病的传播需要媒介按蚊和白蛉，因此，疟疾和黑热病的传播和感染季节常与其媒介节肢动物出现的季节一致；夏季人们因农业生产或下水活动而接触疫水，因此，急性血吸虫病往往发生在夏季。

（三）自然疫源性

在自然界一些人迹罕至的原始森林或荒漠地区，某些人兽共患寄生虫病在脊椎动物之间相互传播，而当人们进入该地区，这些人兽共患寄生虫病可从其他脊椎动物传播到人。这种在自然界动物之间自然传播循环的人兽共患寄生虫病，具有明显的自然疫源性，这些地区则称为自然疫源地。在我国，人兽共患寄生虫病如弓形虫病、旋毛虫病、日本血吸虫病、黑热病等均有自然疫源性。

四、寄生虫感染的防治原则

寄生虫病的传播流行与其传染源、传播途径和易感人群三大因素密切相关，其中任何一个因素都可影响寄生虫病的传播流行。因此，寄生虫病防治的基本原则是控制寄生虫病流行的三个环节。根据寄生虫生活史特性、流行和传播的规律，采取综合性措施进行防治。

（一）控制和消除传染源

在寄生虫病传播过程中，传染源是主要环节。在寄生虫病的流行区，定期开展普查、普治工作，及时发现并治疗患者或带虫者。同时，开展保虫宿主和转续宿主的调查，并进行及时有效的处理，是控制传染源的重要措施。在非流行区，监测和控制来自流行区的流动人口是防止传染源输入和扩散的必要手段。

（二）切断传播途径

不同的寄生虫病其传播途径不尽相同。加强粪便和水源管理，注意饮食、饮水卫生，改进不良饮食习惯，不吃生的或半生的未煮熟的食物，避免寄生虫感染；搞好环境卫生和个人卫生，控制和杀灭媒介节肢动物和中间宿主，是切断寄生虫病传播途径的重要手段。

（三）保护易感人群

人们对各种人体寄生虫的感染大多缺乏先天的特异性免疫力，因此对人群采取必要的保护措施是防止寄生虫感染的最直接方法。开展卫生知识宣传，进行健康教育，改进不良饮食和生活习惯，提高人们对寄生虫病的自我保护意识。积极研发抗寄生虫疫苗是保护易感人群的重要研究方向之一。

考点：寄生虫病的流行环节、流行因素、流行特点和防治原则

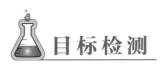 目标检测

一、单项选择题

1. 寄生虫幼虫或无性生殖阶段寄生的宿主称为（ ）
 A. 终宿主 　　　　　　B. 保虫宿主
 C. 中间宿主 　　　　　D. 转续宿主
 E. 非适宜宿主

2. 机会致病性寄生虫是指（ ）
 A. 偶然感染的寄生虫
 B. 免疫功能低下时致病的寄生虫
 C. 暂时寄生的寄生虫
 D. 免疫功能正常时致病的寄生虫
 E. 随机感染的寄生虫

3. 寄生虫侵入人体后能继续发育或繁殖的阶段是（ ）
 A. 诊断阶段 　　　　　B. 致病阶段
 C. 感染阶段 　　　　　D. 移行阶段
 E. 寄生阶段

4. 寄生虫成虫或有性阶段寄生的宿主叫作（ ）
 A. 终宿主 　　　　　　B. 中间宿主
 C. 保虫宿主 　　　　　D. 转续宿主
 E. 非适宜宿主

5. 以下不属于寄生虫对宿主的机械性损伤的是（ ）
 A. 阻塞腔道 　　　　　B. 夺取营养

 C. 压迫组织 　　　　　D. 吸附作用
 E. 破坏细胞

6. 寄生虫病的传染源，除外（ ）
 A. 感染的中间宿主 　　B. 寄生虫带虫者
 C. 感染的家畜 　　　　D. 感染的野生动物
 E. 寄生虫病患者

7. 人兽共患寄生虫病的定义是（ ）
 A. 其他脊椎动物传给人的寄生虫病
 B. 人传给其他脊椎动物的寄生虫病
 C. 其他脊椎动物与人之间自然地传播着的寄生虫病
 D. 脊椎动物之间自然地传播着的寄生虫病
 E. 动物之间自然地传播着的寄生虫病

8. 人体感染某些寄生虫后，可清除体内所有虫体，并可抵御再次感染，此免疫称（ ）
 A. 带虫免疫 　　　　　B. 伴随免疫
 C. 非消除性免疫 　　　D. 消除性免疫
 E. 获得性免疫

9. 寄生虫病的流行特点有（ ）
 A. 无季节性 　　　　　B. 仅有季节性
 C. 无地方性 　　　　　D. 仅有地方性
 E. 既有地方性，又有季节性

10.寄生虫病的防治原则是（   ）

    A.治疗患者和带虫者

    B.针对流行环节，综合防治

    C.消灭保虫宿主

    D.保护易感人群

    E.以上都是

二、简答题

1.我国五大寄生虫病有哪些？

2.寄生虫对人体的致病作用有哪些？

3.寄生虫病的流行环节有哪些？寄生虫病的防治原则有哪些？

4.举例说明你所了解的寄生虫病。

（刘　萍）

寄生虫检验基本实验诊断技术

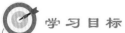

1. 掌握 显微镜测微尺的使用，粪便检查寄生虫的常用技术，酶联免疫吸附试验原理、方法、类型及临床应用。

2. 熟悉 肛周检查、血液检查、其他体液检查寄生虫的常用技术，聚合酶链反应的原理及技术特点。

3. 了解 寄生虫检验标本的采集处理，活组织检查寄生虫、原虫的人工培养、动物接种检查寄生虫的常用方法，其他免疫学检测技术及分子生物学检测技术检查寄生虫的方法。

第 1 节　寄生虫检验标本的采集处理

一、血液标本的采集及处理

血液及骨髓检查主要用于疟疾、黑热病、丝虫病的诊断，对弓形虫病、血吸虫病也有一定的诊断价值，通常将血液或骨髓制作成涂片后染色镜检。

（一）采集

一般用皮肤采血法，婴幼儿选择足跟采血，其他受检者选择中指、环指或耳垂采血，用 75% 乙醇消毒后采血，采集的血液直接涂片后染色镜检，用于疟疾、黑热病、丝虫病的诊断。对于使用免疫学检测技术、分子生物学检测技术作为辅助诊断手段的寄生虫病检测可用静脉采血法，采血后分离出血清进行检测。

（二）处理

检验后的血液标本经 121℃ 30 分钟高压灭菌处理后，放入防渗漏、具有特定生物安全标识的黄色双层塑料袋内，并扎紧袋口，做好医疗废物的各项登记后，按照《医疗卫生机构医疗废物管理办法》进行处理。血涂片、骨髓涂片放入适量肥皂水或含合成洗涤剂的水中煮沸 20 分钟，装入有特定生物安全标识的黄色塑料桶内，按损伤性医疗废弃物处理。

二、粪便标本的采集及处理

粪便检查适用于虫体或虫卵能随粪便排出体外的寄生虫感染的诊断，是寄生虫感染最常用的检查标本。

（一）采集

一般要求标本应尽量新鲜，送检时间一般不超过 24 小时，查原虫滋养体应随送随检，并注意保温；盛器带盖、干燥，无化学品、尿液等污染；常规性检查采集量为 5 ～ 10g，集卵检查和血吸虫毛蚴孵化采集量为 30 ～ 50g，检查蛲虫成虫或进行虫卵计数，则需收集 24 小时内的粪便；标本采集部位一般挑取含黏液、脓血部位或从粪便的表面不同部位、深处及粪端多处取材；肛周检查适用于在肛周产卵的寄生虫如蛲虫感染的诊断；猪带绦虫和牛带绦虫尤其是后者，其孕节排出体外前可因挤压而破裂，致虫卵逸出，故也常用肛周检查进行诊断。

（二）处理

检验后粪便标本务必妥善进行处理，防止造成环境污染。纸类物质检验完毕后应用火焚毁；如盛器为瓷器、玻璃等器皿，应浸入5%甲酚皂液或0.5%过氧乙酸中12～24小时，再加水煮沸、流水冲洗，晾干或烘干后备用。标本也可送医疗垃圾站统一处理，并要做好记录。

三、其他体液标本的采集及处理

（一）痰液标本的采集及处理

嘱患者早晨起床后，用力咳出气管深处的痰液，置于干燥洁净的容器中加盖尽早送检。若痰不易咳出，可让患者吸入水蒸气数分钟以利咳出痰液，或由临床医务人员通过喷雾法来收集诱导痰液。挑选含有血液、黏液的部分送检。

注意事项：①标本采集前应刷牙或漱口，不应混有唾液及鼻咽分泌物，以新鲜晨痰为好；②盛痰液的容器需保持干燥洁净，无其他污染物；③标本宜保温并及时送检；④详细记录标本的来源、颜色、性状、日期及其他相关信息；⑤检查完毕后的标本及容器消毒后妥善处理；⑥部分病原生物具有传染性，检验过程中需穿好工作服，戴好口罩，做好自身防护，以免院内感染。

（二）尿液的采集及处理

尿液采集时，患者需将双手、尿道口及其周围皮肤用酒精棉球消毒，待干后自然排尿，尽量取适宜的中段尿，收集于清洁的容器中。尿液中避免混入消毒剂、月经血、阴道分泌物、精液、前列腺液、粪便、清洁剂等其他物质。做寄生虫学检查时原则上应尽量采用新鲜尿，避免强光照射，标本采集后应及时送检，冬季宜保温。如为乳糜尿需加等量的乙醚并振荡，使脂肪溶解，离心后弃去脂肪层，取沉渣镜检。

（三）阴道分泌物的采集及处理

临床医生消毒受检者外阴皮肤黏膜后，用阴道窥器扩开阴道，执无菌棉拭子在阴道后穹隆、子宫颈及阴道壁上拭取分泌物，置含1～2ml温生理盐水（0.9%氯化钠溶液）的试管内送检。阴道毛滴虫最适温度为32～35℃，为保持阴道毛滴虫的活力，温度较低时应注意标本保温。其他注意事项参照尿液收集。生理盐水涂片或直接涂片镜检，或瑞氏、吉姆萨染色后镜检。

（四）十二指肠液和胆汁的采集及处理

十二指肠引流液通常是十二指肠液（D液）、胆总管液（A液）、胆囊液（B液）和肝胆管液（C液）的总称，由临床医生采集。采集时用十二指肠导管插入十二指肠，抽取十二指肠液。按抽取标本的先后顺序依次分装甲、乙、丙、丁四管，并在试管上标明。对肝胆系统寄生虫病有诊断意义的是来自胆囊的胆囊液（B液），呈深黄绿色。

收集到标本后，应立即送检，并尽快检查完毕，以免有形成分被破坏。若检查无法在2小时内完成，应将标本保存于5%～10%甲醛溶液中。用十二指肠引流管抽取的十二指肠液可直接涂片镜检；或加生理盐水稀释做离心浓集后取沉渣镜检。若引流液较黏稠，可先经10%NaOH消化处理，离心后取沉渣涂片镜检，消化法不适用于原虫滋养体的检查。

引流液中的蓝氏贾第鞭毛虫滋养体常常附着于黏液小块上，或虫体聚集成絮片状物。肝片形吸虫虫卵与姜片吸虫虫卵不易鉴别，但是前者可以出现在胆汁中，而后者只见于十二指肠液中。

（五）睾丸鞘膜积液的采集及处理

鞘膜积液通常由临床医生采集。阴囊皮肤经碘酊、乙醇消毒及局部麻醉后，用注射器抽取积液，置于清洁有盖的容器中。积液如呈乳糜样，按乳糜尿检查方法处理；如呈胶状，可加入适量抗凝剂防止凝固，检查时再稀释。

（六）脑脊液的采集及处理

脑脊液通常由临床医生采集，经离心沉淀后涂片镜检。

（七）胸腔积液、腹水、羊水的采集及处理

胸腔积液、腹水、羊水通常由临床医生采集。无菌操作进行腰椎穿刺抽取标本或外科手术采集标本，采集量应为 5 ～ 10ml，用注射器穿刺后注入无菌试管内，立即送检，及时检查。通常离心沉淀后取沉渣涂片，经吉姆萨染色后镜检。

检验完毕的标本、玻片等按照《医疗卫生机构医疗废物管理办法》进行处理，避免污染环境。

第 2 节　病原学诊断技术

一、显微镜测微尺的使用方法

显微镜测微尺可以在显微镜下测量所见物体的直径、长度、面积等几何参数，检验专业学生应具备使用显微镜测微尺的基本技能，以准确测量镜下的生物体。

（一）测量用具

显微镜测微尺由目镜测微尺（图 2-1）和物镜测微尺组成（图 2-2）。

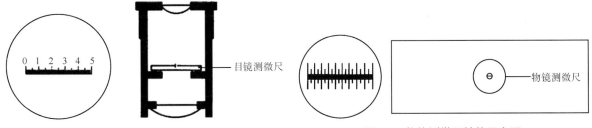

图 2-1　目镜测微尺结构示意图　　　　图 2-2　物镜测微尺结构示意图

1. 目镜测微尺　又称目镜尺或目尺，为一圆形玻片，直径约 2cm。在玻片中央，把 5mm 长度分为 50 等份或 10mm 长度分为 100 等份，以测量经显微镜放大后的物像。使用时先将目镜取下，旋开上方的透镜，把目镜测微尺有刻度的一面朝下放在目镜镜面上，再旋上透镜放入镜筒。

2. 物镜测微尺　又称镜台测微尺、物镜尺或物尺，为一个长方形的玻片，中央有一个长 1mm 的精确刻度标尺，等分为 100 格，每格长为 0.01mm，即 10μm，用以校正目镜测微尺。使用时将其刻度面向上放于载物台上。

（二）校准目镜测微尺

由于不同目镜、物镜组合的放大倍数不相同，目镜测微尺每格实际代表的长度也不一样，因此目镜测微尺测量生物体大小时需先用物镜测微尺校正，以计算出在一定放大倍数下目镜测微尺每小格代表的相对长度。具体过程如下。

1. 校正测微尺　先用低倍镜观察，对准焦距，视野中看清物镜测微尺的刻度后随即转动目镜，使

目镜测微尺与物镜测微尺的刻度平行，再移动推动器使两尺重叠，令其左边"0"刻度完全重合，定位后，从右边仔细查找两尺第二个完全重合的刻度，计数两个重合刻度之间目镜测微尺的格数 m 和物镜测微尺的格数 n。

2. 计算目镜测微尺每格的实际长度 D　物镜测微尺的刻度每格长为 10μm，根据下列公式可以算出目镜测微尺每格的实际长度 D。

$$D（μm）=n/m×10$$

例如，目镜测微尺与物镜测微尺两两重合区域内的格数都为 5 格，已知物镜测微尺每格为 l0μm，则目镜测微尺上每格长度 $D=5/5×10=10$μm。

校准目镜测微尺时应注意以下几点：①由于不同显微镜及附件的放大倍数不同，校正目镜测微尺必须针对特定的显微镜和附件进行，而且只能在特定的情况下重复使用，更换不同放大倍数的目镜或物镜时，必须重新校正目镜测微尺每一格所代表的长度。②为了减少测量误差，对同一放大倍率下目镜测微尺的 D 值应测量三次，取其平均值。当转换不同放大倍率的物镜时，要按照上述方法标定目镜测微尺的格距。

（三）测量标本

在测量标本时只用目镜测微尺。首先计数被检标本占目镜测微尺的格数，然后乘以目镜测微尺每格的长度 D 值，计算出该标本的大小。例如，用低倍镜测量出某虫卵的长度为目镜测微尺 5 格，而已知每格等于 6.0μm，则测量长度应为 6.0×5=30.0μm。根据测量的结果还可通过公式计算出标本的面积、体积或细胞核与胞质的比例等参数。

二、常用染色液的配制

1. 铁 - 苏木精染色液

（1）苏木精溶液　苏木精粉 10g 溶于 100ml 95% 乙醇中，装入 250ml 大口玻璃瓶内，加塞置室温中，经 6～8 周后可充分氧化，氧化成熟的染液滴于水中呈鲜艳紫色，未氧化成熟的染液则呈淡红或红紫色。使用时取上述原液，按 1∶19 加蒸馏水配成 0.5% 的染液，此液可以保存 3～6 个月。

（2）碘乙醇　在 70% 乙醇中加数滴复方碘溶液（鲁氏碘液，Lugol's 碘液）使之呈红葡萄酒色即为碘乙醇。

（3）2% 铁明矾溶液　硫酸铁铵 2 g 溶于 100ml 蒸馏水中，用前配制。

（4）肖丁固定液　饱和氯化汞水溶液 2 份加 95% 乙醇 1 份配成 100ml，用前再加冰乙酸 5ml，并加热至 40℃。

2. 碘液　有多种配方，常用的是复方碘溶液。其配方如下：碘化钾 4g，溶于 100ml 蒸馏水中，再加入碘 2g，溶解后储存于棕色瓶内。

3. 改良抗酸染色液　苯酚复红染色液：碱性复红 4g 溶于 95% 乙醇 20ml，缓慢加入苯酚 8ml 直至混匀，蒸馏水定容至 100ml，用滤纸过滤除去碎渣储存于棕色瓶中、室温贮藏；10% 硫酸：纯硫酸 10 ml，蒸馏水 90 ml（边搅拌边将硫酸徐徐倒入水中），用棕色试剂瓶保存；孔雀绿原液：孔雀绿 2.0g，蒸馏水 100ml，混匀过滤至棕色试剂瓶中，室温贮藏。1∶10 孔雀绿染色液：孔雀绿原液 1ml，蒸馏水 9ml。

4. 吉姆萨染液　包括吉姆萨染液原液和吉姆萨染液工作液。吉姆萨染液原液由吉氏染粉 5g 加甘油 250ml 充分研磨后加入甲醇 250ml 配制。吉姆萨染液原液在避光条件下可长期保存。常用吉姆萨染液工作液包括 2%、3% 和 10% 浓度三种，分别由吉姆萨染液原液和 pH7.2 磷酸盐缓冲液（PBS）按比例配制，吉姆萨染液工作液只能使用时新鲜配制。

5. 瑞氏染色液　瑞氏染粉 0.2～0.5g，甲醇 97ml，甘油 3ml。将瑞氏染粉放入清洁干燥研钵里，先加少量甘油，充分研磨直至甘油用完；加入少量甲醇，研磨后倒入棕色试剂瓶中，剩余甲醇分多次冲洗研钵，冲洗液全部倒入棕色瓶中，塞紧瓶盖，充分摇匀，置室温下 1 周或 65℃温箱 24 小时后过滤即可使用。新配染液效果较差，放置时间越长，染色效果越好。

三、血液检查

血液检查对疟疾、丝虫病、黑热病等的诊断具有十分重要的价值。制作血膜用的载玻片需预先经含硫酸和重铬酸钾的混合液浸泡，并用自来水和蒸馏水冲洗干净，烘干后使用。采血时必须消毒或使用一次性采血针，防止交叉感染。

（一）疟原虫的检查

疟原虫检查多用薄血膜法和厚血膜法。常用染色方法有瑞氏染色法、吉姆萨染色法，后者不易褪色，能长久保持色泽。薄血膜取血少，原虫形态结构清晰，易区别虫种；厚血膜取血量较多，红细胞集中，在原虫数量较少时易于发现。临床上通常在一张载玻片上同时做厚、薄血膜涂片，便于观察。

选择适宜的采血时间：恶性疟在发作初期采血可见大量环状体，1 周后可见配子体。间日疟在发作后数小时至十余小时采血能提高检出率。通常恶性疟原虫仅可在外周血中检出环状体和配子体，其他虫期均隐匿于肝、肺、脑等脏器的微血管、血窦或其他血流缓慢处，不易见到。对疑似疟原虫感染的患者，首次血涂片结果为阴性时，应在 3 天内每间隔 6～8 小时采样进行检查。

（二）微丝蚴的检查

丝虫微丝蚴周期性地出现在人体外周血液中，可在夜间 10 时至次晨 2 时进行采血，检查微丝蚴。

1. 新鲜血片检查　取 1 滴耳垂或指尖血滴于载玻片上，加盖片，在低倍镜下观察，可发现蛇形游动的幼虫。此法检出率低，不能鉴定虫种，多用于流行区宣传教育。

2. 厚血膜法　用消毒剂消毒耳垂或指端后，用一次性采血针深刺，取 6 大滴（约 120μl）血，滴于 2 张洁净的载玻片中央，另取一张载玻片用一角将血液涂成直径 2.0～3.0cm 的圆形，平放，自然干燥。充分干燥后用蒸馏水溶血，待干燥后用甲醇固定，染色镜检。

3. 离心浓集法　有些患者外周血中微丝蚴含量过少，可采 1～3ml 静脉血，肝素抗凝，加 9 倍蒸馏水溶血，溶血后经离心沉淀，吸取沉渣镜检。

4. 微丝蚴浓集法　取静脉血 1ml，加入有 0.4ml 3.8% 枸橼酸钠的离心管中，混匀后加蒸馏水 8～10ml 反复摇匀，待溶血后，经 3000 转 / 分离心 3～5 分钟，倒去上清液，加 0.05mmol/L 氢氧化钠 8～10ml，按住管口，用力振摇数次，放置 3～5 分钟，使纤维蛋白凝块迅速溶解，再离心，取沉渣涂片，待干、染色、镜检。

5. 枸橼酸乙胺嗪（海群生）白天诱出法　对于夜间不方便取血的患者，可采用此法。白天给患者口服 2～6mg/kg 的枸橼酸乙胺嗪（成人 100mg），30 分钟后采血检查。该法容易漏检低密度感染的患者。

考点：血液检查疟原虫、微丝蚴方法

四、粪便检查

消化道寄生虫生活史中，某一发育阶段可随粪便排出体外（如蠕虫虫卵、幼虫、成虫或节片，原虫的滋养体、包囊、卵囊或孢子囊，某些节肢动物等），粪便检查是发现消化道寄生虫的重要手段之一。粪便检查寄生虫的技术方法很多，在工作过程中需根据虫种和检验目的的不同选择合理的检查方法。

（一）原虫检查

1. 滋养体　为原虫生理功能活跃的时期，较多出现在急性感染期。常采用生理盐水直接涂片法和

铁 - 苏木精染色法。生理盐水直接涂片法操作简便、快速，为门诊常用方法。铁 - 苏木精染色法能清晰显示滋养体形态特征，更适于虫种鉴定和长期保存。

2. 包囊　为原虫生活史中相对静止的阶段，常见于慢性期患者和带虫者粪便中。检查阿米巴原虫和蓝氏贾第鞭毛虫包囊，常用碘液染色法，能较明显显示原虫包囊的形态特征。也可用汞碘醛离心沉淀法（汞碘醛液：1/1000 硫柳汞酊 200ml，40% 甲醛 25ml，甘油 50ml，蒸馏水 200ml；Lugol's 碘液），既能浓集包囊，又兼具固定和染色的作用。后者也适用于蠕虫卵的检查。

3. 隐孢子虫卵囊　微小，通常需特殊染色后方能辨别，以改良抗酸染色法染色效果较好。

（二）蠕虫卵检查

1. 直接涂片法　用生理盐水直接涂片查蠕虫卵。此法操作简单，但因所取粪便标本量少，易出现漏检。增加涂片张数可提高检出率。

2. 定量透明法　在厚涂片透明法基础上加用聚苯乙烯定量板改良而成。甘油和孔雀绿可以使粪膜透明，从而使粪渣与虫卵产生鲜明对比，便于光线透过和镜检，同时孔雀绿还能使视野光线柔和，眼睛不易产生疲劳。因定量取标本，故能计算出每克粪便虫卵数（EPG）。本法是 WHO 推荐使用的方法，适用于各种蠕虫卵（钩虫卵除外）的定性与定量检查。

3. 沉淀法　利用虫卵密度大于水，经沉淀后可达到浓集虫卵的目的。对相对密度较小的虫卵浓集效果较差。常采用自然沉淀法、离心沉淀法、醛醚沉淀法和汞碘醛离心沉淀法等。醛醚沉淀法和汞碘醛离心沉淀法使用乙醚，乙醚具有脱脂作用，其更适于检查含脂肪较多的粪便。沉淀法操作均应先用孔径 40 ~ 60 目金属筛或 2 ~ 3 层脱脂湿纱布过滤粪样悬液以去除粪便粗渣。

（1）自然沉淀法　用于密度比较大的蠕虫卵和原虫包囊的检查，而有些虫卵如钩虫卵，密度较小，应用此法检查效果不佳。

（2）离心沉淀法　适用于粪便、尿液、十二指肠液及脑脊液等检查蠕虫卵和原虫包囊等。

（3）醛醚沉淀法　本法不仅浓集效果好，而且不损伤包囊和虫卵的形态，易于观察和鉴定；对于含脂肪较多的粪便，本法效果优于硫酸锌浮聚法。但对布氏嗜碘阿米巴包囊、蓝氏贾第鞭毛虫包囊及微小膜壳绦虫卵等的检查效果较差。

（4）汞碘醛离心沉淀法　见原虫包囊检查部分。

4. 浮聚法　在感染度比较低的情况下，粪便直接涂片法容易造成漏检。为了提高检出率，可采用各种浓聚法检查粪便中的虫卵及包囊。常用的方法有饱和盐水浮聚法和硫酸锌离心浮聚法。

（1）饱和盐水浮聚法　适用于检查各种线虫卵（未受精蛔虫卵除外），尤以检查钩虫卵的效果最好，也可检查带绦虫卵和微小膜壳绦虫卵，但不适宜检查吸虫卵和原虫包囊。

（2）硫酸锌离心浮聚法　主要用于检查原虫包囊、球虫包囊、线虫卵和微小膜壳绦虫卵。

5. 尼龙绢袋集卵孵化法　主要用于检测血吸虫卵。若选用合适规格的尼龙绢袋，也可浓集其他虫卵。此法浓集速度快，省时、省水，虫卵散失少，并可避免在自然沉淀中血吸虫卵孵出的毛蚴因换水而被倒掉。尼龙绢袋体积小、重量轻、便于携带，适用于大规模筛查。

6. 乙酸钠 - 乙酸 - 福尔马林（SAF）法　为国外较常使用的、用于检测肠道寄生虫感染病原体的一种方法。实际应用中，样本置于 SAF 液中，可带回实验室择期检查，简便、经济。用于肠道寄生的线虫、吸虫、绦虫及原虫等的检测，也可用于肠道寄生原虫包囊等的检查。

考点：直接涂片法，沉淀法，常见原虫检查染色法

（三）幼虫检查

粪便的病原学检查除了直接检获寄生虫的某一发育阶段如虫卵外，还可以对粪便中的虫卵进行体外培养，孵化出幼虫以提高检出率，或者考核疗效，或者鉴定种类，为感染的诊断与流行病学调查提供依据。常用有钩蚴培养法、毛蚴孵化法。

（四）成虫和绦虫节片检查

某些肠道蠕虫其成虫或节片有可能随粪便排出，因此从粪便中检获虫体，根据其大小、颜色及形态结构特点，可以鉴定虫种，从而确诊寄生虫感染。或经驱虫治疗后，用淘洗的方法检查成虫，以确定或评价药物疗效。

1. 拣虫法　主要用于收集肉眼可见的大型蠕虫的成虫或其节片，如蛔虫、姜片虫、带绦虫、带绦虫的孕节等。

2. 淘虫法　主要用于收集小型蠕虫，如钩虫、蛲虫、鞭虫、短膜壳绦虫等。

上述两种方法在进行成虫虫体鉴定时，应根据其大小，用肉眼、放大镜、解剖镜或显微镜的低倍镜观察其形态结构特点。在虫体结构不够完整或结构不清无法确认的情况下，还需对虫体做透明（透明剂为含乳酸 1g、甘油 20ml、蒸馏水 10ml 的乳酸溶液）处理后再镜检。如需保存，可用 10% 甲醛或 70% 乙醇固定。

3. 驱虫法　主要用于绦虫成虫鉴定。

（1）驱虫方法　应用槟榔 - 南瓜子合剂为常用的传统方法。该法疗效高，副作用小。清晨空腹时先服南瓜子 60 ～ 80g，1 小时后服 60 ～ 80g 槟榔的煎剂，0.5 小时后再服 20 ～ 30g 硫酸镁或 200ml 甘露醇导泻。多数患者在 5 ～ 6 小时即开始外排虫体。

（2）虫体鉴定　肉眼观察所收集到虫体的大小、颜色、节片的长宽比例、孕节的子宫特点等外部形态（必要时可进行染色），结合在低倍镜下所观察到的头节形态结构，鉴定绦虫种类。

（3）注意事项　①服用泻药后，应多饮水，以避免患者脱水和加速虫体排出；②只有部分虫体排出时，可用温水坐浴，让虫体慢慢逸出，切勿牵拉虫体，否则虫体头节易断留在体内，造成驱虫失败；③虫体排出后，务必检查有无头节，如未见头节，应收集感染者 24 小时粪便淘洗，进一步查找头节，如仍未见头节应加强随访，若 3 ～ 4 个月内未发现节片和虫卵可视为治愈；④用过的水应消毒处理，避免虫卵造成感染和污染。

牛带绦虫孕节检查时可将孕节夹在两张载玻片中，必要时可从生殖孔中注入墨汁，根据子宫分支数、对称情况、透明度等确定虫种。

考点：带绦虫检查孕节（见实训指导）

五、肛周检查

肛门周围可以查到某些寄生虫的成虫和（或）虫卵，因此肛周寄生虫的检查是确诊某些寄生虫病如蛲虫病、牛带绦虫病的重要技术手段。

（一）肛周虫卵的检查

常用透明胶纸法和棉签拭子法，镜检时按照由低倍到高倍的顺序检查。透明胶纸法如果胶纸下有较多气泡，可揭开胶纸加一滴生理盐水或二甲苯，覆盖胶纸后镜检。棉签拭子法应吸取沉淀物直接涂片镜检，或加饱和盐水浮聚后镜检。两种方法以透明胶纸法效果较好，操作简便。若为阴性，应连续检查 2 ～ 3 天。

（二）肛周虫体的检查

肛周成虫检查主要是检查雌性蛲虫以确诊蛲虫感染，也可用于牛带绦虫孕节的检查。

常用透明胶纸粘肛周虫体贴于载玻片上镜检，也可用镊子将虫体夹入盛有 70% 乙醇的青霉素瓶中经固定后做进一步鉴定。夹取虫体时一定要仔细、小心，避免镊子损伤虫体破坏其结构的完整性，影响诊断结果。

考点：肛周蛲虫虫卵检查法（见实训指导）

六、其他体液检查

除了血液检查，其他体液如痰液、尿液、阴道分泌液、脑脊液等对人体寄生虫病的诊断也具有十分重要的价值。

（一）痰液检查

痰液主要用于检查肺吸虫虫卵，也可能查见溶组织内阿米巴滋养体、蛔虫幼虫、钩虫幼虫、粪类圆线虫幼虫、棘球蚴的原头蚴、尘螨等，有时亦可见卡氏肺孢子虫包囊，但检出率很低。检查方法常用直接涂片法、消化沉淀法。

（二）尿液检查

尿液用于检查丝虫微丝蚴和埃及血吸虫虫卵，有时还可见棘球蚴砂、弓形虫、螨类等。常用检查方法为离心沉淀法。

（三）阴道分泌物检查

阴道分泌物主要用于检查阴道毛滴虫，偶尔可用于查见蛲虫卵、雌蛲虫成虫、溶组织内阿米巴滋养体及蝇蛆。检查方法常用生理盐水直接涂片法、悬滴法、涂片染色法。

（四）十二指肠引流液检查

用十二指肠引流管抽取十二指肠液或胆汁（包括胆总管、胆囊及肝胆管三部分胆汁），以直接涂片法镜检；或加生理盐水稀释作离心浓集后取沉渣镜检。该法可检查蓝氏贾第鞭毛虫滋养体、华支睾吸虫虫卵、肝片形吸虫虫卵，有时可发现布氏姜片吸虫虫卵、蛔虫虫卵、粪类圆线虫幼虫等。在急性阿米巴肝脓肿患者胆汁中偶可发现滋养体。此法创伤性较大，往往在临床症状可疑，而多次粪检阴性时采用，检出率高于粪便检查。

（五）睾丸鞘膜积液检查

鞘膜积液主要用于检查班氏微丝蚴。检查方法同乳糜尿检查。

（六）脑脊液的检查

脑脊液检查可用于弓形虫、阿米巴滋养体、耐格里属阿米巴、棘阿米巴、肺吸虫虫卵、异位寄生的日本血吸虫虫卵、棘头蚴的原头蚴或游离小钩、粪类圆线虫幼虫、棘颚口线虫幼虫及广州管圆线虫幼虫等的检查，由于上述寄生虫在脑脊液中数量不多，故检查结果阴性者不能完全排除该种寄生虫感染的可能。

检查方法为离心沉淀，取沉渣涂片镜检。因离心沉淀法会影响阿米巴滋养体伪足的活力，故检查阿米巴滋养体时，不宜用离心沉淀法，可自然沉淀后吸取沉渣镜检。检查耐格里属阿米巴、棘阿米巴和弓形虫时均需涂片，用甲醇固定后，瑞氏或吉姆萨染色，油镜下观察。

（七）胸腔积液、腹水、羊水的检查

取胸腔积液、腹水、羊水涂片镜检，或将其与适量生理盐水稀释混匀后离心，取沉淀涂片染色镜检。主要检查棘球蚴碎片或原头蚴，还可查到弓形虫滋养体、微丝蚴和并殖吸虫卵等。

七、组织活检

（一）活组织标本取材的注意事项

活组织检查取材时应注意以下几点：①所取组织一般要求直径在 5mm 以上；②表面有坏死溃疡的

病灶，应取新鲜有活性的组织；③取材量应适当；④所取组织需包含部分正常组织。

（二）骨髓、淋巴结穿刺活检

1. 淋巴结检查　淋巴结主要用于检出班氏丝虫和马来丝虫成虫；还可以检出利什曼原虫、弓形虫、锥虫等。

丝虫成虫检查：从患者可疑的淋巴结中抽取成虫，或摘取病变淋巴结检查成虫，也可进行病理组织切片检查。

利什曼原虫检查：一般选取患者腹股沟部，局部皮肤消毒，左手拇指和示指捏住淋巴结，右手取干燥无菌针头刺入淋巴结，淋巴结组织液则可进入针管内。稍待片刻，拔出针头，将针头内少量淋巴结组织液滴在载玻片上，涂片染色检查。也可将摘除的淋巴结切面作涂片，染色后镜检。此方法简便、安全。患者经治疗后，淋巴结内原虫消失较慢，故仍有一定的诊断价值。

2. 骨髓检查　主要用于检查杜氏利什曼原虫的无鞭毛体。检出率高于淋巴结穿刺。一般常做髂骨穿刺，嘱患者侧卧，暴露髂骨部位。根据患者年龄大小，选取相应带有针芯的干燥无菌穿刺针，从髂前上棘后约 1cm 处刺入皮下，当针尖触及骨面时，再慢慢刺入骨内 0.5～1.0cm，即可拔出针芯，连接 2ml 干燥注射器，抽取骨髓液。取少许骨髓液涂片，甲醇固定，染色同薄血膜染色法，油镜镜检。

（三）肌肉活检

多种蠕虫的成虫幼虫可在人体肌肉形成包块、结节，主要有旋毛虫幼虫、猪带绦虫囊尾蚴、曼氏迭宫绦虫裂头蚴、卫氏并殖吸虫成虫及斯氏并殖吸虫童虫。故可采用肌肉的活组织检查。

1. 曼氏裂头蚴、猪囊尾蚴、卫氏并殖吸虫成虫及斯氏并殖吸虫童虫　可在无菌条件下用手术法摘取肌肉肿块内的虫体，直接镜检观察。必要时做压片、固定、染色并脱水、透明后封片，进行形态学鉴定。

2. 旋毛虫成虫　从患者疼痛肌肉部位（多为腓肠肌、肱二头肌或股二头肌）内取米粒大小的肌肉，置于载玻片上，加 1 滴 50% 的甘油乙醇，盖上另一载玻片，均匀用力压紧，压紧后用橡皮筋固定两端，低倍镜下观察。取下肌肉须立即检查，否则幼虫破坏、虫体模糊，不易检查。该法适合发病 10 天以上的肌肉疼痛患者，阳性率不高，仅为 50%。还可以直接取肌肉组织进行组织切片检查。

（四）皮下结节活检

1. 蠕虫　猪囊尾蚴、曼氏裂头蚴、卫氏并殖吸虫成虫、斯氏并殖吸虫童虫、棘颚口线虫和刚刺颚口线虫幼虫均可在人体皮下形成结节或包块，手术切开肿块，检获虫体，直接观察或制片后鉴定虫种。

2. 原虫　对于利什曼原虫无鞭毛体引起的皮肤结节，在皮损处（丘疹和结节）局部消毒，用注射器刺破皮损处，抽取组织液作涂片；或用锋利无菌外科剪，从皮损表面剪取 1 小片皮肤组织，以切面作涂片，染色后镜检。

（五）肠黏膜活检

结肠，尤其是直肠和乙状结肠黏膜中可查见日本血吸虫虫卵及溶组织内阿米巴滋养体。

1. 日本血吸虫虫卵检查　日本血吸虫或曼氏血吸虫长期慢性感染或晚期患者，粪便检查不易查到虫卵，可考虑进行直肠黏膜活检。用直肠镜从直肠可疑病变处取米粒大小的黏膜一块，经生理盐水冲洗后，置于两块载玻片间，轻轻压平，镜检虫卵。肠黏膜内虫卵死活及变性程度的鉴别，可以作为粪便检查和体检的辅助诊断。如有活卵或近期变性卵，则表明受检者体内有成虫寄生；若为远期病变或死卵，则提示受检者曾经有过血吸虫感染，但现在可能已经无成虫寄生。活卵、变性卵和死卵的鉴别要点：活卵椭圆形，淡黄色，卵壳薄而边缘整齐，内含毛蚴或卵黄细胞及胚细胞；死卵呈黑灰色，卵壳增厚，边缘不清，卵内毛蚴成团块状，卵黄细胞和胚细胞分解成大量的碎片或颗粒；近期变性卵是指虫卵死后形态变化不明显，远期变性卵是指虫卵死后形态变化明显。

2. 溶组织内阿米巴滋养体检查　用乙状结肠镜刮取溃疡边缘或深层的溃疡组织，置于载玻片上，滴加少量生理盐水，盖上盖玻片，轻轻压平，立即镜检。或摘取一小块病变黏膜，固定、切片、染色镜检。

八、原虫的人工培养

为提高寄生虫检查的阳性率、减少漏检率，当常规方法检查为阴性时，可采用人工培养方法检查，如溶组织内阿米巴、杜氏利什曼原虫和阴道毛滴虫等。

（一）溶组织内阿米巴的人工培养

1. 常用的培养基　营养琼脂双向培养基或洛克液鸡蛋血清培养基。

2. 接种与培养　取 0.5ml 脓血便、稀便或肝穿刺物，材料要新鲜，脓血便最好在 15 分钟内接种，成形便可在 1～2 天内接种。含包囊的成形便则取黄豆粒大小，接种于试管内，与管内培养液混匀；或将粪便以自然沉淀法收集包囊，吸取沉淀物 0.5ml 接种。试管置于 37℃温箱中培养，24 小时、48 小时及 72 小时后取培养液中的浑浊部分涂片镜检，查见虫体即可确诊。

（二）阴道毛滴虫的人工培养

1. 常用培养基　肝浸液培养基。

2. 接种与培养　用无菌拭子取阴道后穹隆阴道分泌液，无菌接种至肝浸液培养基（或大豆蛋白胨培养基）中，37℃温箱中培养。24～48 小时后吸取管内沉淀物检查有无阴道毛滴虫生长。

九、动物接种

当待检物中寄生虫含量较少，不易查见且常规检查得不到阳性结果，此时可用动物接种法检查。即将疑似寄生虫的待检物接种于或感染敏感动物，使虫体在该动物体内生存或繁殖，以获得阳性结果。

（一）旋毛虫的动物接种

将可疑含有旋毛虫幼虫囊包的肌肉组织剪成米粒大小的颗粒，经口喂食健康小鼠（事先饥饿 24 小时），或将肉粒拌在饲料中。30 天后检查小鼠肌肉中有无旋毛虫幼虫。也可以将疑有旋毛虫的肌肉加入人工消化液（胃蛋白酶 1g，盐酸 1ml，蒸馏水 100ml），37℃的温箱中消化 10～18 小时，离心、弃上层液，沉淀物用生理盐水洗涤 2～3 次，腹腔注射或喂食健康小鼠，30 天后剖杀动物检查。

（二）弓形虫的动物接种

取受检者的脑脊液或淋巴结组织悬液或死亡不久的畸胎儿脑组织液等 0.5～1.0ml，注入小鼠腹腔内，观察小鼠发病情况。若事先给小鼠注射地塞米松以降低其免疫功能，则接种成功率较高。3 周后取小鼠腹水涂片染色镜检。若为阴性再取肝、脾、脑组织研磨均匀，按 1：10 的量加入无菌生理盐水稀释，进行第二次接种。若仍为阴性，可传代 2、3 次，再报告结果。阳性者可接种传代，每两周一次，用于保种。

（三）疟原虫的动物接种

感染人体的疟原虫的动物模型均为灵长类动物，用灵长类动物接种疟原虫仅用于疟疾的研究，但其价格昂贵、周期长，不适用于临床诊断。

（四）利什曼原虫的动物接种

取受检者骨髓、淋巴结穿刺液或皮肤刮取物，加适量的生理盐水稀释后，取 0.5ml 注入仓鼠等敏感动物腹腔内，3～4 周解剖动物，取其肝、脾、淋巴结或骨髓作涂片，经瑞氏液染色后，镜检到无鞭毛体即可确诊。

第 3 节 免疫学与分子生物学检测技术

一、免疫学检测技术

免疫学检测是通过检测患者体内的特异性抗体、抗原或免疫复合物为临床诊断提供参考。寄生虫免疫学检测结果不具有确诊的价值，但与病原体检查相比，此类方法具有其自身的优点，适用于感染早期或轻度感染时病原体检查为阴性者；不易获得病原体检查标本的深部组织感染；血清流行病学调查。最常用的标本为血清，此外，全血、各种体液及排泄分泌物也可用于检测。

（一）抗原皮内试验

1. 原理 皮内试验（ID）属于抗原抗体反应中的超敏反应（速发型）。寄生虫变应原刺激宿主后，机体产生特异性抗体（IgE），当将同样抗原注入皮内与抗体结合后，导致肥大细胞和嗜碱性粒细胞脱颗粒，释放生物活性介质，引起注射部位局部出现红肿。

2. 临床应用 抗原皮内试验主要用于血吸虫、肺吸虫等寄生虫病的检测。其中，最常用于血吸虫病的筛查。

3. 方法学评价 该试验操作简单、经济、检测速度快、敏感性高。阳性率可达 90% 以上，但存在部分假阳性和其他寄生虫病的交叉反应，多用于筛检。该方法是寄生虫检验应用较早也较为广泛的一种免疫检测技术。

考点：皮内试验原理、临床应用

（二）环卵沉淀试验

1. 原理 环卵沉淀试验（COPT）是一种以成熟的血吸虫卵毛蚴的分泌物作为抗原进行血吸虫病检测的血清学检查。当受检者感染血吸虫病时，该分泌物与受检者血清中的特异性抗体结合产生的复合物，可在虫卵的周围形成沉淀，通过光学显微镜观察出现沉淀物的虫卵数量（环沉率）、沉淀物面积及形态等进行结果判读。环沉率是指 100 个成熟虫卵中出现沉淀物的虫卵数。

2. 临床应用 环卵沉淀试验是诊断血吸虫病的血清学方法。通常以环沉率 ≥ 5% 判为阳性（基本消灭血吸虫地区为 3%），1%～4% 为弱阳性，血吸虫卵周围无沉淀物或沉淀物直径小于 10μm 者为阴性。该方法可辅助临床对血吸虫病的治疗及疗效判断。

3. 方法学评价 该试验检出率高，但华支睾吸虫和丝虫病患者存在极少数的交叉反应现象。结果等待时间较长，需 2～3 天。

考点：环卵沉淀试验原理、临床应用

（三）间接红细胞凝集试验

1. 原理 间接红细胞凝集试验（IHA）是以醛化的绵羊（最常用）、家兔、鸡、鼠或 O 型人红细胞作为载体，将可溶性的抗原（或抗体）吸附于红细胞表面，与受检者的血清结合，若受检者血清中含有与其对应的抗体（或抗原），则抗原抗体发生特异性结合，可将红细胞聚在一起，从而出现不同程度的红细胞聚集现象。

间接红细胞凝集试验主要分为以下三步：①将红细胞进行醛化、鞣化处理。目的是使红细胞不发生溶血、长期保存、更好地吸附蛋白质（抗原或抗体）。②将醛化的红细胞致敏。有两种方法，直接法和间接法。其中，直接法是让醛化红细胞在一定条件下直接吸附可溶性的抗原（或抗体）；间接法是通过偶联剂将可溶性的抗原（或抗体）结合到红细胞上。③进行红细胞凝集试验。将标本倍比稀释，分别与致敏红细胞混合放置约 2 小时，肉眼观察结果。临床工作中通常有商品化试剂盒，一般只需要做第三步即可。

2. 临床应用　间接红细胞凝集试验临床应用较广，主要用于诊断寄生虫（血吸虫、疟原虫、阿米巴、弓形虫、猪囊尾蚴等）病和进行相关流调工作，由于无须特殊仪器设备，可用于现场操作。

3. 方法学评价　该试验成本低、快捷、临床操作简单，但由于检测抗体没有细分到抗体亚型，检测结果有可能出现非特异性凝集。各地致敏红细胞的制备效果不均导致结果出现差异，有待标准化。

考点：间接红细胞凝集试验原理、临床应用

（四）间接荧光抗体试验

1. 原理　间接荧光抗体试验（IFA）利用抗原抗体特异性结合的原理，用抗原包被载体玻片表面，与受检者血清相结合，若受检者血清中含有与包被的抗原相对应的抗体，通过洗片后，只留下牢固结合的抗原 - 抗体复合物，再加入用荧光素 [常用异硫氰酸荧光素（FITC）] 标记的抗抗体（简称二抗）进行反应，最后洗片冲去未结合的二抗，此时只留下抗原 - 抗体 - 荧光标记二抗复合物，通过荧光显微镜可观察到发出荧光的区域及荧光的强度，判读结果。

2. 临床应用　间接荧光抗体试验临床应用广，结果以镜下观察到不同亮度的荧光判为阳性，未见荧光为阴性。该试验中通过制备一种荧光标记的抗体可检测多种机体内的抗体（或抗原）。目前可用于血吸虫病、疟疾、丝虫病、华支睾吸虫病、弓形虫病等检测。

3. 方法学评价　该试验操作简便、敏感、快捷、临床应用广，但荧光标记抗体若保存不当易发生荧光猝灭。由于荧光标记抗体适用于多种物质检测，容易出现非特异性荧光。

考点：间接荧光抗体试验原理、临床应用

（五）酶联免疫吸附试验

1. 原理　酶联免疫吸附试验（ELISA）是常用的检验技术，其原理是把制备好的抗原（或抗体）结合到固相载体（如聚苯乙烯等）的表面形成固相抗原（或抗体），与待测标本相结合，若待检标本中含有与其对应的抗体（或抗原），则两者结合成抗原 - 抗体复合物，经温育、洗涤后可去除未与固相抗原（或抗体）结合的物质，再加入酶标记抗体，最终形成抗原 - 抗体 - 酶标抗体复合物或抗体 - 抗原 - 酶标抗体复合物，洗去游离物质后加入底物，此时底物被复合物中的酶催化，显出颜色，通过颜色深浅，对待测物质进行定性或定量分析。

2. 方法类型及反应原理　ELISA 既可用于测定抗原，又可用于测定抗体。本法有三个必要的试剂：①固相化的抗原或抗体；②酶标记的抗原或抗体；③酶反应的底物。根据其测定抗原和抗体的不同采用不同的测定方法。

（1）检测抗原的方法

1）双抗体夹心法：该方法在检测抗原中最常用，属非竞争性结合试验。可检测含两个或以上抗原决定簇的抗原。原理：将特异性抗体包被在固相载体表面形成固相抗体，加入受检者标本，阳性患者标本中抗原物质可与固相抗体结合，形成抗体 - 抗原复合物，洗去标本中游离的物质，然后加入酶标抗体，从而形成抗体 - 抗原 - 酶标抗体复合物，经温育、洗涤后可去除未结合的酶标抗体，再加入底物，此时底物被复合物中的酶催化，显出颜色，通过颜色深浅，对待测物质进行定性或定量分析。

2）双位点一步法：针对抗原分子上两个不同且空间距离较远的抗原决定簇，分别制备两种单克隆抗体，在包被时使用一种单抗，酶标记时使用另一种单抗。测定时将含待测抗原标本和酶标记抗体同时加入反应体系，两种抗体分别与不同的抗原决定簇结合，只进行一次温育，在洗涤后即可加入底物进行显色测定。当待测抗原浓度过高时，过量的抗原可分别同固相抗体和酶标记抗体结合而抑制夹心复合物的形成，出现钩状效应，使显色降低，严重时可出现假阴性结果。必要时可将标本适当稀释后重新测定。

3）竞争法：主要用于小分子抗原或半抗原的测定。小分子抗原或半抗原（如药物、激素等）只有一个抗原决定簇，因此只能采用竞争法测定。其原理：将抗小分子抗原的特异性抗体包被在固相载体上形成固相抗体，再同时加入待检标本和酶标记抗原，若标本中含有待测抗原，则与酶标记抗原竞争结合固相抗体，经温育、洗涤后去除未结合在固相抗体上的物质，加底物显色，显色的深浅与结合的酶标抗原量呈正相关，与待测抗原浓度呈负相关。

（2）检测抗体的方法

1）间接法：该方法在检测抗体中最常用，属非竞争性结合试验。原理：将抗原包被在固相载体上形成固相抗原，加入待检标本，若标本中含有待测抗体，则可与固相抗原结合形成抗原 - 抗体复合物，经温育、洗涤后可去除未与固相抗原结合的物质，再加入酶标记抗抗体（即“酶标二抗”，常用羊抗人 IgG 制备），形成固相抗原 - 抗体 - 酶标二抗复合物，经温育、洗涤后去除未结合在固相抗原上的物质，加入底物后，显色的深浅反映待测抗体含量。间接法由于采用的酶标二抗仅针对免疫球蛋白的一种类型，且通常用的是抗人 IgG，因此检测的抗体类别为 IgG，不涉及 IgA 和 IgM。此外，该法只需要更换固相抗原，就可用一种酶标二抗检测标本中多种针对不同抗原的抗体，具有更好的通用性。但此法由于受血清中高浓度非特异性 IgG 的影响，通常待测标本需经一定稀释后才能测定。

2）双抗原夹心法：该方法可检测特定抗体的全部类型 Ig，而且不受非特异性 IgG 的干扰，因此双抗原夹心法的敏感度和特异度要高于间接法。其原理与试验步骤与检测抗原中的双抗体夹心法类似。由于机体产生的 IgG 效价有限，一般不会出现钩状效应。

3）竞争法：抗体的检测通常不用竞争法，但当相应抗原材料中含有难以去除的杂质、不易得到足够的纯化抗原或抗原性质不稳定时，可采用这种方法测定抗体。

4）捕获法：又称反向间接法。主要用于血清中特定抗体 Ig 类别的测定，目前最常用于病原体急性感染诊断中的 IgM 型抗体检测，由于血清中针对某种抗原的特异性 IgM 和 IgG 同时存在，IgG 可干扰 IgM 的测定。原理：第一步将抗 IgM 抗体（二抗）包被在固相载体上形成固相抗体，加入待测标本后，标本中所有的 IgM（包括特异和非特异的）即可被固相抗体捕获。第二步加入特异性抗原，其与固相载体上捕获的 IgM 特异性抗体结合，再加入针对特异性抗原的酶标记抗体，形成固相抗人 μ 链 -IgM- 抗原 - 酶标记抗体复合物，最后加入底物显色，即可对待测标本中抗原特异性 IgM 进行定性或定量测定。

3. 临床应用　ELISA 适于检测几乎所有的可溶性抗原及抗体，已成为临床免疫检验工作中的主要技术之一。可用于多种寄生虫感染的诊断、血清流行病学检查和疗效考核，检测标本有宿主血清、脑脊液、乳汁、尿液、粪便滤液等，是一类具有高度特异性和敏感性的血清学检查方法。

4. 方法学评价　该试验具有较高的特异性和敏感性，操作简便，试剂安全性高，适于批量标本检测。但包被在固相载体的物质不纯时可引起非特异性免疫反应，有可能导致假阳性结果。

考点：酶联免疫吸附试验原理、临床应用

（六）免疫印迹试验

1. 原理　免疫印迹试验是建立在蛋白质印迹基础之上的。含多种蛋白质成分的生物液体经十二烷基硫酸钠 - 聚丙烯酰胺凝胶电泳（SDS-PAGE）分离，在凝胶板上依相对分子质量的大小形成位置不同的区带。然后用电转印或其他转印方法将凝胶板上分离的蛋白质转印至硝酸纤维素（NC）膜或其他材料的膜上，再依次用特异性抗体（一抗）和酶（辣根过氧化物酶、碱性磷酸酶）或放射性同位素、胶体金标记的抗抗体（二抗）与膜上蛋白质反应进行抗原或抗体的特异性分析。

2. 临床应用　免疫印迹试验可用于检测寄生虫病相关抗体谱及分析寄生虫抗原组分。

3. 方法学评价　免疫印迹试验兼顾 SDS-PAGE 的高分辨力和免疫反应的高特异性，是一种有效的分析手段，它能够分析多数其他免疫化学技术不能完成的蛋白质检测。但由于免疫印迹试验制备抗原经过变性处理，对于构象依赖表位的抗体检测可造成漏检。

（七）免疫层析试验

1. 原理　免疫层析试验（ICA）是一种膜载体免疫测定技术，目前临床中应用较广的标志物是胶体金，称斑点金免疫层析试验（DICA），即蛋白质层析和胶体金标记技术相结合的膜免疫技术。其以硝酸纤维素（NC）膜为固相载体，把与待检物质相对应的特异性抗原/抗体包被在 NC 膜的一端形成固相抗原/抗体，将待检标本溶液滴在 NC 膜的另一端，溶液通过毛细管作用移动至固相抗原/抗体端，若标本中含有待测物质，则与固相抗原/抗体特异性反应，形成牢固结合的抗原-抗体复合物，固定于固相抗原/抗体区域，即检测线，未形成复合物的部分继续前移至包被有抗人抗体的固相二抗上，即质控线，监测试验是否有效，它们均可通过胶体金显色，肉眼判读结果。

2. 临床应用　ICA 临床应用非常广泛，可用于测定寄生虫相关抗原和抗体、肿瘤标志物、人绒毛膜促性腺素、毒品等。

3. 方法学评价　该试验操作简便、经济、快捷，无须任何仪器设备，适合现场使用，符合"即时检测"项目要求，但其仅用于定性或半定量检测，不能用于定量检测。

二、分子生物学检测技术

分子生物学检测是用分子生物学方法检测寄生虫的特异性 DNA 片段，在虫种的鉴定上具有优势。在下述情况下可应用聚合酶链反应技术：①急性感染、治疗后的短期随访与先天性感染等情况不适宜用免疫学检测技术；②由于虫荷水平低而需要具有高度敏感性的检测方法；③无法通过形态学的观察区分不同的种。

（一）聚合酶链反应

1. 原理　聚合酶链反应（PCR）是一种体外扩增特异性 DNA 的技术。原理：以单链 DNA 为模板，4 种单核苷酸 dNTP（dATP、dTTP 或 dUTP、dCTP 和 dGTP）为原料，在无机离子和 DNA 聚合酶存在的条件下，通过改变温度重复地进行变性（94℃）—退火（55℃）—延伸（72℃）循环，由两个引物（与目的 DNA 片段两端已知序列分别互补）引导，沿着 $5' \rightarrow 3'$ 的方向延伸，形成新的 DNA 片段，该片段又可作为下一轮反应的模板，如此重复改变温度，由高温变性、低温复性和适温延伸组成一个周期，反复循环，使目的基因得以迅速扩增。扩增数量在短时间内（1～2 小时）可达数百万倍。PCR 扩增体系主要由以下五个基本要素构成。

（1）模板　即待扩增的 DNA 或 RNA 片段。

（2）引物　有一对，是 PCR 反应的关键部分，分为上游引物和下游引物，即分别与模板 DNA 互补的寡核苷酸片段。

（3）耐热性 DNA 聚合酶（Taq DNA 聚合酶）　通常为来自嗜热菌的 Taq DNA 聚合酶，具有良好的热稳定性。在高温下能发挥其生物学活性（一般在 72℃下使用）。

（4）底物（dNTP）　PCR 反应中需要 4 种单核苷酸 dNTP（dATP、dTTP 或 dUTP、dCTP 和 dGTP）为原料。反复冻融等保存不当时易使 dNTP 发生降解。

（5）无机离子 Mg^{2+}　Mg^{2+} 对 Taq DNA 聚合酶起到重要的辅助作用，能影响 PCR 扩增特异性和扩增效率。Mg^{2+} 浓度过高时，Taq DNA 聚合酶活性过强，易使扩增特异性降低，导致非特异性扩增；Mg^{2+} 浓度过低时，Taq DNA 聚合酶活性降低，使扩增产物减少。

2. PCR 技术的特点

（1）高特异性　PCR 技术具有高度特异性，其扩增特异性与以下因素有关：①引物的特异性是保证 PCR 特异性的首要条件与决定性因素。②引物延伸时碱基配对的正确性。③ Taq DNA 聚合酶合成反应的忠实性。④靶基因的特异性与保守性。

（2）高灵敏度。

（3）简便快速　整个扩增反应可在 2 ～ 4 小时完成。

（4）低纯度模板　不需要分离病毒或细菌及培养细胞，DNA 粗制品及总 RNA 等均可作为扩增模板。可直接用临床标本如血液、体液、洗漱液、毛发、细胞、活组织等粗制的 DNA 扩增检测。

3. 临床应用　PCR 技术在寄生虫病的诊断方面可用于如疟疾、弓形虫病、阿米巴病、利什曼原虫病、肺孢子虫病等疾病的检测。

4. 方法学评价　PCR 具有高特异性和高灵敏度、操作简便、快捷、低纯度标本也可通过 PCR 扩增被检出。但仪器较昂贵。

5. 影响因素

（1）污染　PCR 技术由于灵敏度高和操作步骤较多，可因为操作者未遵循严格的操作和清洁流程，核酸提取过程中标本间的交叉污染和扩增产物污染，而出现假阳性结果。

（2）抑制物　标本或核酸纯化过程中出现的扩增反应抑制物，如核酸提取中可能用到的氯仿、苯酚、乙醇、二甲苯酸钠及乳胶手套上的滑石粉；临床标本中存在的血红蛋白、乳铁蛋白、免疫球蛋白、尿素等，可通过抑制 Taq DNA 聚合酶活性或阻止聚合酶与靶 DNA 结合，从而抑制 PCR 扩增，导致假阴性结果。又如肝素抗凝剂可抑制 Taq DNA 聚合酶，因此不宜使用肝素抗凝 PCR 检测全血标本。

（二）实时荧光定量 PCR 技术

1. 原理　实时荧光定量 PCR（qPCR）技术是现阶段临床定量检测 DNA 或 RNA 的主要手段。原理：PCR 反应体系中的荧光物质与 PCR 产物相结合，通过分析每个循环结束后的荧光强度，实时监测反应体系中 PCR 产物的量，通过标准曲线对待测标本进行定量分析。

2. 临床应用　实时荧光定量 PCR 技术广泛用于临床医学研究、病原体检测等。在寄生虫疾病中可用于检测隐孢子虫、滴虫等，还可用于检测淋球菌、单纯疱疹病毒、人类免疫缺陷病毒、肝炎病毒等，进行肿瘤基因检测等。

3. 方法学评价　实时荧光定量 PCR 技术灵敏度高、方便快捷、检测范围宽、可实现定量，通过实时监测荧光信号解决传统方法中终点检测的局限性。

（三）等温扩增技术

1. 原理　等温扩增技术是在恒温条件下进行扩增的一类新型核酸扩增技术。主要包括环介导等温扩增（LAMP）、交叉引物扩增（CPA）、链替代扩增（SDA）、重组酶聚合酶扩增（RPA）、依赖核酸序列的扩增（NASBA）、滚环扩增（RCA）和依赖解旋酶扩增（HDA）。它们均采用恒温扩增。其中，LAMP 技术较为常用，以此举例介绍。原理：在 $60 \sim 65 ℃$ 条件下进行，通过 4 条引物和具有链置换功能的嗜热脂肪芽孢杆菌 DNA 聚合酶（BstDNA 聚合酶）进行等温扩增。扩增后会有大量的 DNA 合成，因此有很多焦磷酸根离子，与 Mg^{2+} 结合形成不溶的焦磷酸盐，观测结果，该反应过程中扩增和检测可一步完成。LAMP 反应过程可分为 3 个阶段：循环模板合成阶段、循环扩增阶段和伸长再循环阶段。

2. 临床应用　LAMP 可用于检测病原体（如肺孢子虫、人乳头瘤病毒、金黄色葡萄球菌等检测）、挖掘癌症中的突变基因，可鉴别某些疾病，预防控制疾病发生。

3. 方法学评价　LAMP 特异性和敏感性高、快捷高效、精确、成本低，但引物设计烦琐，易出现非特异性扩增（可通过标准化引物和调整缓冲液浓度解决）。

目标检测

一、单项选择题

1. 疟原虫检查多用（　　）
   - A. 薄血膜法
   - B. 厚血膜法
   - C. 厚薄血膜法
   - D. 离心浓集法
   - E. 新鲜血片检查法

2. 阴道毛滴虫常用的培养基是（　　）
   - A. 营养琼脂双向培养基
   - B. 肝浸液培养基
   - C. 克氏双糖铁培养基
   - D. 麦氏培养基
   - E. 肉汤培养基

3. 患者外周血中微丝蚴含量过少时，可采用（　　）
   - A. 新鲜血片检查法
   - B. 厚血膜法
   - C. 活微丝蚴浓集法
   - D. 离心浓集法
   - E. 枸橼酸乙胺嗪（海群生）白天诱出法

4. 痰液主要用于查找什么虫卵（　　）
   - A. 肝吸虫卵
   - B. 带绦虫卵
   - C. 蛔虫卵
   - D. 肺吸虫卵
   - E. 姜片虫卵

5. 尿液主要用于检查什么寄生虫（　　）
   - A. 肝吸虫
   - B. 带绦虫
   - C. 丝虫微丝蚴
   - D. 蓝氏贾第鞭毛虫
   - E. 姜片虫

6. 主要用于检查杜氏利什曼原虫的无鞭毛体的方法是（　　）
   - A. 淋巴结活检
   - B. 生理盐水直接涂片法
   - C. 十二指肠引流液检查
   - D. 骨髓检查
   - E. 血液检查

7. 日本血吸虫长期慢性感染或晚期患者主要的检查方法为（　　）
   - A. 粪便检查
   - B. 十二指肠引流液检查
   - C. 直肠黏膜活检
   - D. 肝脏穿刺
   - E. 肌肉穿刺

8. 溶组织内阿米巴常用的培养基是（　　）
   - A. 营养琼脂双向培养基
   - B. 肝浸液培养基
   - C. 克氏双糖铁培养基
   - D. 麦氏培养基
   - E. 肉汤培养基

9. 最常用于血吸虫病筛查的检测方法是（　　）
   - A. 抗原皮内试验
   - B. 环卵沉淀试验
   - C. 间接红细胞凝集试验
   - D. 间接荧光抗体试验
   - E. 免疫层析试验

10. 以下选项不是 PCR 技术的特点的是（　　）
   - A. 高特异性
   - B. 高敏感性
   - C. 简便快速
   - D. 高纯度样本
   - E. 低纯度模板

二、简答题

1. 痰液、尿液、阴道分泌物、脑脊液、十二指肠液等分泌液中能检查到哪些寄生虫？
2. 简述 PCR 技术的反应原理。

（丁环宇　黄　涛）

学习目标

1. **掌握** 血液中常见寄生虫诊断阶段的形态特征、生活史特点及实验室诊断方法。
2. **熟悉** 血液中常见寄生虫的致病性。
3. **了解** 血液中常见寄生虫的流行与防治。

第1节 丝 虫

丝虫是一类由节肢动物传播的生物源性线虫。可寄生于人体的丝虫有8种，共三大类：①寄生淋巴系统的丝虫，统称淋巴丝虫，主要有吴策线虫属的班氏吴策线虫（班氏丝虫）、布鲁线虫属的马来布鲁线虫（马来丝虫）和帝汶布鲁线虫（帝汶丝虫）；②寄生皮下组织的丝虫，主要有盘尾线虫属的旋盘尾丝虫（盘尾丝虫）、罗阿线虫属的罗阿罗阿线虫（罗阿丝虫）和曼森属的链尾唇棘线虫（链尾丝虫）；③寄生胸、腹腔的丝虫，主要有常现唇棘线虫（常现丝虫）和欧氏曼森线虫（欧氏丝虫）等。其中班氏丝虫和马来丝虫在我国曾经流行最严重，本节内容将以这两种丝虫为例进行重点介绍。

一、形 态

（一）成虫

两种丝虫形态相似，呈乳白色、丝线状，体表光滑，头端略膨大，呈球形或椭圆形，口在头顶正中，周围有两圈乳突，雌雄异体。班氏丝虫雄虫大小为（28.2～42）mm×（0.1～0.2）mm；雌虫大小为（75～105）mm×（0.2～0.3）mm。马来丝虫较班氏丝虫小，雄虫大小为（13.5～28）mm×（0.07～0.11）mm；雌虫大小为（40～60）mm×（0.12～0.22）mm。雌虫体长约为雄虫的二倍。雄虫尾端向腹面卷曲成圈，生殖器官为单管型，睾丸位于虫体前部，泄殖腔周围有数对乳突，从中伸出长短交合刺各一根。雌虫尾端钝圆，略向腹面弯曲，生殖系统为双管型，阴门位于近头端的腹面，卵巢位于虫体后部。子宫粗大，几乎充满虫体，子宫内含有大量虫卵，成熟虫卵的卵壳薄而透明，内含卷曲的幼虫。虫卵在向阴门移动的过程中，幼虫伸直，卵壳随之伸展成为鞘膜而被于幼虫体表，此幼虫称为微丝蚴。成虫不产卵直接产出幼虫。

（二）微丝蚴

虫体细长，头端钝圆，尾端尖细，外有鞘膜，无色透明，在新鲜血片上活动时呈蛇样运动。其直径近似红细胞大小。经瑞氏染色后，在显微镜下观察，可见体内很多圆形或椭圆形紫红色的体核，头端无核部分为头间隙，体前1/5处的无核区为神经环，其后有排泄孔（图3-1）。两种微丝蚴鉴别要点见表3-1。

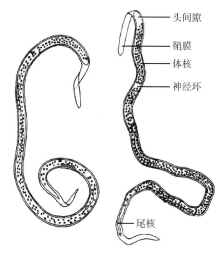

头间隙
鞘膜
体核
神经环

尾核

图 3-1 丝虫微丝蚴模式图

鉴别要点	班氏微丝蚴	马来微丝蚴
大小（长度 × 宽度，μm）	（244 ~ 296）×（5.3 ~ 7.0）	（177 ~ 230）×（5 ~ 6）
体态	柔和，弯曲自然，无小弯	僵直，大弯上有小弯
头间隙（长:宽）	较短（1:1）	较长（2:1）
体核	圆形，排列整齐，各核分开清晰可数	卵圆形，大小不等，排列紧密，常相互重叠，不易分清
尾核	无	2个

表 3-1　班氏微丝蚴与马来微丝蚴的鉴别要点

（三）丝状蚴

丝状蚴又称感染期幼虫。班氏丝虫丝状蚴平均长度为 1.62mm，马来丝虫丝状蚴为 1.3mm，虫体细长，具有完整的消化道，尾端有 3 个乳突，背面 1 个，腹面 2 个，两种丝状蚴的乳突形态可以鉴别虫种。

二、生　活　史

两种丝虫的发育基本相同，都需要两个阶段，即幼虫在中间宿主蚊体内的发育和成虫在终宿主人体内的发育。生活史示意图见图 3-2。

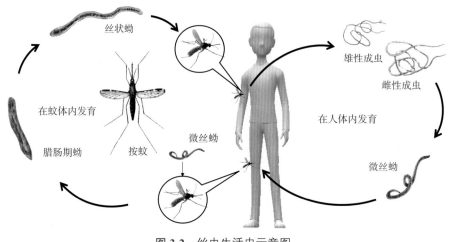

图 3-2　丝虫生活史示意图

（一）在蚊体内的发育

当蚊吸食含有微丝蚴的患者血液时，血液中微丝蚴被吸入蚊胃内，脱去鞘膜，穿过胃壁，经血腔侵入胸肌，发育为腊肠期蚴，再经 2 次蜕皮发育为细长的丝状蚴，即感染期幼虫。感染期幼虫活动能力强，离开胸肌进入血腔，约经 1 周到达蚊喙，蚊吸血时幼虫自蚊下唇逸入人体。

（二）在人体内的发育

丝状蚴进入人体后侵入皮下淋巴管，再移行至大淋巴管或淋巴结，以淋巴液为食，经 2 次蜕皮后发育为成虫。雌雄交配后雌虫产出的微丝蚴随淋巴液进入血液循环。成虫寿命一般为 4 ~ 10 年，最长达 40 年，微丝蚴寿命一般为 2 ~ 3 个月，未能被蚊带走的微丝蚴在人体内不能进一步发育而自然死亡。

微丝蚴一般白天滞留在肺部毛细血管，夜间出现在外周血液，这种现象称为夜现周期性。两种微丝蚴出现数量最多的时间稍有不同：班氏微丝蚴为晚上 10 时至次晨 2 时，马来微丝蚴为晚上 8 时至次晨 4 时，因此通常在晚上 10 时至次晨 2 时取患者外周血检查微丝蚴诊断。不同种微丝蚴在外周血中出现的时间有差异，除夜现周期型外，尚有昼现周期型、亚周期型和无周期型等三类。

三、致　病

两种丝虫在人体淋巴系统的寄生部位有所不同。马来丝虫多寄生于上、下肢浅部淋巴系统，以下肢多见；班氏丝虫除寄生于浅部淋巴系统外，还寄生于阴囊、腹股沟、肾盂等深部淋巴系统中。人体感染丝虫后，其发病机制取决于多种因素，如侵入的虫种和数量、重复感染的次数、寄生部位和有无继发感染等。在丝虫病的发病过程中，成虫起主要作用，其临床表现大致可进行如下描述。

1. 微丝蚴血症　有些轻度感染者，仅在血中查到微丝蚴，不出现症状，成为带虫者。

2. 急性期炎症及超敏反应　幼虫和成虫的移行及分泌物、代谢产物、死亡虫体崩解产物及幼虫的蜕皮液等均可刺激机体引起。临床表现为急性淋巴结炎、淋巴管炎、丝虫热。当炎症波及皮内毛细淋巴管时，局部淋巴结可有红肿、压痛。发生淋巴管炎时，可见离心性红线，俗称"流火"。

3. 慢性阻塞性病变　随着急性炎症反复发作，淋巴管内出现以死亡成虫和微丝蚴为中心的增生性肉芽肿，可出现慢性阻塞性病变，临床表现多样。

（1）象皮肿　由于淋巴液回流受阻，淤积导致淋巴管破裂，含高蛋白的淋巴液刺激纤维组织增生而形成。局部皮肤变厚、变硬、变粗糙，弹性消失，形似大象皮肤，故称象皮肿（图 3-3）。常因局部血液循环障碍而并发细菌感染，出现急性炎症或慢性溃疡。一般在象皮肿患者血中不易查到微丝蚴。

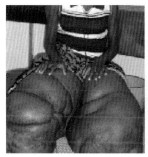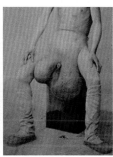

图 3-3　班氏丝虫象皮肿病变

（2）睾丸鞘膜积液　多由班氏丝虫引起。精索、睾丸淋巴管阻塞时，淋巴液渗入睾丸鞘膜腔内，引起积液致阴囊异常增大。部分患者可在积液中找到微丝蚴。

（3）乳糜尿、乳糜腹水　由于主动脉前淋巴结或肠干淋巴结发生阻塞时，腰干淋巴压力增高，使小肠吸收的乳糜液回流受阻，经侧支流入肾淋巴管，流入肾盂混于尿中排出，形成乳糜尿或血性乳糜尿，尿液呈乳白色或乳红色。淋巴液流入肠腔、腹腔，可出现乳糜腹泻、乳糜腹水。将患者的淋巴液、乳糜尿、乳糜腹水做离心沉淀，涂片染色后镜检可查到微丝蚴。

四、实验室诊断

（一）病原学检查

从受检者血液、乳糜尿、抽出液或活检物中检出微丝蚴或成虫是确诊感染丝虫病的依据。

1. 血液检查

（1）厚血膜法　是检查微丝蚴的首选方法。采血时间一般在晚上 10 时至次晨 2 时为宜。

（2）新鲜血滴法　可观察微丝蚴的活动情况。此方法简单，但因取血量少，阳性检出率低。

（3）离心沉淀法　适用于血中微丝蚴较少的患者。此法阳性检出率较高，操作较复杂，适用于门诊检查。

（4）微孔薄膜过滤浓集法　此法检出率较厚血膜法高，尤其适用于低密度微丝蚴阳性者，可用于流行病学调查及考核防治效果。

（5）诱出法　枸橼酸乙胺嗪白天诱出法。白天口服，适用于夜间不方便采血的患者。此法的微丝蚴检出率比夜间采血低，对轻度感染者容易漏检。

2. 体液检查　微丝蚴也可见于各种体液和尿液，可取患者鞘膜积液、乳糜尿、乳糜腹水、淋巴液、乳糜胸腔积液等体液离心沉淀进行直接涂片、染色镜检。

3. 组织活检　主要是检查成虫。

（1）直接查虫法　用注射器从患者可疑的结节中抽取成虫，或手术切除结节，剥离组织检查成虫。

（2）病理切片检查　将取下的可疑结节，按常规方法制成病理切片镜检。若为丝虫性结节，可见结节中心有成虫，其周围为典型的丝虫性病变。

（二）免疫学及分子生物学检查

受丝虫寄生部位及病变等的影响，血液检查有时不易检出微丝蚴，此时用免疫学检查抗原或抗体可做辅助诊断。常用 IHA、ELISA 和 IFA 等。目前，WHO 推荐应用免疫层析技术（IGT）试纸条快速诊断淋巴丝虫病，操作简捷快速，15 分钟观察结果，但不适用于低度流行区。

五、流行与防治

丝虫病是世界重点控制的十大热带病之一，也是我国五大重点防治的寄生虫病之一。据 WHO 在 2019 年报告，世界上受淋巴丝虫病威胁的人口达 8.56 亿，72 个国家将其认定为地方病。丝虫病流行于热带及亚热带，班氏丝虫病分布遍及世界，马来丝虫病仅局限于亚洲，主要见于东南亚、东亚和南亚。

该病的传染源是血中带有微丝蚴的患者、带虫者。蚊类是班氏丝虫和马来丝虫的传播媒介。班氏丝虫的主要传播媒介是淡色库蚊、致倦库蚊，次要媒介为中华按蚊。马来丝虫的主要传播媒介是中华按蚊和嗜人按蚊。我国的东南沿海地区及岛屿，则以东乡伊蚊为传播媒介。

普查普治和防蚊灭蚊是防治丝虫病的重要措施。普查 1 岁以上的全体居民，要求 95% 以上的居民都接受采血。常用治疗药物有枸橼酸乙胺嗪、呋喃嘧酮等。在流行区推行全民服用乙胺嗪药盐。加强人群监测，确保监测质量，以巩固和发展防治丝虫病的成果。

考点：班氏微丝蚴和马来微丝蚴的形态鉴别要点，实验室诊断

🔗 **链接**　罗阿丝虫

罗阿丝虫是一种主要寄生于人体皮下组织，引起以游走性肿胀和结膜肉芽肿为主要病变的病原体，流行于非洲西部，被当地称为"眼虫"。由该虫中间宿主（斑虻）叮人吸血时而感染。

第 2 节　疟　原　虫

🧪 **案例 3-1**

患儿，男，4 岁，因"间断发热 7 天，腹部增大 5 天"入院。入院前 7 天、4 天、1 天各发热 1 次，体温最高达 40.3℃，每次发热均伴畏寒、寒战、头痛，口服退热药后出汗较多，体温可降至正常。5 天前，家长发现患儿腹部隆起。患儿来自科特迪瓦共和国。既往曾几次患疟疾，每次疟疾发作均口服抗疟药 3～4 天，症状可得到控制，患儿全家五口人，均曾患过疟疾。入院检查：WBC $5.14 \times 10^9/L$，N 33%，L 54%，Hb 67g/L，RBC $2.64 \times 10^{12}/L$，PLT $62 \times 10^9/L$，外周血涂片及骨髓涂片红细胞内找到疟原虫。腹部 B 超：肝脾大，实质回声均匀，未见腹水。

问题：1. 患儿为何会出现间歇性发热的症状？

　　　2. 为何病情会反复发作？

疟原虫是导致人类疟疾的病原体，属球虫纲，是脊椎动物的细胞内寄生虫。寄生于人体的疟原虫主要有 4 种：间日疟原虫、恶性疟原虫、三日疟原虫和卵形疟原虫，分别引起间日疟、恶性疟、三日疟和卵形疟。间日疟原虫、卵形疟原虫和恶性疟原虫均专性寄生于人体，三日疟原虫除感染人外，也可感染非洲猿类。另外，感染猴的诺氏疟原虫、食蟹猴疟原虫等几种疟原虫也可偶尔感染人体。在我国造成疟疾流行的主要是间日疟原虫和恶性疟原虫，近年来也可见到输入性三日疟原虫和卵形疟原虫。

疟疾目前仍然是全球危害最严重的传染病之一，根治疟疾仍然是相当长一段时期内全球科学家共同面临的严峻挑战。

一、形　态

在外周血红细胞中发现疟原虫是诊断疟疾和鉴别虫种的依据。疟原虫的基本结构包括细胞核、细胞质和细胞膜。用瑞氏或吉姆萨染液染色后，核呈紫红色，胞质为天蓝至深蓝色，疟色素呈棕黄色、棕褐色或黑褐色。四种人体疟原虫的基本结构相同，但各期的形态又各有特点，可资鉴别。

除了疟原虫本身不同发育时期形态特征不同之外，被寄生的红细胞在形态上也发生变化，红细胞形态有无变化及变化的特点，对鉴别疟原虫种类很有帮助。如间日疟原虫和卵形疟原虫可使红细胞变大、变形、颜色变浅，红细胞膜上常出现细小、鲜红色的薛氏点；被恶性疟原虫各期寄生的红细胞大小正常，在红细胞膜上可见粗大、紫褐色茂氏点；被三日疟原虫寄生的红细胞膜上有细粉末状浅红色的齐氏点。

（一）疟原虫在红细胞内的发育形态

疟原虫在红细胞内生长、发育、繁殖过程中形态变化较大，一般分为三个时期。

1. 滋养体　为疟原虫入侵红细胞后开始摄食和生长发育的阶段。按发育先后分为早、晚期两个时期。早期滋养体胞核小，胞质少，中间有空泡，在显微镜下虫体多呈环状，故又称为环状体。随着虫体长大，胞核和胞质增多，可伸出伪足，此时被寄生的红细胞可出现体积胀大，颜色变浅，可出现薛氏点，此时称晚期滋养体或大滋养体。从晚期滋养体开始，以后各期虫体内还可见到虫体消化分解血红蛋白后的终产物——疟色素。

2. 裂殖体　晚期滋养体发育成熟，出现核分裂后即称为裂殖体。早期的裂殖体核分裂而胞质未分裂，称为未成熟裂殖体；晚期形成裂殖子，同时疟色素已经集中成团，称为成熟裂殖体。

3. 配子体　疟原虫经过数次裂体增殖后，部分侵入红细胞的裂殖子在发育过程中不再分裂，核增大，胞质增多，发育为圆形、卵圆形或新月形的个体，称为配子体。配子体有雌雄之分：雌配子体较大，胞质致密，疟色素多而粗大，核致密而偏于虫体一侧（间日疟原虫、三日疟原虫和卵形疟原虫）或居中（恶性疟原虫）；雄配子体较小，胞质稀薄，疟色素少而细小，核疏松而位于虫体中央（图 3-4）。

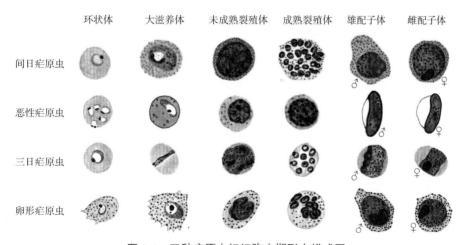

图 3-4　四种疟原虫红细胞内期形态模式图

（二）薄血膜涂片中四种疟原虫红细胞内期形态特征

薄血膜涂片中四种疟原虫红细胞内期形态特征详见表 3-2。

表 3-2　四种疟原虫形态的鉴别（薄血膜）

鉴别点	形态	间日疟原虫	恶性疟原虫	三日疟原虫	卵形疟原虫
被寄生红细胞	大小	胀大	正常	正常或缩小	正常或稍胀大
	形状	圆形	圆形	圆形	卵圆形或边缘呈伞矢状
	颜色	褪色	正常或稍紫	正常	褪色
	斑点	薛氏点出现较晚，红色、细小数多	茂氏点红色、粗大数少	齐氏点淡红色、微细	薛氏点出现较早，粗大数多
小滋养体（环状体）	大小	较大，约占红细胞直径的1/3	小环状体较小，约占红细胞直径的1/6；大环状体与间日疟原虫相似	中等	中等
	核	1个	1或2个	1个	1个
	胞质	较薄	小环状体纤细，大环状体与间日疟原虫相似	较粗厚	较粗厚
	色素	无	无	偶见细小褐色颗粒	无
大滋养体	大小	较大	较小	较小	较小
	核	多见1个	1或2个	1个	1个
	胞质	阿米巴样，常含空泡	圆形，空泡不显著	带状，空泡不显著	圆形，空泡不显著
	色素	黄褐色，细小、杆状，散在分布	黄褐色，细小，结成团块后，呈黑褐色	深褐色，粗大，沿边缘分布	棕黄色，较粗大
未成熟裂殖体	大小	较大	较小	较小	较小
	核	2个以上	2个以上	2个以上	2个以上
	胞质	圆形或不规则，空泡消失	圆形，空泡消失	圆形，空泡消失	圆形或卵圆形，空泡消失
	色素	黄褐色，分布不匀	黑褐色，团块状	深褐色，分布不匀	棕黄色，分布不匀
成熟裂殖体	大小	大于正常红细胞	小于正常红细胞	小于正常红细胞	小于正常红细胞
	裂殖子	12～24个，常为16～18个，排列不规则，裂殖子较大	8～26个，常为8～18个，排列不规则，裂殖子较小	6～12个，通常8个，常排列为菊花状，裂殖子较大	6～14个，通常8个，排列不规则，裂殖子较大
	色素	黄褐色，常聚集一侧	黑褐色团块	深褐色，常聚集中央	棕黄色，聚集中央或一侧
雌配子体	大小	大于正常红细胞	较大	小于正常红细胞	小于正常红细胞
	形状	圆形	新月形，两端尖锐	圆形	圆形
	核	1个，较小，深红色，位于一侧	1个，较小，深红色，位于中央	1个，较小，深红色，位于一侧	1个，较小，深红色，位于一侧
	胞质	深蓝色	深蓝色	深蓝色	深蓝色
	色素	黄褐色，均匀散在	黑褐色，紧密分布于核周围	深褐色，均匀散在	棕黄色，散在
雄配子体	大小	大于正常红细胞	较大	小于正常红细胞	小于正常红细胞
	形状	圆形	腊肠形，两端钝圆	圆形	圆形
	核	1个，较大，淡红色，位于中央	1个，较大，淡红色，位于中央	1个，较大，淡红色，位于中央	1个，较大，淡红色，位于中央
	胞质	浅蓝色	浅蓝色或淡红色	浅蓝色	浅蓝色
	色素	黄褐色，均匀散在	黑褐色，松散分布于核周围	深褐色，均匀散在	棕黄色，散在

二、生　活　史

　　四种疟原虫的生活史基本相同，需要人和雌性按蚊两个宿主。疟原虫在蚊体内进行配子生殖和孢子生殖，在人体内进行无性生殖及开始有性繁殖生活史示意图见图3-5。

（一）在按蚊体内的发育

　　当雌性按蚊刺吸患者血液时，在红细胞内发育的各期疟原虫随血液入蚊胃，除了雌、雄配子体能在蚊胃内继续发育外，其余各期虫体均被消化。雌、雄配子体发育成雌、雄配子，结合后形成合子，合子变长转为动合子，可穿过胃壁，在弹性纤维膜下形成卵囊，卵囊内核与核质反复分裂，形成数千甚至上万个梭形子孢子，即孢子增殖。子孢子成熟后胀破卵囊，进入蚊体内各组织，部分到达唾液腺，当含子孢子的按蚊叮咬人体时，子孢子随唾液进入人体。

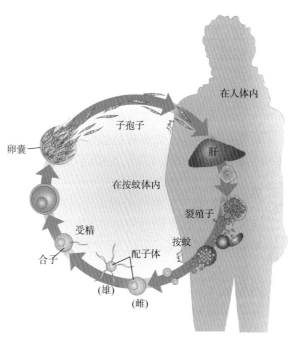

图 3-5　疟原虫生活史示意图

（二）在人体内的发育

疟原虫寄生于人体，先后在肝细胞内（红细胞外期）和红细胞内（红细胞内期）发育。

1. 红细胞外期（红外期）　子孢子是疟原虫的感染阶段，其随蚊唾液进入人体血液，约经 30 分钟侵入肝细胞。目前一般认为间日疟原虫和卵形疟原虫具有两种类型子孢子，即速发型子孢子和迟发型子孢子。侵入肝细胞后，速发型子孢子很快进行裂体增殖，发育为裂殖子，而迟发型子孢子则经过长短不一的休眠期后才开始裂体增殖。

2. 红细胞内期（红内期）　红细胞外期的裂殖子侵入红细胞内的发育称为红细胞内期，简称红内期。裂殖子进入红细胞后，先转变为环状体，再依次发育为大滋养体和裂殖体。红细胞被成熟的裂殖体胀破，释出裂殖子，部分裂殖子被巨噬细胞吞噬，一部分再侵入其他红细胞，重复红细胞内期的裂体增殖过程。完成一代红内期的裂体增殖，间日疟原虫和卵形疟原虫约需 48 小时，恶性疟原虫需 36 ～ 48 小时，三日疟原虫约需 72 小时。经过几代红细胞内期裂体增殖后，部分裂殖子侵入红细胞后不再进行裂体增殖，而是发育成雌、雄配子体。蚊吸食患者血液后，即可重复上述蚊体内的发育过程。

三、致　病

疟原虫的主要致病阶段是红细胞内期的裂体增殖期。致病力强弱与侵入的虫种、数量和人体免疫状态有关。

1. 潜伏期　指疟原虫侵入人体到出现临床症状的间隔时间。间日疟潜伏期有长短，短者 12 ～ 30 天，长者一年左右。卵形疟与间日疟相仿。恶性疟一般为 11 ～ 16 天，三日疟一般为 18 ～ 40 天。

2. 疟疾发作　典型发作包括寒战、发热和出汗退热三个连续阶段。发作是由红内期的裂体增殖所致。红内期的疟原虫经过几代裂体增殖，虫体密度达到发作阈值，方可引起疟疾发作。由于裂殖体成熟并胀破红细胞后，虫体代谢产物、红细胞碎片、变性的血红蛋白及大量的裂殖子进入血流，被巨噬细胞、中性粒细胞吞噬，刺激细胞产生内源性致热原，与虫体代谢产物共同作用于下丘脑体温调节中枢，引起体温调节上升，患者出现寒战、发热症状。当裂殖子再次进入红细胞后，血液中致热原减少，体温调节恢复正常，患者则出汗退热。间日疟和卵形疟的发作周期为隔天一次，但间日疟初发病例的前 2 ～ 3 次的发作周期常不典型，呈每日 1 次，其后可呈典型的隔天发作。恶性疟一般间隔 24 ～ 48 小时发作 1 次，在前后两次发作的间歇期，患者体温可不恢复正常。三日疟隔两日发作 1 次，且较规律。疟疾的发作多始于中午前后至晚上 9 点以前，偶见于深夜。

3. 再燃与复发　疟疾初次发作停止后，患者没有重新感染，体内残存的红内期疟原虫在一定条件下重新大量繁殖再次引起疟疾的发作，称为再燃。再燃的原因是宿主免疫力降低，疟原虫抗原变异，逃避了已经产生的特异性免疫，进而再次繁殖。若疟疾初发患者红内期疟原虫已被消灭，未经蚊媒传播感染，由肝细胞内迟发型子孢子经过休眠后进行裂体增殖，释放入血后引起疟疾发作，称为复发。

4. 贫血 引起贫血的主要原因有疟原虫本身对红细胞的破坏、脾功能的亢进、大量被疟原虫感染的红细胞及正常的红细胞被吞噬，以及骨髓造血功能受到抑制等。

5. 脾大 为疟疾常见体征。主要原因是虫体代谢产物刺激脾充血和疟疾反复发作引起单核巨噬细胞增生。疟疾初发 3～4 天后，脾脏即可开始肿大，长期不愈或反复感染者，脾大明显。

6. 凶险型疟疾 大多数是感染了恶性疟原虫所致，其中以脑型疟最常见，患者主要表现为剧烈头痛、持续性的高热、抽搐、呕吐、烦躁不安、昏迷、重症贫血、肾衰竭等，死亡率很高。发病机制尚未明确，主要原因可能是微循环障碍。

7. 疟性肾病 主要的表现为全身性水肿、腹水、高血压和蛋白尿，最后常可导致肾衰竭，多见于长期患有三日疟而未治愈的患者。

8. 其他类型疟疾 包括先天性疟疾、婴幼儿疟疾、输血性疟疾等。

四、实验室诊断

1. 病原学检查 外周血中检出疟原虫是疟疾确诊的依据。最好在服药以前取受检者外周血制作厚、薄血膜，经吉姆萨或瑞氏染色剂染色后镜检查找疟原虫。此法简便易行、结果可靠，临床检查最为常用。

2. 免疫学检查 主要用于疟疾的流行病学调查、防治效果评估及输血对象的筛选，在临床上仅作辅助诊断用。

（1）循环抗体检测 常用的方法有间接荧光抗体试验、酶联免疫吸附试验和间接红细胞凝集试验等。

（2）循环抗原检测 利用血清学方法检测疟原虫的循环抗原能更好地说明受检对象是否有活动感染。目前 WHO 推荐使用快速诊断试剂（RDTs），检测受检对象外周血的疟原虫循环抗原，可以鉴定不同种属疟原虫的感染及混合感染情况。该法具有敏感性好、特异性强、操作简便等特点，适合于基层医院或防疫部门使用。

3. 分子生物学检查 近年来 PCR 已广泛应用于疟疾的诊断，操作较简便、敏感性高和特异性强，优于镜检方法。但分子生物学技术需要较高实验室条件，且价格高而限制其推广，主要用于低原虫血症的检测及镜检难以区分疟原虫虫种时的检测。

考点：疟原虫红细胞内期各期形态特点、生活史、实验室诊断

｜｜｜ 课程思政 屠呦呦与青蒿素 ————————————————

屠呦呦——共和国勋章获得者。20 世纪 60 年代，疟原虫对奎宁类药物产生了抗药性，严重影响到治疗效果。屠呦呦受我国古代典籍《肘后备急方》启发，经过无数次的尝试，最终研制出新型抗疟药青蒿素和双氢青蒿素，它们对恶性疟疾有很好的治疗效果。2015 年 10 月，屠呦呦获得诺贝尔生理学或医学奖，成为我国第一位获得诺贝尔生理学或医学奖的科学家。

五、流行与防治

据 WHO 统计，2019 年全球仍有 87 个国家为疟疾流行区，全球近一半的人口面临疟疾感染风险，疟疾发病人数超过 2 亿，全球因疟疾死亡的总人数达 62.7 万。病例主要分布在非洲、亚洲和美洲的一些国家和地区。

中华人民共和国成立前，我国疟疾流行严重，估计每年发病人数约 3000 万以上。中华人民共和国成立后经过数十年的不懈努力，疟疾的发病率大幅度下降，2017 年首次实现无本土疟疾病例报告，

2021年6月30日获得WHO消除疟疾认证，实现疟疾消除目标。输入性疟疾是我国目前疟疾防控的重点，每年仍有数千例境外输入疟疾病例报道，其中恶性疟所占比例较大。

消灭疟疾必须贯彻治疗、灭蚊、防护三结合的综合性防治措施。疟疾发作时可用氯喹、青蒿素等药物，以杀死红内期的疟原虫；杀死红外期疟原虫和配子体的药物有伯氨喹；乙胺嘧啶具有杀死红外期疟原虫和抑制红内期未成熟裂殖体的作用，常作为预防用药。蚊媒防治包括个人涂抹驱避剂，使用杀虫剂浸泡的蚊帐和室内喷洒杀虫剂，以及清除蚊虫孳生环境、杀灭蚊成虫和幼虫等群体蚊媒防治手段等。

第3节　锥　虫

寄生于人体的锥虫有两种类型，一种是布氏锥虫（布氏冈比亚锥虫与布氏罗得西亚锥虫），它们是非洲锥虫病或称非洲昏睡病（睡眠病）的病原体；另一种为枯氏锥虫，引起的美洲锥虫病，是一种自然疫源性疾病。

一、布氏冈比亚锥虫与布氏罗得西亚锥虫

（一）形态

两种锥虫在人体内的寄生阶段为锥鞭毛体，有细长型和粗短型两种类型。细长型长20～40μm，宽1.5～3.5μm，前端较尖细，有一长约6μm的游离鞭毛；粗短型长15～25μm，宽3.5μm，游离鞭毛短于1μm，或不游离；锥细胞核一个，位于虫体中央稍偏处。动基体呈腊肠型，位于虫体近后端，基体位于动基体之前，鞭毛起自基体，伸出虫体后与虫体表膜相连。当鞭毛运动时，表膜伸展，形成波动膜。

在吉姆萨染色或瑞氏染色血涂片中，胞质呈淡蓝色，核居中，呈红色或红紫色。动基体为深红色，点状。波动膜为淡蓝色。细胞质内有深蓝色的异染质颗粒（图3-6）。

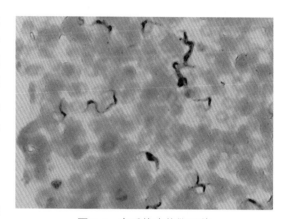

图3-6　布氏锥虫锥鞭毛体

（二）生活史

两种锥虫的锥鞭毛体，在病程早期存在于血液、淋巴液内，晚期可侵入脑脊液。在各型锥鞭毛体中，仅粗短型对舌蝇具有感染性。锥鞭毛体随血液被舌蝇吸入体内，在中肠内进行繁殖，变为细长型锥鞭毛体，以二分裂法增殖。约在感染10天后，锥鞭毛体从中肠经前胃到达下咽，进入唾液腺并附着于细胞上，转变为上鞭毛体。经过增殖最后转变为循环后期锥鞭毛体，其外形短粗，大小约15.0μm×2.5μm，无鞭毛，对人具有感染性。当受染舌蝇刺吸人血时，循环后期锥鞭毛体随唾液进入人体皮下组织，变为细长型，经繁殖后进入血液。生活史示意图见图3-7。

（三）致病

两种锥虫病是因免疫复合物沉积于血管壁和局部组织引起的一种复合性疾病。两种锥虫侵入人体以后致病的基本过程：锥虫在局部增殖所引起的局部初发反应期，在体内散播的血淋巴期及侵入中枢神经系统的脑膜脑炎期。

1. 初发反应期　人被舌蝇叮咬后，锥鞭毛体在局部增殖，引起淋巴细胞、组织细胞及少量嗜酸性粒细胞和巨噬细胞浸润，导致局部红肿，称锥虫下疳，约在感染后第6天出现，初为结节，以后肿胀，形成硬结，有痛感，约3周后消退。

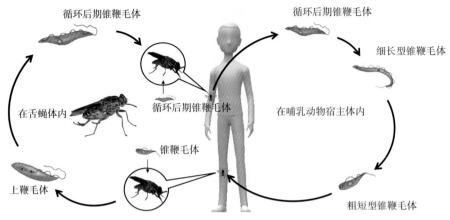

图 3-7 布氏锥虫生活史示意图

2. 血淋巴期 锥虫进入血液和组织间淋巴液后，出现全身淋巴结肿大，淋巴结中的淋巴细胞、浆细胞和巨噬细胞增生。感染后 5 ~ 12 天，出现锥虫血症。患者出现发热、头痛、关节痛、肢体痛等症状。颈后三角区淋巴结肿大（Winterbottom 征）是冈比亚锥虫病的特征。其他体征有深部感觉过敏（克朗德尔征，Kerandel 征）等。此外，心肌炎、心外膜炎及心包积液等也可发生。

3. 脑膜脑炎期 中枢神经系统发病可在感染虫体后数月或数年后才出现。常见病变为弥漫性软脑膜炎、脑皮质充血和水肿、神经元变性、胶质细胞增生。患者主要表现为个性改变，呈无欲状态。后续出现神经系统异常反射，深部感觉过敏、共济失调、震颤痉挛、嗜睡，直至昏睡。

布氏冈比亚锥虫与布氏罗得西亚锥虫感染所致疾病病程不尽相同。前者呈慢性过程，病程数月至数年；后者则呈急性过程，病程为 3 ~ 9 个月。有些患者在中枢神经系统未受侵犯以前死亡。

（四）实验室诊断

1. 病原学检查 取外周血制作薄血膜或厚血膜涂片，经吉姆萨染色镜下检查病原体，当天重复检查可提高检出率。将血液浓集后涂片检查效果更好。必要时也可取淋巴液、脑脊液、骨髓穿刺液、淋巴结穿刺物等做涂片检查。也可取上述标本进行动物接种后检查。

2. 免疫学检查 以往多采用检测抗体的方法，但不能确定是否为现症或既往感染。用单克隆抗体检测血中循环抗原，具有确定现行感染的价值。检测抗体的方法主要包括 ELISA、IFA 等，主要用于血清流行病学调查和隐性感染的检出。

3. 分子生物学检查 常用 PCR 及 DNA 探针技术，主要应用于锥虫病的流行病学研究。

（五）流行与防治

布氏锥虫分布于非洲平原，在撒哈拉沙漠以南的 36 个国家有 200 个以上的灶性流行区，占到整个非洲面积的 1/3，其中布氏冈比亚锥虫分布于西非和中非，占所报道锥虫病病例的 98% 以上，布氏罗得西亚锥虫则分布于东非和南非。据 WHO 估计，共有约 6000 万人受其感染威胁，经过各国多年的积极防治，目前已有效遏制了非洲人类锥虫病的传播，2018 年全球新增病例不到 1000 例。

布氏冈比亚锥虫的主要媒介为须舌蝇等，主要吸人血，猪、犬等为其保虫宿主。布氏罗得西亚锥虫主要媒介为刺舌蝇等，嗜吸食动物血，多在动物中传播锥虫，人是偶然感染。中国不是非洲锥虫病的疫区，但是输入性病例偶有发生。

防治锥虫病的主要措施包括发现、治疗患者和消灭舌蝇。改变媒介昆虫孳生环境，如清除灌木林，喷洒杀虫剂等措施。治疗药物苏拉明对各种昏睡病早期疗效良好。其他药物有喷他脒、美拉胂醇（麦拉硫砷醇）等。

二、枯氏锥虫

枯氏锥虫又称克氏锥虫，是枯氏锥虫病或称恰加斯病（美洲锥虫病）的病原体，传播媒介为锥蝽。本虫主要分布于南美洲和中美洲，故又称美洲锥虫。

（一）形态

枯氏锥虫的形态在生活史中因寄生环境不同而异，可分为无鞭毛体、上鞭毛体和锥鞭毛体 3 个时期。上鞭毛体存在于锥蝽的消化道内，行二分裂增殖。无鞭毛体存在于宿主细胞内，球形或卵圆形，大小为 2.4～6.5μm，有核和动基体，无鞭毛或仅有短鞭毛，在细胞内行二分裂增殖，为复制型虫体。锥鞭毛体存在于宿主血液或锥蝽的后肠内（循环后期锥鞭毛体），虫体比布氏锥虫小，长 11.7～30.4μm，宽 0.7～5.9μm；有细胞核，游离鞭毛自核的后方发出，并与虫体附着形成波动膜，鞭毛前端游离。在血液内，外形弯曲如新月状。侵入细胞或吸血时进入锥蝽消化道，锥鞭毛体进行增殖。

（二）生活史

枯氏锥虫生活史包括在人体或多种脊椎动物体内和传播媒介锥蝽体内两个阶段。

当锥蝽吸血时，其体内的循环后期锥鞭毛体随粪便污染人或其他哺乳动物体表，穿过破损的皮肤或经被叮咬的伤口而进入宿主体内。锥鞭毛体侵入人或其他哺乳动物血流后可进入周围的细胞，转变为无鞭毛体，开始二分裂增殖并产生大量的无鞭毛体，形成假包囊，内含数百个无鞭毛体，继之转变为"C"形小而活动的锥鞭毛体。锥鞭毛体破囊而出释入血液，再进入新的其他细胞，转变为无鞭毛体，再行分裂增殖后转变为锥鞭毛体，如此反复持续感染。

当锥蝽吸入含锥鞭毛体的血液后，进入锥蝽前肠，数小时后锥鞭毛体失去游离鞭毛，在锥蝽中肠进一步发育为上鞭毛体。以二分裂法大量增殖，虫体到达后肠发育为循环后期锥鞭毛体，其为感染阶段。当染虫锥蝽吸血时，循环后期锥鞭毛体进入人体或其他哺乳动物体内，开始在新宿主体内的发育。生活史示意图见图 3-8。

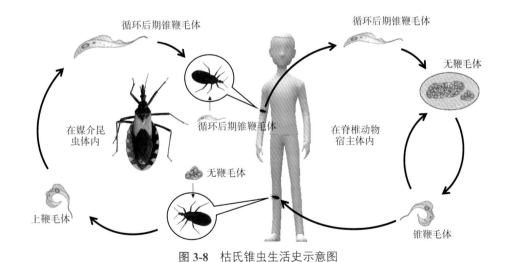

图 3-8 枯氏锥虫生活史示意图

（三）致病

潜伏期为 1～3 周，无鞭毛体是主要致病阶段，病程分急性期和慢性期。

1. 急性期 锥虫侵入部位的皮下结缔组织出现炎症反应，初期为一过性荨麻疹，之后叮咬局部出现结节，称为恰加斯病或美洲锥虫病。侵入眼结膜则出现一侧性眼眶周围水肿、结膜炎及耳前淋巴结炎（Romana 征）。此为急性美洲锥虫病的典型特征。锥虫侵入组织后可出现头痛、倦怠和发热、广泛的淋巴结肿大及肝脾大，还可出现呕吐、腹泻、脑膜炎症状、心动过缓、心肌炎等。

2. 慢性期　常出现在感染 10 ～ 20 年后，心脏为最常见受累器官，主要病变为心肌炎、心律失常、血栓栓塞症状等。脑血栓最常见，肺、肾次之。巨食管和巨结肠亦为本病的重要临床表现。

（四）实验室诊断

在急性期可以采用血涂片（薄、厚片）染色镜检查找锥鞭毛体。在隐匿期或慢性期血中锥虫数量少，可用血液接种鼠体或用 NNN 培养基培养，肿大的淋巴结穿刺活检可检出无鞭毛体。免疫学方法可以辅助诊断，如 IFA、ELISA 等。由于一旦感染后血清阳性可能持续终身，所以抗体检测阳性仅仅提示有无感染，而不能判断是否为急性感染。对虫数极低或高度疑似的血液标本，可采用靶基因扩增 PCR 及 DNA 探针等技术，检出率较高。

（五）流行与防治

根据 WHO 在 2021 年 4 月公布的信息，目前恰加斯病主要流行于中美洲和南美洲等 21 个国家和地区，600 万～ 700 万人感染。枯氏锥虫可寄生于狐、松鼠、犬、猫、家鼠等多种哺乳动物，虫媒将锥虫从野生动物传播到家养动物，而后经家养动物传播到人，使此病具有自然疫源性和人兽共患性。

改善居住条件和房屋结构，以防锥蝽在室内孳生与栖息。喷洒杀虫剂可杀灭室内锥蝽；尽量消灭动物储存宿主；对孕妇与献血者应加强锥虫检查。目前尚无特别有效的治疗方法。硝呋莫司是目前常用的抗枯氏锥虫药，对急性期患者有一定效果，可降低血中虫数，减轻临床症状，降低死亡率。

考点：布氏锥虫和枯氏锥虫的形态、感染途径、检查常用的病原学方法

第 4 节　巴　贝　虫

巴贝虫是一种经蜱传播的寄生在脊椎动物红细胞内的原虫，主要通过硬蜱在人与动物间传播或输血传播，引起的疾病称为巴贝虫病。可感染人的巴贝虫主要有微小巴贝虫（田鼠巴贝虫）、分歧巴贝虫、邓肯巴贝虫等。

一、形　态

巴贝虫根据大小分为两型：大型虫，体长 2.5 ～ 5.0μm；小型虫，体长 1.0 ～ 2.5μm。经瑞氏或吉姆萨染色后，胞质呈蓝色，核呈点、球或块状，紫红色。巴贝虫在红细胞内寄生时形态具有多样性。常见虫体形态有环形、圆形、杆形、点状、梨形、阿米巴形等。典型形态为梨形，往往在一个红细胞内有多个虫体寄生，以 1 ～ 4 个虫体居多，可形成三联体或四联体形，即马耳他十字形，且可为不同发育时期的虫体（图 3-9）。

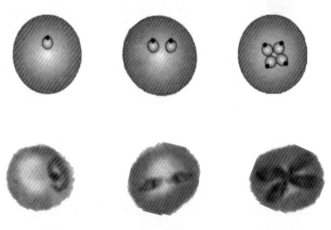

图 3-9　人红细胞内巴贝虫形态

二、生　活　史

巴贝虫的生活史需经历节肢动物宿主（硬蜱）和哺乳动物宿主内发育，无性生殖阶段寄生于人、牛、田鼠等哺乳动物的红细胞内，为中间宿主。有性生殖阶段寄生于传播媒介硬蜱体内，硬蜱为终宿主。巴贝虫生活史包括在哺乳动物红细胞内发育和蜱体内发育两个阶段，至少经历三个繁殖期：配子生殖、孢子增殖、裂体增殖。

巴贝虫的子孢子通过蜱叮咬随唾液进入人或其他脊椎动物体内，侵入红细胞后发育为滋养体，滋养体通过出芽生殖方式或二分裂增殖发育成裂殖子。红细胞破裂后，裂殖子释放入血，再侵入新的红细胞，重复分裂增殖。部分滋养体不发育成裂殖子，发育成雌、雄配子。配子通过蜱吸食宿主血液进入蜱体内，在肠道中配子结合成合子，进行分裂增殖，再通过血道或淋巴道移行至蜱体内各个组织。移行到蜱唾液腺的合子，进一步发育为子孢子，后随着叮咬宿主进入血液完成一个生活周期。

三、致　　病

本病潜伏期为 1～4 周。虫体侵入人体后，一方面在红细胞内寄生、增殖，致使红细胞破坏；另一方面，其分泌的毒素可激活血管活性酶，破坏宿主的凝血机制，导致微循环紊乱，同时，虫体及其代谢产物亦可引发宿主免疫病理反应，致肾损伤。值得注意的是，本病临床表现与疟疾极为相似。轻度感染者一般无明显症状或表现轻微，呈自限性。严重感染患者表现为寒战、发热、出汗和肌肉关节疼痛等症状，但发热无周期性，可区别于疟疾；也可伴有肝脾大、黄疸、血红蛋白尿、溶血性贫血和肾衰竭等。

四、实验室诊断

经吉姆萨染色的血涂片检测是巴贝虫病检查的"金标准"。分子生物学和血清学技术则常用于高通量的检测。了解是否有硬蜱叮咬史、输血史或脾脏摘除史等病史更有助于诊断的进行。

1. 病原学检查　常用外周血制备薄血涂片，经吉姆萨染色后油镜观察。此法适用于急性期检测，亚临床感染或慢性感染时检出率较低，易出现漏诊。此外，巴贝虫虫体与恶性疟原虫环状体期很相似，易出现误诊。

2. 动物腹腔接种　也是诊断方法之一，但感染的宿主不同，血涂片中所见虫体在形态上有较大差异，且无法满足临床大批量、快速检查的需要。

3. 免疫学检查　ELISA、IFA、免疫斑点法（dot-ELISA）等免疫血清学方法可作为流行病学调查、血液筛查使用的常规方法。

4. 分子生物学检查　常采用 PCR、实时定量 PCR、环介导等温扩增等分子核酸检测技术，扩增巴贝虫的 18S RNA，热休克蛋白、微管蛋白等的保守基因。

五、流行与防治

巴贝虫寄生于脊椎动物的红细胞内，呈世界性分布。巴贝虫病的传播途径包括蜱叮咬、器官移植、输血和经胎盘传播等。传播巴贝虫病的主要蜱种有全沟硬蜱、草原革蜱、森林革蜱、银盾革蜱、中华革蜱等。

人对巴贝虫普遍易感。脾切除患者、免疫缺陷者及年龄大者更易感染。本病的预防措施主要包括防止蜱叮咬、消灭蜱孳生环境、灭鼠、加强公共卫生管理及发展免疫预防等。治疗方面，阿奇霉素与阿托伐醌联合用药一般用于病情较轻的患者，较重者常采用奎宁与克林霉素联合用药。

考点：巴贝虫的形态特点、感染途径、检查常用的病原学方法

目标检测

一、单项选择题

1. 哪项不是区分班氏微丝蚴和马来微丝蚴的主要依据
（　　）
 A. 虫体大小   B. 体核特点
 C. 头间隙大小 D. 尾核的有无
 E. 体态柔和程度

2. 诊断丝虫感染最适宜的采血时间是（　　）
 A. 餐后 2 小时 B. 晨 2 时至晨 4 时
 C. 任何时间   D. 清晨
 E. 晚 10 时至次日晨 2 时

3. 具有夜现周期性的虫是（　　）
 A. 班氏微丝蚴 B. 疟原虫
 C. 布氏锥虫   D. 枯氏锥虫
 E. 巴贝虫

4. 吉姆萨染色时，疟原虫被染成淡蓝色或深蓝色的结构是
（　　）
 A. 细胞核   B. 细胞质
 C. 疟色素   D. 血红蛋白
 E. 纤毛

5. 诊断间日疟原虫的最佳采血时间是（　　）
 A. 发热开始时 B. 再次发作时
 C. 发热间隔期 D. 发作后数小时至 10 小时
 E. 随时采血

6. 典型的疟疾发作表现为（　　）
 A. 发热、疲倦、出汗退热
 B. 出汗退热、乏力、头痛
 C. 寒战、发热、出汗退热
 D. 恶心、呕吐、头痛
 E. 以上都不对

7. 输血可能感染的寄生虫是（　　）
 A. 丝虫   B. 日本血吸虫
 C. 溶组织内阿米巴 D. 疟原虫
 E. 枯氏锥虫

8. 睡眠病可由下列哪种寄生虫引起（　　）
 A. 班氏丝虫   B. 间日疟原虫
 C. 布氏罗得西亚锥虫 D. 微小巴贝虫
 E. 广州管圆线虫

9. 枯氏锥虫的传播媒介是（　　）
 A. 硬蜱   B. 锥蝽
 C. 软蜱   D. 按蚊
 E. 舌蝇

10. 巴贝虫的传播媒介是（　　）
 A. 舌蝇   B. 锥蝽
 C. 蚤   D. 按蚊
 E. 硬蜱

二、简答题

1. 如何检查淋巴丝虫病？
2. 试述间日疟原虫和恶性疟原虫在红细胞内期的形态区别。

（姚　远）

学习目标

1. **掌握** 粪便常见线虫、吸虫、绦虫和原虫诊断阶段的形态特征、生活史特点及实验室诊断方法。
2. **熟悉** 粪便常见线虫、吸虫、绦虫和原虫的致病性。
3. **了解** 粪便常见线虫病、吸虫病、绦虫病和原虫病的流行与防治。

医 学 线 虫

第1节 医学线虫概述

线虫隶属于线形动物门线虫纲。其种类繁多，分布广泛，感染最常见，大部分营自生生活，少数营寄生生活。寄生于人体常见的线虫，多为肠道寄生虫，如蛔虫、鞭虫、钩虫、蛲虫等。

一、形 态

（一）成虫

虫体呈线状或圆柱状，大小在 1 ~ 15cm，也有超过 1m 的虫体（如麦地那龙线虫），还有需要借助显微镜才能看清楚的虫体（如粪类圆线虫）。线虫成虫体不分节，由体壁、原体腔及内部器官组成，雌雄异体，雌虫大于雄虫，雌虫尾部尖直，雄虫尾部向腹面卷曲或膨大成伞状。线虫消化系统完整，由口、咽管、肠和肛门组成。雄虫生殖系统属单管型，多数雌性线虫具有结构相同的两套生殖系统，属双管型。排泄系统有腺型和管型，同一虫种排泄孔的位置常较为固定，具有鉴别意义。

（二）幼虫

幼虫一般分为四个发育时期，共蜕皮四次，最后一次蜕皮后发育为成虫。幼虫的形态、名称因种不同而异。如钩虫发育第一期和第二期的幼虫称为杆状蚴，发育为第三期的幼虫称为丝状蚴。

（三）虫卵

线虫卵无卵盖，虫卵的大小、形态、颜色、卵壳、内含物等因虫种而异。多数线虫卵的形态是左右对称，仅少数虫卵不对称，如蛲虫卵，这些特征是病原学检查的重要依据。

二、生 活 史

线虫生活史基本过程分为虫卵、幼虫和成虫三个发育阶段，其生活史多为直接发育型，即土源性线虫，多数肠道线虫属于此类；少数为间接发育型，即生物源性线虫。

第2节　似蚓蛔线虫

案例 4-1

　　患儿，男，7岁，患儿半天前出现急性右上腹阵发性疼痛，伴恶心、呕吐，并吐出"两条圆形虫子"而就诊。询问病史发现，患儿家住农村，饮食和卫生环境较差，经常生吃瓜果蔬菜，半年前经常出现阵发性脐周疼痛，排便时曾见圆柱形虫体排出。体格检查：发育正常，心肺听诊正常，剑突下偏右侧有压痛，腹软，可扪及条索状物。

问题：1. 该患者可能患有什么病？

　　　2. 请说出最适于该病的检查方法。

　　似蚓蛔线虫，简称蛔虫，寄生于人体小肠引起蛔虫病，是人体肠道线虫中体型最大、最常见的寄生虫之一。

一、形　　态

（一）成虫

　　虫体长圆柱状，形似蚯蚓，头尾两端略细，虫体活时呈粉红色，死后呈灰白色（图4-1）。体表有纤细的横纹，两侧有明显的侧线。虫体的顶端有3个唇瓣呈"品"字形排列，内缘具有细齿。雌虫大小（20～35）cm×（0.3～0.6）cm，尾端尖直，生殖系统为双管型；雄虫大小（15～31）cm×（0.2～0.4）cm，尾端向腹面卷曲，生殖系统为单管型，末端有一对象牙状的交合刺。

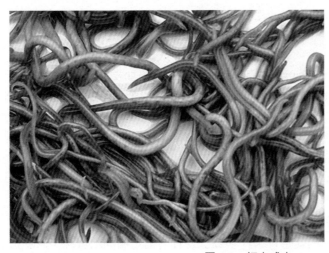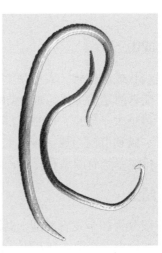

图 4-1　蛔虫成虫

（二）虫卵

　　蛔虫卵分为受精卵和未受精卵两种。受精卵呈宽椭圆形，大小为（45～75）μm×（35～50）μm，棕黄色，最外层蛋白质膜为凹凸不平的波浪状，卵壳较厚无色，发育早期卵内有一个大而圆的卵细胞，卵细胞与卵壳间常见新月形间隙。未受精卵呈长椭圆形，棕黄色，大小为（88～94）μm×（39～44）μm，卵壳与蛋白质膜均较薄，卵内含许多大小不等的屈光颗粒。蛔虫卵表面的蛋白质膜有时可脱落，成为脱蛋白质膜蛔虫卵，脱蛋白质膜蛔虫卵透明无色，需注意与其他线虫卵相鉴别（图4-2）。

二、生　活　史

　　蛔虫为土源性线虫，其发育过程中无须中间宿主，属直接发育型。生活史包括体内和体外（外界土壤中）两个发育阶段。生活史示意图见图4-3。

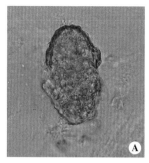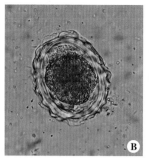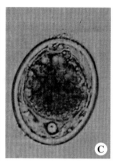

图 4-2　蛔虫卵

A. 未受精蛔虫卵；B. 受精蛔虫卵；C. 脱蛋白质膜蛔虫卵

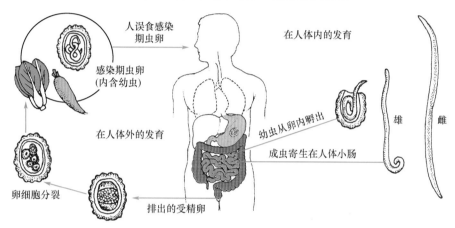

图 4-3　蛔虫生活史示意图

成虫寄生于人体小肠内，以肠内容物为食。雌、雄虫交配后，雌虫产卵，虫卵随粪便排出体外。受精卵在温暖、潮湿、荫蔽、氧气充足的土壤中约经 14 天，发育成第一期幼虫，再经一周，卵内幼虫蜕皮一次，变为含幼虫的感染期虫卵。感染期虫卵污染食物和饮水被人误食后，虫卵到达小肠，卵内幼虫孵出，然后侵入肠壁的毛细血管和淋巴管，经血液循环上行至右心，经肺循环，穿过肺部毛细血管壁及肺泡壁入肺泡腔，幼虫在人体肺泡腔经过 14 天发育，两次蜕皮，沿支气管、气管、咽、食管、胃到小肠，再蜕皮一次，发育为成虫。自感染期虫卵进入人体到雌虫产卵需 60 ～ 75 天，每条雌虫一昼夜可排卵 24 万个，成虫寿命 1 年左右。

三、致　病

蛔虫的幼虫和成虫均可对宿主造成损害引起相应病变，主要由成虫致病，其并发症危害最严重。

（一）幼虫致病性

幼虫主要引起蛔蚴性肺炎，幼虫在肺部移行过程中，直接造成肺组织的损伤，使细支气管上皮细胞脱落、肺部出血等。临床表现为发热、咳嗽、咳黏液痰或血痰、哮喘、荨麻疹等症状。幼虫也可在其他部位移行引起相应部位的损伤。

（二）成虫致病性

1. 消化道症状　成虫寄生于人体小肠，以半消化的食物为食，不但掠夺宿主营养，还可影响宿主消化功能，导致吸收障碍。患者临床症状主要表现为腹部不适、阵发性脐周疼痛或上腹部绞痛、食欲缺乏、恶心、呕吐、腹泻或便秘等。重度感染的儿童还可导致营养不良和发育障碍，常伴有神经精神症状，如惊厥、夜惊、磨牙，偶尔可出现异食症等。

2. 超敏反应　蛔虫分泌的代谢产物或死亡虫体分解产物被人体吸收后可引起人体的 I 型超敏反应性疾病，如皮肤瘙痒、荨麻疹、血管神经性水肿等。

3. 并发症　成虫有窜扰、钻孔习性，当小肠内环境发生改变，如人体发热、食入辛辣刺激性食物、酗酒及不当的驱虫治疗时，虫体发生乱窜钻孔，引起并发症。最常见的是胆道蛔虫症，蛔虫穿透肠壁病变处可引起肠穿孔和急性腹膜炎，大量虫体扭结成团，堵塞肠管可引起肠梗阻。另外，胰腺、肝及阑尾等处也会出现相应的并发症。

四、实验室诊断

1. 病原学检查　从患者粪便中检出虫卵、痰液中检出幼虫或在粪便、呕吐物中发现成虫均可确诊。因蛔虫产卵量较大，粪便检查虫卵可首选生理盐水直接涂片法，三张涂片可以提高检出率（1 张涂片的检出率为 80% 左右，三张涂片检出率可达 95%）。必要时可采用沉淀法或浮聚法集卵。目前流行病学调查中，多采用 WHO 推广的定量透明法，该方法既可定性，又可定量，也适用于药物驱虫后的疗效考核。对怀疑有蛔虫感染，但多次粪检虫卵阴性者，应考虑可能仅有雄虫寄生，可通过试验性驱虫进行确诊。

2. 免疫学检查　应用 ELISA、IHA 检查抗原或抗体。病原学检查虫卵方法简单易行，故免疫学检查方法应用较少，主要用于早期的感染诊断、流行病学调查或防治效果考核等，也可以通过分子生物学技术进行核酸检测。

3. 其他　病原学检查阴性同时高度怀疑蛔虫感染者可以进行内镜检查，避免漏诊误诊。

五、流行与防治

1. 流行　蛔虫病呈世界性分布，在我国遍及各个地区，各地感染情况差异较大，《2015 年全国人体重点寄生虫病现状调查报告》指出，我国平均蛔虫感染率为 1.36%，全国各地均有感染，以四川、贵州、重庆感染率较高。患者和带虫者为蛔虫病的传染源，感染季节主要为春夏两季。造成蛔虫病流行广泛、感染率高的主要因素：①产卵量大，平均每条雌虫每天产卵约 24 万个；②虫卵抵抗力强，在荫蔽的土壤中或蔬菜上，虫卵可存活几个月，甚至 1 年，醋、酱油、腌菜或泡菜盐水都不能影响幼虫在卵内发育；③生活史简单，发育不需要中间宿主；④农村粪便管理不规范，有使用未经处理的人粪便施肥或随地大小便的习惯，造成蛔虫卵污染土壤、蔬菜或地面；⑤人们不良的饮食卫生习惯。

2. 防治　广泛宣传蛔虫病的危害性及预防知识，从而预防感染。因地制宜，切断传播途径，加强粪便管理。注意个人卫生，做到饭前便后勤洗手，不生食未洗净的蔬菜、水果等，不饮生水，防止食入感染期虫卵，减少感染机会。普查普治，发现患者和带虫者及时驱虫治疗，是控制传染源的重要措施。常用的驱虫药物有阿苯达唑、甲苯咪唑、伊维菌素等。对有并发症的患者，应及时送医院治疗。

考点：蛔虫形态，蛔虫幼虫和成虫致病机制

第 3 节　毛首鞭形线虫

案例 4-2

患者，男，23 岁，家住农村。近段时间出现腹痛、黑便，伴有头晕、乏力等贫血体征及脱肛。实验室检查：粪便检查呈黏液性血便，WBC（+++）。每克粪便虫卵数 192 000 个（每克粪便虫卵数用于大部分蠕虫卵计数，常用于钩虫、蛔虫、鞭虫等感染度的推算）。

问题：1. 根据该患者临床体征的描述，判断其可能患有什么病。

2. 请叙述最适于该病的病原学检查方法。

　　毛首鞭形线虫，简称鞭虫，成虫主要寄生于人体盲肠引起鞭虫病，严重感染时亦可寄生于结肠、直肠、回盲部下段。

一、形　　态

（一）成虫

　　鞭虫形似马鞭，前细后粗，细部占总长 3/5，似鞭绳，粗部占 2/5，似鞭柄（图 4-4）。虫体活时呈粉红色，死后呈灰白色，虫体体表覆以透明而有横纹的角皮，虫体头端有口腔和咽管，后端含有肠管和生殖器官。雌虫长 35 ～ 50mm，尾部平直钝圆。雄虫长 30 ～ 45mm，尾部向腹面呈环状卷曲，末端有交合刺一根。雌虫和雄虫的生殖系统均为单管型。

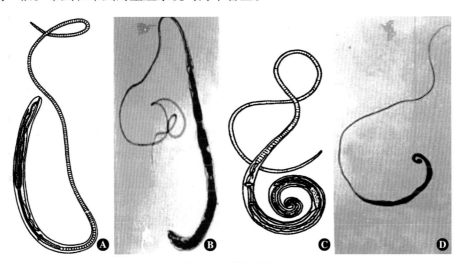

图 4-4　鞭虫成虫

A. 雌虫模式图；B. 雄虫染色标体；C. 雄虫模式图；D. 雄虫染色标本

（二）虫卵

　　虫卵呈纺锤形或腰鼓形，大小为（50 ～ 54）μm×（22 ～ 23）μm，黄褐色，卵壳较厚，两端各有一个透明塞状突起（盖栓或透明栓），内含一个尚未分裂的卵细胞（图 4-5）。

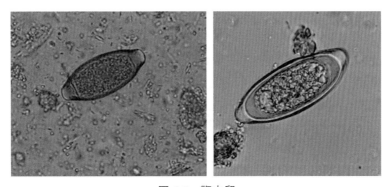

图 4-5　鞭虫卵

二、生　活　史

　　鞭虫属于土源性线虫，生活史简单，为直接发育型，不需要中间宿主，人是唯一的宿主。成虫主要寄生在人体盲肠内，也可见于结肠、直肠甚至回盲部下段等处。雌、雄虫交配后，雌虫产卵，每条雌虫每日产卵 0.3 万～ 2 万个，虫卵随粪便排出体外，在外界适宜温湿度条件下，经 3 ～ 5 周，发育为含有幼虫的感染期虫卵。人因食入含有感染期虫卵的食物或饮被污染的水而感染。幼虫在小肠内孵出后侵入肠黏膜，经 8 ～ 10 天后幼虫再返回肠腔，移行至回盲部发育，虫体以纤细的前端钻入肠黏膜至黏膜下层，以宿主血液和组织液为食，发育为成虫。误食感染期虫卵到发育为成虫产卵需 1 ～ 3 个月，成虫寿命一般为 3 ～ 5 年。生活史示意图见图 4-6。

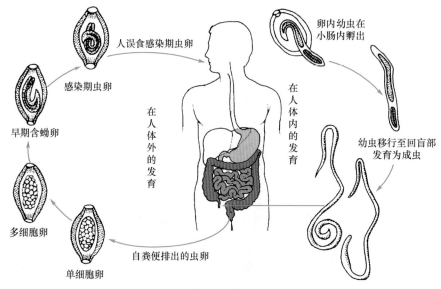

图 4-6　鞭虫生活史示意图

　　鞭虫感染途径、感染方式、寄生部位、标本采集、检查方法与蛔虫基本相似。主要区别在于体内移行途径不经过循环系统、呼吸系统，致病性也有所不同。鞭虫卵对外界环境的抵抗力低于蛔虫，感染率低于蛔虫，驱虫的效果亦低于蛔虫。

三、致　病

　　鞭虫的致病机制主要是成虫造成危害，以其前端侵入宿主肠黏膜、黏膜下层甚至肌层内，以血液和组织液为食，损伤肠黏膜，可致肠壁黏膜组织出现充血、水肿或出血等慢性炎症性反应，同时虫体代谢产物和分泌物也可刺激机体加剧炎症反应。轻度感染多无明显症状，只是轻微腹泻，粪便检查时可发现虫卵。重度感染时，可导致头晕、恶心呕吐、食欲缺乏、腹痛、腹泻、消瘦、贫血等症状。儿童重度感染可导致发育迟缓、营养不良、贫血，偶有直肠脱垂等症状。鞭虫体内移行途径和蛔虫不同，鞭虫经口进入体内，可直接到达寄生部位盲肠，而蛔虫经口进入体内需通过肠黏膜毛细血管或毛细淋巴管进入循环系统、呼吸系统后，方能到达寄生部位小肠。鞭虫病引起的出血应与溃疡病、钩虫病及阿米巴痢疾所致出血相鉴别。

四、实验室诊断

　　1. 病原学检查　从患者粪便中检出虫卵，或在手术标本中检出成虫均可确诊。试验性驱虫治疗后也可从粪便中检获成虫进行确诊。粪便检查虫卵可首选生理盐水直接涂片法，也可选择自然沉淀法、离心沉淀法、饱和盐水浮聚法及定量透明法。因鞭虫较小，可以连续检查 3 张涂片以提高检出率避免漏检。

　　2. 免疫学检查　因病原学检查虫卵的方法简单易行，故免疫学检查方法应用较少。

　　3. 其他　病原学检查结果阴性，但高度怀疑鞭虫感染者可以进行内镜检查，避免漏诊误诊。

五、流行与防治

　　1. 流行　鞭虫病呈世界性分布，在热带、亚热带及温带地区的发展中国家流行更广泛。我国以四川、海南、云南感染率较高。与蛔虫感染并存多见，但感染率低于蛔虫。患者和带虫者为鞭虫病的传染源。感染季节主要为春夏两季。造成鞭虫病流行广泛、感染率高的因素主要有用新鲜的人粪施肥或随地排便致虫卵污染土壤或地面，鸡、犬、蝇可携带虫卵，也可帮助其扩散。

2. 防治　鞭虫病防治原则基本与蛔虫病相同，普查普治，发现患者和带虫者及时驱虫治疗，是控制传染源的重要措施。常用的驱虫药物有阿苯达唑、甲苯咪唑等。对有并发症的患者，应及时送医院治疗。因地制宜，加强粪便管理，大力开展卫生宣传教育，注意个人卫生，做到饭前便后勤洗手，不生食未洗净的蔬菜、水果等，不饮生水，防止食入感染期虫卵，减少感染机会。

考点：鞭虫卵、成虫形态及实验室诊断

第 4 节　十二指肠钩口线虫和美洲板口线虫

案例 4-3

　　患者，男，50 岁，农民，上腹部不适、乏力、心慌 1 月余，黑便 2 天到医院就诊。查体：贫血貌、心肺正常、肝脾肋下未触及。血常规：RBC 2.7×10^{12}/L，Hb 62g/L。胃镜发现十二指肠部位有多条 1.5cm 的白色虫体，胃底部有多处散在出血点，粪便潜血试验强阳性。询问病史患者有赤脚去田地干活的习惯，施肥多用人工粪肥。

问题：1. 根据该患者临床体征的描述，判断其可能患有什么病。

　　　2. 试着解释患者为什么会出现黑便。

　　　3. 可用什么措施预防和治疗该病？

　　寄生于人体的钩虫主要是十二指肠钩口线虫和美洲板口线虫，简称十二指肠钩虫（或亚洲钩虫）和美洲钩虫，锡兰钩口线虫和犬钩口线虫等偶可寄生于人体。钩虫成虫寄生于人体小肠，引起钩虫病，是我国严重危害人民健康的寄生虫之一。

一、形　态

（一）成虫

　　虫体细长略弯曲，长约 1cm。活时呈淡红色，半透明，死后为灰白色。十二指肠钩虫呈 C 形，美洲钩虫呈 S 形（图 4-7）。虫体前端较细有 1 个发达的角质口囊，十二指肠钩虫口囊内有两对钩齿，美洲钩虫口囊内有一对板齿（图 4-8）。雌虫尾部尖直，雄虫尾部膨大呈伞状（图 4-9）。十二指肠钩虫和美洲钩虫鉴别要点见表 4-1。

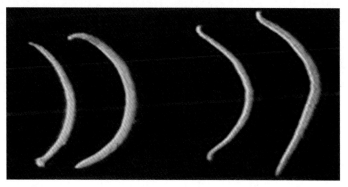

图 4-7　十二指肠钩虫成虫（左）和美洲钩虫成虫（右）

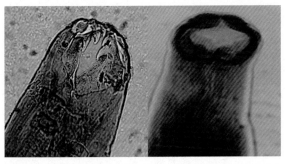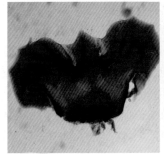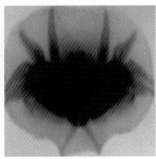

图 4-8 十二指肠钩虫口囊（左）和美洲钩虫口囊（右）　　图 4-9 十二指肠钩虫交合伞（左）和美洲钩虫交合伞（右）

表 4-1 两种钩虫成虫主要形态鉴别要点

鉴别要点	十二指肠钩虫	美洲钩虫
体态	头端和尾端都向背面弯曲，虫体似 C 形	头端向背面仰曲，尾端向腹面弯曲，虫体似 S 形
大小（mm）	♀：（10.0～13.0）×（0.5～0.6） ♂：（8.0～11.0）×（0.4～0.5）	♀：（9.0～11.0）×0.4 ♂：（7.0～9.0）×0.3
口囊腹侧缘	有 2 对钩齿，1 对副齿	有 1 对半月形板齿
背辐肋	远端分 2 支，每支再分 3 小支	基部分 2 支，每支再分 2 小支
交合伞	略圆	略扁，似扇形
交合刺	两刺末端分开	两刺合并，末端形成一倒钩
尾刺	有	无

（二）虫卵

两种钩虫卵的形态相似，不易区别，均为无色透明的椭圆形，大小为（57～76）μm×（36～40）μm，卵壳较薄，卵内常含 2～8 个细胞，卵壳与卵细胞之间有明显的空隙（图 4-10）。若患者粪便放置过久或有便秘情况，可以看到多细胞虫卵、桑葚期胚甚至含蚴卵。钩虫卵易与脱蛋白质膜蛔虫受精卵混淆，要注意区分和鉴别。

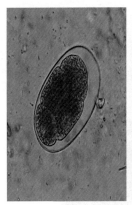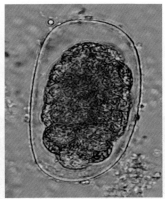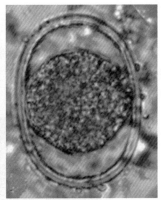

图 4-10 钩虫卵（左、中）与脱蛋白质膜蛔虫受精卵（右）

（三）幼虫

钩虫的幼虫通称为钩蚴，有杆状蚴和丝状蚴两个阶段。杆状蚴分两期，体壁透明，前端钝圆，后端尖细。口腔细长，有口孔，咽管前段较粗，中段细，后段则膨大呈球状。第一期杆状蚴大小为（0.25～0.30）mm×0.02mm，第二期杆状蚴大小约为 0.40mm×0.03 mm。丝状蚴又称第三期幼虫，大小为（0.50～0.70）mm×0.03mm，由于咽管细长呈丝状故称丝状蚴，口腔封闭不能进食，在与咽管连接处有 1 对角质矛状结构，称为口矛或食道矛，有穿刺皮肤的作用。丝状蚴具有感染能力，为感染期幼虫。

二、生 活 史

两种钩虫的生活史基本相同，包括幼虫在外界土壤中的发育和成虫在人体内发育的两个阶段，生活史示意图见图4-11。成虫寄生于人体小肠，借助口囊的钩齿或板齿咬附于肠黏膜上，以血液、组织液、肠黏膜为食。雌虫产的虫卵随患者粪便排出体外，在温暖、荫蔽、潮湿、氧气充足的土壤中，24小时内即可发育为第一期杆状蚴。在48小时内幼虫第一次蜕皮，成为第二期杆状蚴。经5～6天后，虫体口腔封闭，停止摄食，咽管变长，进行第二次蜕皮后成为感染期幼虫——丝状蚴。丝状蚴有明显的向温性和向湿性，当与人体皮肤接触时，在体温的刺激下活动力增强，依靠机械性穿刺和胶原酶的作用，通过毛囊、汗腺或皮肤破损处侵入人体。24小时内仍可停留在侵入处的皮肤和肌肉组织中，多数幼虫进入皮下微血管或淋巴管，随血液经右心至肺，穿过肺毛细血管进入肺泡，借助于细支气管、支气管上皮纤毛的运动上行至咽，一部分幼虫可随痰液被咳出，大部分幼虫随宿主的吞咽动作，经食管、胃到达小肠，逐渐发育为成虫。

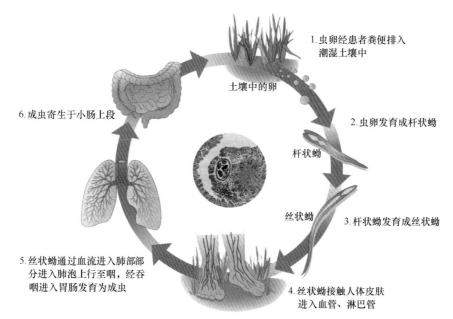

1. 虫卵经患者粪便排入潮湿土壤中
2. 虫卵发育成杆状蚴
3. 杆状蚴发育成丝状蚴
4. 丝状蚴接触人体皮肤进入血管、淋巴管
5. 丝状蚴通过血流进入肺部部分进入肺泡上行至咽，经吞咽进入胃肠发育为成虫
6. 成虫寄生于小肠上段

土壤中的卵　　杆状蚴　　丝状蚴

图 4-11　钩虫生活史示意图

钩虫主要是经皮肤感染，十二指肠钩虫也可经口感染。感染期幼虫自侵入人体至发育成熟并产卵需5～7周。一条十二指肠钩虫平均每天产卵1万～3万个，美洲钩虫平均每天产卵0.5万～1.0万个。多数钩虫寿命一般3年左右，十二指肠钩虫可存活7年，美洲钩虫最长可生存15年之久。此外，还发现幼虫可通过母体胎盘进入胎儿体内。

三、致 病

钩虫幼虫侵入人体、在肺部移行和成虫在肠道内寄生均可对人体造成损害，最严重的是成虫寄生于肠道引起患者的慢性失血。主要临床表现为贫血、营养不良、胃肠功能紊乱，严重时可致心肺功能不全或儿童发育障碍。钩虫病需与十二指肠球部溃疡、慢性胃炎等各种原因所致缺铁性贫血相鉴别（图4-12）。

（一）幼虫致病

1. 钩蚴性皮炎　感染期幼虫侵入皮肤后，局部皮肤有针刺、灼热和奇痒感，继而出现充血斑点或丘疹，1～2天内出现红肿、水疱，一般经结痂、蜕皮而自愈，搔破可继发细菌感染出现脓疱，可伴有腹股沟和腋窝部淋巴结肿大及疼痛，俗称"粪毒""着土痒"。钩蚴性皮炎多见于与土壤接触的比较薄嫩的皮肤，如足趾、足背、手背、指（趾）间等。

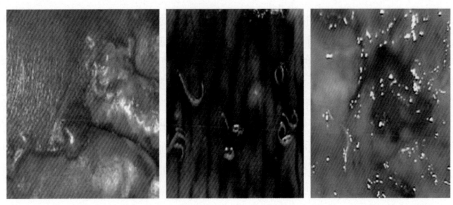

图 4-12　钩虫致病（左为钩蚴性皮炎；中为钩虫咬附于肠壁；右为肠壁出血）

2. 呼吸道症状　幼虫移行至肺，穿破微血管，引起局部出血及炎症细胞浸润，患者可出现咽痒、咳嗽、畏寒、发热、痰中有血丝等症状，也可出现荨麻疹。感染较重者可出现剧烈干咳、咯血及类哮喘样症状。上述症状一般经数天至 1 ～ 2 个月消失。部分十二指肠丝状蚴移行时间较长，有的患者感染后，出现咳嗽、发热、哮喘反复发作，持续较长一段时间。幼虫移行至肺部常易误诊为急性支气管炎、肺炎、肺结核、支气管哮喘等，需要加以鉴别。

3. 幼虫亦偶可移行至其他组织器官如肝、眼等处，引起局部炎症反应，产生相应的临床症状。

（二）成虫致病

1. 消化道症状　成虫寄生于小肠可引起消化、吸收等功能障碍。持续性、弥散性腹痛为常见症状，以上腹部和脐周最为剧烈。重度感染者还可出现黑便和营养不良等。少数患者出现喜食常人不能吃的东西，如生米、生豆、泥土、破布、煤灰、炉灰等异常症状，称为异嗜症。妇女感染可引起停经、流产等。婴儿感染后病死率较高。

2. 贫血　钩虫对人体产生的严重危害主要是引起患者慢性失血所导致的不同程度的贫血。其主要原因：①成虫以钩齿或板齿咬附于肠黏膜上，并经常更换咬附部位，造成肠壁多发性散在出血，造成失血，导致上腹不适、恶心、呕吐、腹痛、腹泻等消化道症状，进一步导致溃疡和炎症加重贫血；②成虫以血液为食，而且吸血后血液很快经其消化道排出；③成虫在吸血时不断分泌抗凝素，使咬附部位黏膜伤口不易凝血而不断渗血，其渗血量与虫体的吸血量相当。钩虫的吸血活动导致人体长期慢性失血，患者体内的铁质和蛋白质不断丢失而导致缺铁性贫血，但患者的贫血程度并不单纯由钩虫寄生的数量和感染时间的长短决定，与患者的健康状况和营养条件也有重要关系。如患者营养条件不良，食物中的含铁量不能补充钩虫感染所损失的铁量，则逐渐造成低色素小细胞性贫血，患者出现贫血后，食欲缺乏，消化功能不良，影响铁的吸收，形成恶性循环，使贫血不断加重。如患者营养条件良好，食物中有足够的铁质和蛋白质，即使虫数较多，仍然可以没有贫血或贫血症状较轻。

3. 婴儿钩虫病　患儿多因黑便和腹泻就诊。最突出的临床表现为突发性便血性腹泻，粪便呈黑色或柏油样，面色苍白，还可能出现精神不振、食欲缺乏、呕吐、腹泻、发热等症状。发病年龄多在 1 岁左右，早的在出生后 3 天，甚至有的在出生后即开始排墨绿色粪便。婴儿钩虫病预后差，病死率为高。

四、实验室诊断

（一）病原学检查

粪便中检获钩虫卵、培养出钩蚴、痰液中检出幼虫，即可确诊。

1. 直接涂片法　操作方法简单，但取粪量少检出率低，轻度感染者易遗漏，常需多次送检才能提高检出率。

2. 饱和盐水浮聚法　是实验室检查钩虫卵最常用的方法，因钩虫卵密度较低，在密度较高的饱和盐水内漂浮于表面，检出率明显高于直接涂片法，尤其是对轻度感染者。但若在操作过程中失误，如翻揭玻片时有滴漏现象，可影响检出效果。

3. 定量透明法　既可以定性检查也可以定量检查，为目前国内外常用的粪检方法。

4. 钩蚴培养法　试管滤纸钩蚴培养法检出率高，不仅适用于确诊钩虫感染，还可用于虫种鉴定。

（二）免疫学检查

免疫学检查主要用于钩虫成虫产卵之前及幼虫移行的感染者检查，用于早期诊断。皮内试验、ELISA、IFA 有一定敏感性，但特异性较低，故临床应用较少。

（三）其他检查

病原学检查结果阴性，同时高度怀疑钩虫感染者可以进行影像学检查或内镜检查，避免漏诊误诊。

五、流行与防治

1. 流行　钩虫病在世界上流行广泛，热带和亚热带地区分布较广，钩虫感染遍及全球。我国以四川、海南、重庆感染率较高。带虫者和患者是本病的传染源。钩虫病的流行与自然环境、种植作物种类、生产方式及生活条件等因素有密切关系。

2. 防治　加强个人防护，改良耕作方法，减少皮肤接触疫土的机会；加强粪便管理，提高改水改厕普及率，保证饮用水的清洁卫生；在流行区进行普查普治，广泛宣传和普及钩虫病防治知识，从而增强自我防护能力，养成良好的卫生习惯，是预防钩虫感染的重要措施。治疗常用药物有甲苯咪唑和阿苯达唑等。

考点：钩虫卵形态，十二指肠钩虫成虫及美洲钩虫成虫形态，钩虫最常用的诊断方法

第 5 节　蠕形住肠线虫

案例 4-4

患者，男，2 岁，因近半个月出现夜间躁动不安，易惊醒，并且经常手抓肛门及周围皮肤而就诊。医生怀疑蛲虫感染，开化验单取粪便标本检查蛲虫卵。

问题：1. 请叙述最适于该病的诊断方法。

2. 取粪便标本检查蛲虫卵的检查方法是否合理，为什么？

蠕形住肠线虫简称蛲虫，寄生于人体回肠下段、盲肠及结肠，引起蛲虫病。

一、形　　态

（一）成虫

虫体细小，乳白色，线头状。虫体头端两侧角皮具有横纹，膨大形成头翼，口孔位于顶端，周围有三个唇瓣，咽管末端膨大呈球形，称为咽管球，下连肠管和肛门。雌虫长 8 ～ 13mm，宽 0.3 ～ 0.5mm，虫体中部膨大，头尾尖细，略呈长纺锤形，细部可达体长的 1/3，生殖系统为双管型。雄虫明显较雌虫小，长 2 ～ 5mm，宽 0.1 ～ 0.2mm，虫体尾部向腹面卷曲，有尾翼、乳突和交合刺，生殖系统为单管型（图 4-13）。

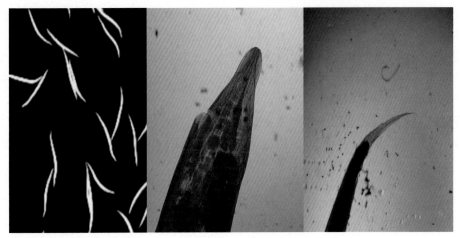

图 4-13　蛲虫成虫（左为蛲虫成虫；中为蛲虫头端；右为蛲虫尾端）

（二）虫卵

虫卵呈不规则椭圆形，两侧不对称，一侧扁平，一侧略凸，形似柿核。大小为（50～60）μm×（20～30）μm。两侧不对称，一侧较扁平，一侧稍隆起，呈柿核状。虫卵自虫体排出时，卵内胚胎已发育至多细胞期，部分卵发育至蝌蚪期，与外界空气接触数小时后，卵内胚胎可迅速发育为卷曲的幼虫，此幼虫在卵内蜕皮 1 次后即成为感染期卵（图 4-14）。

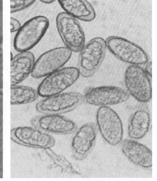

图 4-14　蛲虫卵

二、生　活　史

蛲虫为土源性线虫，发育过程无中间宿主，属直接发育型，生活史示意图见图 4-15。成虫主要寄生在人体回盲部，以盲肠、阑尾、结肠及回肠下段多见，严重感染时也可寄生于小肠上段甚至胃及食管等部位。以肠腔内容物、组织或血液为食。雌、雄虫交配后，雄虫很快死亡并被排出，一条雌虫子宫内含卵 0.5 万～1.7 万个。雌虫一般不在肠内产卵，向肠腔下段移行至直肠，当宿主夜间睡眠时，肛门括约肌处于松弛状态，部分雌虫可爬出肛门外，在皱襞处因温度及湿度改变和空气的刺激开始大量产卵，雌虫产卵后大多干枯死亡，少数雌虫可经肛门返回肠腔，或进入阴道、子宫、尿道等处造成异位损害。排出的虫卵约经 6 小时发育为

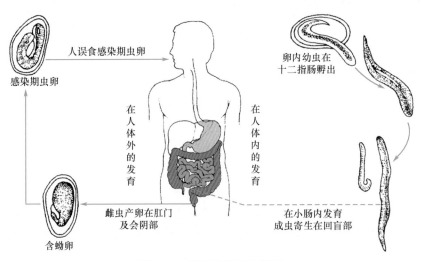

图 4-15　蛲虫生活史示意图

感染期虫卵。虫卵污染手指、食物、文具、衣服等，经口或随空气尘埃吸入等方式进入人体，在十二指肠内孵出幼虫，幼虫沿小肠下行蜕皮两次，在结肠发育并蜕皮一次发育成为成虫。自吞食感染期虫卵至虫体发育成熟产卵需 2 ～ 6 周，雌虫寿命一般为 2 ～ 4 周，不超过两个月，由于反复感染，可持续存在多年。

三、致　　病

蛲虫感染可因感染程度及机体状态的差异而出现不同的临床表现。雌虫在夜晚爬出肛门，在肛门周围爬行、产卵，刺激肛门及局部皮肤，引起肛门及会阴皮肤瘙痒，搔抓后引起继发感染导致炎症或湿疹，患者常表现为烦躁不安、失眠、食欲缺乏、夜间磨牙、惊厥等症状。成虫寄生在人体的盲肠、结肠及回肠下段，以肠上皮细胞、肠内容物或血液为食，可导致肠黏膜受损害，引起慢性炎症或微小溃疡，并形成蛲虫性肉芽肿。蛲虫感染引起的肠道症状多不明显，有的出现肠炎、消化道功能紊乱，重度感染者可伴有腹泻，粪便中带有较多黏液或有少量血丝。

蛲虫异位寄生所侵犯的部位相当广泛，如尿道、阴道、子宫、输卵管等处。最常见的是女性生殖道，引起阴道炎、子宫颈炎、子宫内膜炎、输卵管炎和输卵管脓肿。蛲虫有时从尿道进入泌尿系统可引起尿频、尿急等泌尿系统炎症。

四、实验室诊断

蛲虫雌虫在夜间移行至肛门外产卵，检查最佳时间在清晨便前或洗澡前。如果夜间发现患儿睡后用手抓搔肛门等处，可在肛门皱襞及会阴部位查找。透明胶纸法、棉签拭子法在肛周取材查找成虫和虫卵即可诊断，蛲虫的检出率和检查次数有很大关系，检查次数多则检出率会提高，一般连续检查 3 次。

五、流行与防治

1. 流行　蛲虫病分布遍及全球，儿童是主要的感染人群，蛲虫病是儿童常见的寄生虫病之一。与蛔虫病、鞭虫病的感染特点不同，本病各年龄人群均可感染，常在家庭、幼儿园及小学聚集的群体中传播，尤其在幼儿园等集体生活的儿童感染率更高。感染率与国家或地区的社会经济发展无密切关系，发达国家蛲虫感染亦较常见。《2015 年全国人体重点寄生虫病现状调查报告》指出，我国平均蛲虫感染率为 0.33%，全国 28 个省级行政区有感染，以海南、江西、广东感染率较高。

蛲虫感染者是该病唯一的传染源。蛲虫生活史简单，儿童多集体生活，卫生习惯尚未养成，故重复感染十分普遍。该虫虫卵发育迅速，传播速度快，但其对多数驱虫药物敏感，致使蛲虫病存在"易治难防"的情况。蛲虫的主要传播方式：①肛门 - 手 - 口直接感染，感染期卵对外界抵抗力强，蛲虫卵在患者指甲垢内或皮肤上可存活 10 天，吸吮手指或用不洁的手取食，均可将虫卵带入口中，使患者反复感染；②间接接触感染和吸入感染，据调查，患者衣裤、被褥、室内家具和地面上，均可检出虫卵，虫卵还可随尘埃在空中飘浮，食入附着在污染物上或吸入尘埃中的蛲虫卵而感染，是儿童聚集性和家庭聚集性感染的重要原因；③逆行感染，少数雌虫在肛门产卵后因温度、湿度适宜而孵化，逸出的幼虫可逆行至肠道发育为成虫，引起逆行感染。

2. 防治　加强对儿童及家长的卫生健康教育，普及预防蛲虫的知识，养成饭前便后勤洗手、不吸吮手指、勤剪指甲的良好习惯。此外，定期烫洗玩具、被褥，不穿开裆裤，亦是防止蛲虫感染的重要措施。对托儿所、幼儿园等集体生活儿童有计划地普查普治，常用药物有阿苯达唑或甲苯达唑等，肛周止痒杀虫可用蛲虫膏或甲紫。

考点：蛲虫成虫及虫卵形态，蛲虫实验室检查的最佳时间；透明胶纸法、棉签拭子法查找成虫和虫卵

第6节　粪类圆线虫

案例 4-5

　　患者，男，50岁，农民。腹泻、便秘交替、乏力、食欲缺乏、心慌，间断黑便1周到医院就诊。查体：贫血貌、心肺正常、肝脾肋下未触及。血常规：RBC 2.8×10¹²/L，Hb 60g/L，WBC 2.8×10⁹/L，嗜酸性粒细胞 6.3%。粪便潜血试验强阳性，粪便涂片检查发现粪类圆线虫幼虫多条。询问病史发现患者有赤脚去田地干活的习惯，且身上出现了小红点伴有刺痛和痒感，脐周有疼痛，肛周有不适伴有瘙痒。

问题：1. 根据该患者临床体征的描述，判断其可能患有什么病？
　　　 2. 粪类圆线虫病可用什么措施预防和治疗？

　　粪类圆线虫是一种既可营自生生活又可营寄生生活的兼性寄生虫。在寄生世代中，成虫主要寄生于人、犬、猫等哺乳动物的小肠内，幼虫可侵入肺、脑、肝、肾等组织器官，引起粪类圆线虫病。

一、形　　态

（一）成虫

　　自生世代雌虫大小为 1.0mm×（0.050～0.075）mm，尾端尖细，末端略呈锥形，生殖系统为双管型，成熟虫体子宫内有呈单行排列的虫卵，阴门位于虫体中部略后处；雄虫小于雌虫，大小为 0.70mm×（0.04～0.05）mm，尾端向腹面卷曲，有两根交合刺（图4-16）。寄生世代仅见雌虫，大小为 2.2mm×（0.030～0.074）mm，虫体半透明，体表具细横纹，尾部尖细，末端略呈锥形，口腔较短，咽管细长，为虫体长的 1/3～2/5，肛门位于近末端处腹面，子宫前后排列，其内各含 8～12 个虫卵，阴门位于距尾端 1/3 处的腹面。

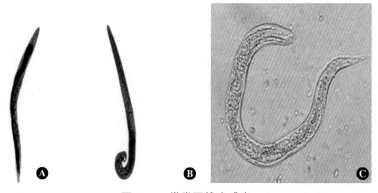

图 4-16　粪类圆线虫成虫
A. 雌虫染色标本；B. 雄虫染色标本；C. 成虫

（二）虫卵和幼虫

1. 虫卵　较小，与钩虫卵相似，大小为（50～58）μm×（30～34）μm，椭圆形，壳薄，透明，内含一个卷曲成一圈或多圈肥厚的胚蚴。

2. 幼虫　包括杆状蚴和丝状蚴（图4-17）。杆状蚴头端钝圆，尾部尖细，长 0.2～0.4mm，咽管为双球形。丝状蚴即感染期幼虫，虫体细长，0.6～0.7mm，与钩虫丝状蚴极为相似，但咽管约为体长的 1/2，尾部分叉，生殖原基较大。

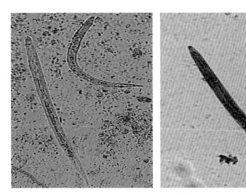

图 4-17 粪类圆线虫幼虫

二、生 活 史

粪类圆线虫生活史较复杂，包括在土壤中的自生世代发育（异型发育）和在宿主体内的寄生世代发育（同型发育），两者可独立存在，又可交替进行，生活史示意图见图 4-18。

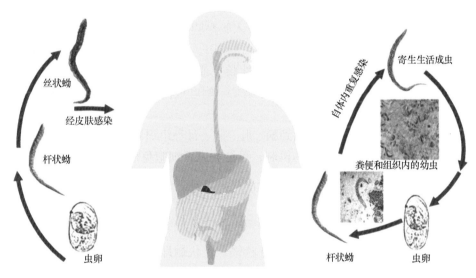

图 4-18 粪类圆线虫生活史示意图

1. 自生世代 外界自生生活的成虫在温暖潮湿的土壤中产卵，数小时后孵化出杆状蚴，1～2 天内经 4 次蜕皮，即可发育为自生世代成虫，环境适宜条件下，自生世代可循环多代，此过程称为间接发育。当外界环境不适宜虫体发育时，杆状蚴蜕皮 2 次，发育为丝状蚴即为感染期幼虫，此期幼虫对宿主有感染性，可经皮肤或黏膜侵入人体，开始寄生世代，此过程称为直接发育。

2. 寄生世代 丝状蚴侵入人体皮肤后，开始寄生生活，直接发育，进入淋巴管和皮肤小静脉，经右心和肺动脉到达肺部，其在肺部的移行过程和钩虫幼虫在肺部的移行过程相似。幼虫穿过毛细血管进入肺泡后，大多数虫体沿支气管、气管上行到达咽部，随吞咽动作下行进入消化道，而后钻入小肠黏膜，经过 2 次蜕皮发育为成虫，少数虫体也可偶见于胆管和胰管。成虫在小肠黏膜内发育成熟，雌虫多埋于肠黏膜内，并在此产卵。虫卵发育较快，数小时后即可孵化出杆状蚴，并自黏膜内逸出进入肠腔，随粪便排出体外，虫卵亦可偶见于粪便中。自丝状蚴感染人体至杆状蚴排出，至少需要 17 天。杆状蚴被排出后的发育有两条途径。一是经两次蜕皮直接发育为丝状蚴，再感染人体。二是进行间接发育为自生世代的成虫，当宿主抵抗力低下或发生便秘时，寄生于肠道内的杆状蚴可迅速发育为丝状蚴，并自小肠下段或结肠的黏膜内侵入血液循环，引起体内自身感染。若排出的丝状蚴附在肛周，则可钻入皮肤，而引起自身体外感染。

三、致　病

粪类圆线虫的致病作用与其感染程度及人体健康状况，特别是免疫功能状态有密切关系，故其被认为是一种机会致病性寄生虫。轻度感染时，一般无明显临床症状，由自身感染引起超度感染时，患者常可发生严重功能衰竭而死亡，其致病性已越来越受到关注。粪类圆线虫病一般为慢性病程，当患者由各种消耗性疾病导致自身超度感染时，病情明显加重，如恶性肿瘤、白血病、结核病等引起机体极度营养不良，或先天性免疫缺陷，或长期大剂量使用激素、免疫抑制剂，以及艾滋病（AIDS），都会导致感染加重。其致病过程主要有三个阶段。

1. 丝状蚴通过受损的皮肤侵入，侵入后引起丘疹和小出血点，伴有刺痛和痒感，搔破后易引起继发性感染导致炎症，甚至可出现移行性线状荨麻疹。由于自身体外感染，上述病变常可反复出现在肛周、腹股沟、臀部等处皮肤。因幼虫在皮内移行较快，所引起的荨麻疹蔓延也快。荨麻疹出现的部位及快速蔓延的特点是粪类圆线虫幼虫在皮肤移行的重要诊断依据。

2. 丝状蚴在肺部移行和蜕皮可引起出血，或炎性细胞浸润，患者可出现咳嗽、多痰、哮喘等，个别患者可出现呼吸困难、发绀或伴发细菌性支气管肺炎等。如虫体定居于肺、支气管时，则症状更加严重，持续时间也更长。

3. 幼虫进入肠黏膜隐窝，很快发育为成虫并侵入肠黏膜，偶可进入黏膜下肌层。雌虫在肠黏膜内产卵，并很快孵出幼虫，由于虫体机械性刺激及毒性作用，引起组织的炎症反应。轻者表现为以黏膜充血为主的卡他性肠炎，严重时，可表现为水肿性肠炎或溃疡性肠炎，甚至引起肠壁糜烂，导致肠穿孔，并可累及胃和结肠。患者有上腹部烧灼感、恶心、呕吐或间断性反复腹泻等症状，并伴有发热、贫血、周身不适及嗜酸性粒细胞增多等。

4. 丝状蚴在自体感染者体内，还可移行到脑、肝、肺、肾等组织器官，引起广泛损伤，形成肉芽肿病变，导致播散性粪类圆线虫病。其发生的机制，可能与患者细胞免疫功能减退有关。

四、实验室诊断

（一）病原学检查

从新鲜粪便、痰液、尿液及脑脊液中检获杆状蚴、丝状蚴即可确诊。可选直接涂片法、沉淀法，前者的检出率为62%，后者检出率为75%。此外，在严重腹泻或服用泻药时可排出含胚蚴的虫卵，偶尔在带虫者的成形粪便中见到虫卵也可确诊。由于患者有间歇性排虫现象，故应多次反复进行检查。

（二）免疫学检查

皮内试验、免疫荧光试验及ELISA等已应用于粪类圆线虫病的辅助诊断，其中ELISA法检测患者血清抗体，阳性率高达94.4%，敏感性和特异性较高。免疫印迹试验也是诊断本病敏感而特异的方法，但这种方法在播散性超度感染病例中不敏感。对于高度怀疑为粪类圆线虫感染或播散性感染的患者，尽管血清学检查可能出现阴性结果，但不能轻易排除感染，仍需做3次以上的粪便检查，以明确诊断防止漏诊误诊。

五、流行与防治

粪类圆线虫主要分布在热带和亚热带地区。据1996年的调查，我国平均感染率为0.12%。

1. 流行　粪类圆线虫主要分布在热带、亚热带及温带和寒带地区，呈散发感染，我国主要流行于南部地区，海南省最多。人感染主要由与土壤中的丝状蚴接触所致，幼虫对外界抵抗力较弱，故流行不严重，流行因素与钩虫相似，但感染率较低。免疫功能低下患者可导致重度感染，近年来，有关AIDS患者混合感染粪类圆线虫的报道不断增多，病例也常出现在长期使用免疫抑制剂、细胞毒药物，各种消耗性疾病（如恶性肿瘤、肺结核等），先天免疫缺陷患者中。

2. 防治　防治原则与钩虫基本相同，可参照钩虫的防治方法，加强健康宣教，加强粪便与水源管理，以及做好个人卫生防护，注意避免自身感染。在临床上长期使用激素类药物和免疫抑制剂前，应做好粪类圆线虫感染的常规检查，发现感染时需给予彻底的驱虫治疗，如果已使用上述药物，在驱虫治疗前应停止使用。治疗本病以噻苯咪唑效果最好，治愈率高达 95% 以上，同时应注意家养狗、猫的检查和治疗，以防成为人体感染的来源。

医 学 吸 虫

第 7 节　医学吸虫概述

吸虫属扁形动物门吸虫纲。寄生于人体的吸虫都属于复殖目，故又称复殖吸虫。复殖吸虫种类繁多，不同吸虫形态大小各异，但基本结构和生活史过程相似，多数营内寄生生活，少数营外寄生生活。寄生人体的吸虫主要有华支睾吸虫、卫氏并殖吸虫、斯氏并殖吸虫、布氏姜片吸虫、日本血吸虫等。

一、形　态

吸虫成虫多数雌雄同体（血吸虫除外），外形多呈叶状或舌状（血吸虫呈柱状），两侧对称。成虫有口、腹两个吸盘，口吸盘在前端腹面，是消化道的开口。腹吸盘位于虫体中部附近，两个吸盘有附着作用，是虫体移动的主要器官。吸虫消化系统由口、咽、食管和肠管组成，肠管末端均为盲端，无肛门。生殖系统较为发达，雄性生殖器官包括睾丸、输出管、输精管、储精囊、前列腺、射精管及阴茎等；雌性生殖器官包括卵巢、输卵管、卵模、梅氏腺、受精囊、劳氏管、卵黄腺、卵黄管、卵囊及子宫（图 4-19）。虫卵多为卵圆形，除血吸虫卵外，均有卵盖，虫卵大小、形态、颜色、卵壳及内含物因虫种不同而异。

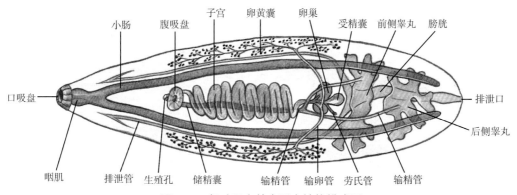

图 4-19　复殖吸虫基本形态结构模式图

二、生　活　史

吸虫均属于生物源性蠕虫，经有性生殖与无性增殖世代交替完成生长发育过程。成虫为有性世代，在终宿主人体内或保虫宿主脊椎动物体内完成。无性世代经历虫卵、毛蚴、胞蚴、雷蚴、尾蚴和囊蚴，其发育过程分别在第一中间宿主淡水螺体内，第二中间宿主淡水鱼、虾或蟹、蝲蛄体内进行或在水生植物表面形成囊蚴（血吸虫除外）。大多数人体寄生吸虫感染阶段为囊蚴，血吸虫感染阶段为尾蚴。

第8节 华支睾吸虫

案例 4-6

患者，男，30岁。因右上腹不适月余就诊。自述1个多月前开始时有右上腹胀痛不适，食欲缺乏，厌食和恶心，便稀且次数增多。既往健康，有烟酒嗜好，喜吃鱼生。查体：巩膜轻度黄染，全身皮肤无黄染。肝脏肋缘下2cm、质软、表面光滑、边缘整齐，有压痛。实验室检查：WBC 12.2×10⁹/L，Hb110g/L，E 3.2×10⁹/L；粪便检查找到肝吸虫卵；ALT 210U/L（参考值40U/L）；肝吸虫抗体：ELISA 法结果阳性（1∶1280）。

问题：1.患者可能患什么病？

2.请列出该病的诊断依据，可采用什么预防和治疗措施？

华支睾吸虫俗称肝吸虫，成虫寄生在终宿主或保虫宿主的肝胆管内，在人体寄生可引起华支睾吸虫病（又称肝吸虫病）。肝吸虫病在我国流行已有两千多年历史。

一、形 态

（一）成虫

雌雄同体，大小为（10～25）mm×（3～5）mm。背腹扁平，前端较细，后端钝圆，似葵瓜子状。口吸盘在虫体前端，腹吸盘位于虫体前1/5处，口吸盘稍大于腹吸盘。消化道包括口、咽、食管及沿虫体两侧伸至末端为盲端的两根肠支。雄性生殖器官有睾丸2个，高度分支，前后排列于虫体的后1/3处，由此取名支睾吸虫。雌性生殖器官有卵巢1个，分叶状，位于睾丸之前。受精囊椭圆形，位于睾丸与卵巢之间，且与输卵管相通（图4-20）。

（二）虫卵

虫卵呈黄褐色、形似芝麻。大小为（27～35）μm×（11～20）μm，为人体寄生蠕虫中最小的虫卵。前端较窄且有明显卵盖、两侧可见突起的肩峰，卵底部有一小疣状突起，卵内含一成熟毛蚴（图4-21）。

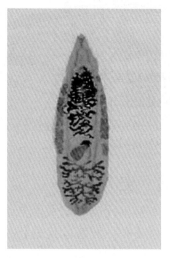

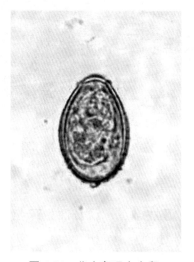

图 4-20 华支睾吸虫成虫　　图 4-21 华支睾吸虫虫卵

二、生 活 史

华支睾吸虫发育过程包括成虫、虫卵、毛蚴、胞蚴、雷蚴、尾蚴、囊蚴和童虫阶段。成虫寄生于终宿主人或保虫宿主犬、猫等肝胆管内。成虫产卵，虫卵随胆汁通过胆道进入肠腔，随粪便排出体外，进入水中被第一中间宿主赤豆螺、纹沼螺或长角涵螺吞食，在螺体内孵出毛蚴。毛蚴经胞蚴、雷蚴无性增殖发育成尾蚴。成熟尾蚴自螺体逸出入水，遇到第二中间宿主淡水鱼、虾，侵入其体内发育为囊蚴，囊蚴为感染阶段。人或保虫宿主（犬、猫）生食或半生食带有囊蚴的淡水鱼、虾而感染。囊蚴在肠内消化液作用下，在终宿主的十二指肠脱囊而出成为童虫，童虫经胆总管进入肝胆管，成虫以肝胆管黏膜、分泌物和血细胞等为食，经 30 天左右发育为成虫。成虫寿命长达 15 年以上（图 4-22）。

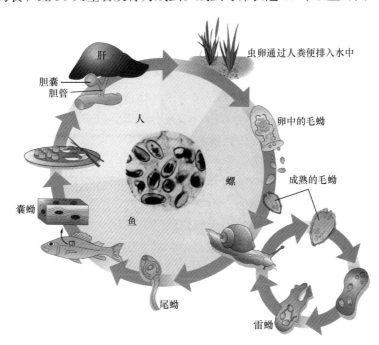

图 4-22　华支睾吸虫生活史示意图

三、致　病

成虫寄生于肝胆管内，病变主要发生在肝次级胆管。虫体的机械性刺激及阻塞，分泌物、代谢产物等抗原物质引起免疫病理反应，导致肝胆管炎症病理改变，纤维组织增生，可致管壁变厚，管腔变窄或阻塞，引起胆汁淤滞。若同时合并细菌感染，则表现为胆管炎和胆囊炎，甚至形成炎症性结节，引起胆石症。慢性感染引发肝细胞脂肪变性、萎缩和坏死等。晚期患者可出现胆汁性肝硬化，甚至导致胆管上皮癌及肝癌的发生。儿童期反复感染，可致生长发育障碍。

四、实验室诊断

1. 病原学检查　在受检者的粪便、十二指肠液中发现华支睾吸虫卵和手术发现成虫或虫卵均是确诊的依据。一般在感染后 1 个月可在粪便中检出虫卵。用粪便直接涂片查找虫卵虽操作简单，但轻度感染者容易漏诊。首选方法为粪便沉淀集卵法，其中醛醚沉淀法检出率较高。同一份样本多次检查也可提高检出率。定量透明法在大规模肠道寄生虫调查中被视为最有效的粪检方法，并可定量。必要时可做十二指肠引流检查虫卵，此方法可极大提高检出率。华支睾吸虫卵易与异形类吸虫卵混淆，应注意鉴别（表 4-2）。

表 4-2　华支睾吸虫卵与异形类吸虫卵形态鉴别

名称	大小	形态特征
华支睾吸虫卵	（27～35）μm×（11～20）μm	芝麻粒形，有卵盖及肩峰，卵底部有一小突起
异形吸虫卵	30×11μm	卵圆形，无肩峰，卵盖对侧无明显突起

续表

名称	大小	形态特征
猫后睾吸虫卵	29×17μm	外形似华支睾吸虫卵
横川后殖吸虫卵	（26～30）μm×（11～17）μm	卵圆形或梨形，无肩峰，卵盖小而不明显，对侧无突起

2. 免疫学检查　皮内试验用于普查筛选；酶联免疫吸附试验和胶体金免疫层析法，检测血清中的特异性抗体，可用于辅助诊断或确诊。

3. 血常规检查　嗜酸性粒细胞增多及贫血。

五、流行与防治

1. 流行　肝吸虫病主要分布于亚洲。《2015年全国人体重点寄生虫病现状调查报告》指出，我国平均华支睾吸虫感染率为0.23%，全国26个省级行政区有感染，以广东、广西、黑龙江和吉林等感染率较高。患者、带虫者是肝吸虫病的主要传染源，犬、猫作为保虫宿主也是重要传染源。水网型、丘陵地区的第一中间宿主纹沼螺、长角涵螺、赤豆螺及第二中间宿主淡水鱼、虾的存在，流行区居民生食或半生食鱼、虾的习惯，如吃"鱼生""鱼生粥"等均是导致肝吸虫病流行的关键因素。

2. 防治　加强卫生宣教，改变饮食习惯，不吃生或半生的鱼、虾，注意生熟炊、食具分开；加强粪便及水源的管理，防止未经无害化处理的人、畜粪便污染水源；结合农业生产治理鱼塘或定期用药物灭螺；查治患者、病畜。治疗药物首选吡喹酮，也可用阿苯达唑等。

考点：华支睾吸虫形态、生活史、实验室诊断

第9节　卫氏并殖吸虫

案例4-7

　　患者，男，30岁。自诉3个多月前食用过在当地山溪中捕获的数只生溪蟹，近半个月身体感到不适，咳嗽、痰中带血，并有果酱样腥臭。有时感觉全身发热，盗汗。查体：T 38.6℃，P 88次/分，R 27次/分，BP 175/70mmHg。听诊两肺呼吸音减弱。可闻及局限性湿啰音，叩诊呈浊音改变。胸部X线检查：两肺中下部可见模糊状阴影。实验室检查：WBC 13.0×10⁹/L，E 3.8×10⁹/L；痰液找到肺吸虫卵；肺吸虫抗体检查：ELISA法结果阳性（1∶1280）。

问题：1. 该患者可能患什么病？
　　　2. 请列出该病的诊断依据，该如何进行防治？

　　卫氏并殖吸虫属于并殖科，因虫体雌、雄生殖器官并列而得名。目前世界上报道的并殖吸虫有50多种，国内报道的有20余种，并殖吸虫成虫寄生于人和其他哺乳动物的肺部，故又称肺吸虫。其所致疾病称并殖吸虫病，或称肺吸虫病，肺吸虫病为我国重要食源性寄生虫病之一。

一、形　　态

（一）成虫

　　虫体为椭圆形，较肥厚，腹面扁平，背侧隆起，活体呈红褐色并透明，因伸缩活动体型多变，固定后呈灰白色。虫体长7.5～12.0mm，宽4～6mm，形似半粒黄豆状。口吸盘与腹吸盘大小相似，腹吸盘位于虫体中部位置。雌雄同体，卵巢一个，分5～6叶，形如指状，与子宫并列排于腹吸盘之后。睾丸两个，分支，左右并列，在虫体后端1/3处（图4-23）。

（二）虫卵

　　虫卵呈金黄色，外形椭圆不对称，前宽后窄。卵壳厚薄不匀，底部最厚。卵盖明显并较宽，稍有倾斜。

大小为（80～118）μm×（48～60）μm，卵内含一卵细胞和10多个卵黄细胞（图4-24）。

二、生 活 史

卫氏并殖吸虫的终宿主为人，犬、猫等食肉哺乳动物可成为其保虫宿主。第一中间宿主和第二中间宿主分别是淡水中的川卷螺，以及溪蟹和蝲蛄。

生活史过程包括卵、毛蚴、胞蚴、母雷蚴、子雷蚴、尾蚴、囊蚴（脱囊后称后尾蚴）、童虫及成虫等阶段。成虫主要寄生于肺，所形成的虫囊往往与支气管相通，虫卵经气管随痰或吞入后随粪便排出。虫卵入水后，在适宜条件下经3周左右发育成熟并孵出毛蚴。毛蚴在水中活动，遇第一中间宿主川卷螺并钻入其体内，经过胞蚴、母雷蚴、子雷蚴的无性增殖发育成尾蚴。成熟的尾蚴从螺体逸出入水，侵入第二中间宿主溪蟹或蝲蛄，或随螺体一起被溪蟹或蝲蛄吞食。在蟹和蝲蛄体内形成囊蚴（图4-25）。囊蚴直径为300～400μm，具两层囊壁。人吃了含有囊蚴的溪蟹或蝲蛄而感染。

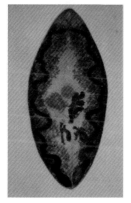

图 4-23　卫氏并殖吸虫成虫

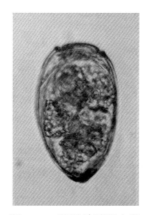

图 4-24　卫氏并殖吸虫卵

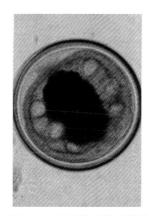

图 4-25　卫氏并殖吸虫囊蚴

囊蚴在十二指肠内经消化液作用，囊壁破裂，童虫孵出。童虫靠前端腺分泌液及强有力的活动，穿过肠壁进入腹腔，徘徊于各器官之间或邻近组织及腹壁。经过1～3周窜扰后，穿过横膈经胸腔进入肺。在移行过程中，虫体逐渐长大，最后在肺中形成虫囊。有些童虫亦可侵入其他器官，有的在发育为成虫之前死亡。自囊蚴进入终宿主到在肺成熟产卵，约需两个多月。成虫寿命为5～6年（图4-26），长者可达20年之久。

三、致　　病

卫氏并殖吸虫的童虫或成虫具有游走特点，除肺部寄生外，尚可在脑、脊髓、大网膜、肝、肠、皮下等组织器官内寄生。致病机制：童虫或成虫在人体组织与器官内移行；寄居造成的机械性损伤；虫体代谢物等引起的免疫病理反应。其病变过程可分为急性期及慢性期。

（一）急性期表现

症状出现于吃进囊蚴后数天至1个月左右，重度感染者在第2天即出现症状。囊蚴脱囊后，童虫穿过肠壁引起肠壁出血。童虫在腹腔、腹壁反复游窜，从肝表面移行或从肝组织穿过，引起肝脏局部的出血、

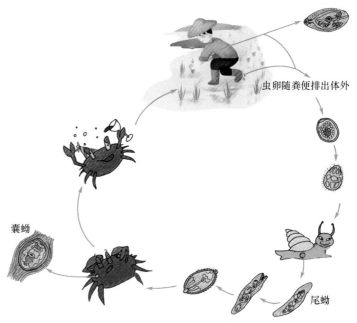

虫卵随粪便排出体外

囊蚴

尾蚴

图 4-26　卫氏并殖吸虫生活史示意图

坏死。移行到脑、眼和肌肉等组织，呈滞育状态。轻症患者仅表现为食欲缺乏、消瘦、乏力和低热等非特异性症状。重症患者则毒性症状明显，有高热、腹痛、腹泻等。血常规检查，白细胞数和嗜酸性粒细胞数明显增高。

（二）慢性期表现

由于病变常累及多个器官，损伤程度不一，故临床症状较为复杂。根据损伤部位不同分为胸肺型、腹型、肝型、脑型及皮下包块型等。其致病过程与病理改变大致可分为三期。

1. 脓肿期　此期主要由虫体移行引起组织破坏，出现炎性渗出反应，内含中性粒细胞及嗜酸性粒细胞等，继而肉芽组织增生，形成脓肿。

2. 囊肿期　炎症反应致大量细胞浸润、聚集，最后细胞死亡、崩解液化，脓肿内容物逐渐变成果酱样黏稠性液体。镜下可见坏死组织、夏科 - 莱登结晶和大量虫卵。囊壁因肉芽组织增生而肥厚，肉眼观呈边界清楚的结节状虫囊，由于虫体有游走习性，虫体可离开原囊肿，进而破坏周围组织，形成新的囊肿。

3. 纤维瘢痕期　虫体死亡或转移至他处，囊肿内容物通过支气管排出或吸收，肉芽组织填充，纤维化，最后病灶形成瘢痕。

以上三期病变可发生于同一器官内。成虫寄生最常见于肺部，但童虫可寄生于皮下、肝、脑、脊髓、眼眶等组织和器官，引起多种组织和器官损伤。此外在急、慢性期，虫体代谢产物、虫体或虫卵死亡后的异性蛋白也可致人体产生过敏反应，引起免疫病理损害。

四、实验室诊断

1. 病原学检查

（1）痰液和粪便检查　痰液可用生理盐水直接涂片法检查，粪便则采用沉淀集卵法检查，检获并殖吸虫卵可确诊，部分患者痰液中可查见夏科 - 莱登结晶。

（2）活检　手术摘除皮下包块或感染部位结节，检获虫体或虫卵也可诊断，如未发现虫体或虫卵，但在病理切片中发现虫体移行的窦道或发现含夏科 - 莱登结晶和嗜酸性粒细胞浸润，亦具有重要的诊断价值。

2. 免疫学检查　皮内试验用于普查筛选，阳性符合率可高达 95% 以上，但常有假阳性和假阴性。酶联免疫吸附试验检测特异性抗体，敏感度高达 90% 以上，也可作为确诊试验及流行病学调查手段。酶联免疫吸附抗原斑点试验（AST-ELISA）可用于检测血清中循环抗原，阳性率在 98% 以上。另外，基因检测等分子生物学技术应用也在进一步研究中。

3. 血常规检查　白细胞数增多，可高达（20 ~ 30）×10^9/L，嗜酸性粒细胞水平明显增高，一般为 20% ~ 40%。

五、流行与防治

1. 流行　卫氏并殖吸虫呈世界性分布。在我国，除西藏、新疆、内蒙古、青海、宁夏外，其余各地均有报道。肺吸虫病是人兽共患的动物源性寄生虫病，人和其他多种哺乳动物生食或半生食含有囊蚴的溪蟹或蝲蛄等第二中间宿主和（或）含童虫的转续宿主如鼠、兔、蛙、鸡、野猪等而受感染，故其也是一种食源性寄生虫病。影响肺吸虫病流行的因素很多，生食溪蟹、蝲蛄及其制品是导致感染的主要原因，山区的地理环境、适宜的气候条件、种类和数量众多的动物宿主是其自然疫源地分布广泛的基础。

2. 防治　开展卫生宣传教育，教育群众不生食或半生食溪蟹和蝲蛄，不饮用生水，不生食野猪肉等。治疗药物可选用吡喹酮或硫氯酚等。

考点：肺吸虫卵、囊蚴、成虫形态，生活史，实验室诊断

链 接　斯氏并殖吸虫

　　斯氏并殖吸虫,由陈心陶先生于1935年在果子狸的肺中发现,人是其非正常宿主,引起皮下型并殖吸虫病或内脏幼虫移行症。成虫窄长,且前宽后窄,两端较尖,呈梭形。虫卵与卫氏并殖吸虫卵无明显区别。生活史与卫氏并殖吸虫相似,拟钉螺、溪蟹分别为第一、第二中间宿主。蛙、鸟、鸭、鼠等可作为本虫转续宿主。终末宿主为果子狸、猫等。本虫是人兽共患以兽为主的致病虫种,为中国独有虫种。因生食或半生食含囊蚴的溪蟹而感染,也可由寄生狸、猫的幼虫侵入人体而致病,临床表现主要为游走性皮下肿块或结节,少数引起内脏幼虫移行症,临床上有胸肺型、肝型及脑脊髓型等。体表、痰、脑脊液、肺结节中查获幼虫可确诊。

第 10 节　布氏姜片吸虫

　　布氏姜片吸虫俗称姜片虫,是寄生于人、猪小肠内的大型吸虫,引起姜片虫病。早在1600多年前的东晋时期就有关于该虫的记载,因此其是人类最早认识的寄生虫之一。

一、形　　态

(一)成虫

　　虫体为长椭圆形,质地肥厚,前窄后宽,背腹扁平,形似姜片。活虫为肉红色,经甲醛固定后呈灰白色。成虫大小为(20～75)mm×(8～20)mm,是人体吸虫中最大的一种。口吸盘较小,位于虫体次前端;腹吸盘比口吸盘大4～5倍,紧挨着口吸盘,呈漏斗状,肉眼可见。咽、食管较短,两个肠支呈波浪状弯曲,分两侧到达虫体后端,末端为盲端。两个睾丸高度分支,呈珊瑚状,前后排列于虫体后半部。子宫内充满虫卵,盘曲在腹吸盘与卵巢之间(图4-27)。

(二)虫卵

　　布氏姜片吸虫虫卵是人体蠕虫卵中最大的一个,椭圆形,淡黄色,前端稍尖,卵盖小而不明显,卵壳薄而均匀。大小为(130～140)μm×(80～85)μm。卵内含一个卵细胞和数十个卵黄细胞(图4-28)。

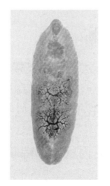
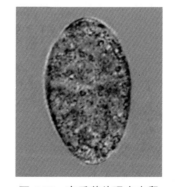

图 4-27　布氏姜片吸虫成虫　　　　图 4-28　布氏姜片吸虫虫卵

二、生　活　史

　　布氏姜片虫的终宿主是人,猪和野猪是其保虫宿主,中间宿主为扁卷螺,菱角、荸荠、菱白和水浮莲等水生植物为传播媒介。成虫寄生于终宿主或保虫宿主小肠,几条至数十条不等,严重感染时可出现在胃和结肠。

虫卵随终宿主或保虫宿主粪便排出，落入水中后，在适宜的温度下经 3～4 周发育，孵出毛蚴。毛蚴侵入扁卷螺，经胞蚴、母雷蚴、子雷蚴等无性增殖阶段，发育成尾蚴。成熟尾蚴自螺内逸出，附着在水生植物表面形成囊蚴。人或猪生食含有囊蚴的水生植物而感染。在终宿主消化道，囊蚴经消化液作用后，囊壁破裂，童虫逸出，吸附在肠黏膜上，1～3 个月发育为成虫。成虫寿命在 7 个月至 4.5 年不等（图 4-29）。

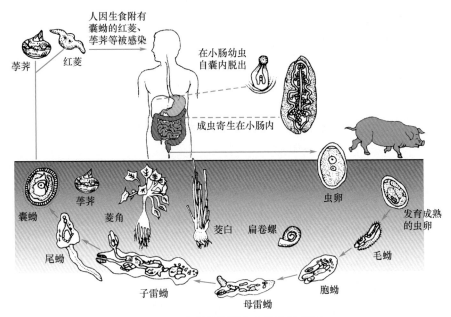

图 4-29　布氏姜片吸虫生活史示意图

三、致　病

布氏姜片虫吸盘发达，吸附力强，寄生在小肠上段，造成肠壁组织机械性损伤，同时代谢产物引起免疫病理反应，致局部组织炎症、点状出血和水肿，严重时形成溃疡。若虫体数量较多，还可覆盖肠壁，影响宿主的消化和吸收功能。

主要临床表现为腹痛、腹泻、消化功能紊乱等。感染后期可出现贫血、水肿及腹水症状。若大量感染时，虫体聚集成团，堵塞肠腔，引起肠梗阻。儿童反复感染，影响发育，甚至导致侏儒症。在反复感染的病例中，少数患者可因衰竭、虚脱而死亡。

四、实验室诊断

1. 病原学检查　粪便查找虫卵是姜片虫病的主要诊断方法，常用直接涂片法和沉淀法。一次连续检查 3 张涂片，大多可以查到虫卵。虫卵较少者用水洗沉淀法即可提高虫卵检出率。对有自然排虫或呕出虫体的患者，经虫体鉴定确诊。姜片虫卵与肝片形吸虫卵和棘口吸虫卵形态非常相似，应注意鉴别。

2. 免疫学检查　对早期感染者或大面积普查，常用皮内试验、酶联免疫吸附试验等方法进行检测。

3. 血常规检查　可见轻度贫血，白细胞、嗜酸性粒细胞增多。

五、流行与防治

1. 流行　姜片虫病主要流行于亚洲，在我国除东北、西北地区外，其余地区均有流行，感染率约为 0.169%，主要分布于种植水生植物的湖泊水网地区。患者、带虫者和保虫宿主都是重要传染源。生食菱角、荸荠等水生植物，用带有囊蚴的水浮莲、浮萍等水生植物作青饲料喂猪可导致感染。

2. 防治　开展卫生宣传教育，加强人、畜粪便管理；不吃生的菱角、荸荠，不用新鲜水生青饲料喂猪。积极查治患者、病畜，治疗药物首选吡喹酮，也可选用阿苯达唑。

第 11 节　日本裂体吸虫

案例 4-8

患者，男，30 岁。自诉 2 个多月前曾下水捕鱼，采河蚌。近期出现畏寒、发热、疲乏和右上腹不适，伴有腹泻，解脓血样便，小便赤黄。之前曾有过感冒、咳嗽表现。查体：T 37.8℃，P 80 次 / 分，R 25 次 / 分，BP 112/76mmHg。听诊两肺呼吸音减弱。肝区压痛明显、下缘位于季肋下 2.4cm。实验室检查：WBC 12.6×10⁹/L，E 3.6×10⁹/L，ALT 600U。粪便毛蚴孵化试验呈阳性。皮内抗原试验结果强阳性。ELISA 结果阳性（1：1280）。

问题：1. 该患者可能患什么病？

　　　2. 请列出该病的诊断依据，可采用什么措施预防和治疗该病？

日本裂体吸虫简称日本血吸虫。成虫寄生于人或其他多种哺乳动物的门静脉 - 肠系膜静脉中，引起血吸虫病，对人体危害极大。除日本血吸虫外，还有曼氏血吸虫、埃及血吸虫、间插血吸虫、湄公血吸虫和马来血吸虫等分布于世界各地。我国流行的仅为日本血吸虫，据史料记载，早在 2100 余年前，我国长江流域已有日本血吸虫病流行。

一、形　　态

（一）成虫

日本血吸虫雌雄异体，虫体呈圆柱形，似线虫，雌虫常处于雄虫的抱雌沟内，呈合抱状态。雄虫较粗短，乳白色，背腹扁平，大小为（12～20）mm×（0.5～0.55）mm，前端有口吸盘和腹吸盘，腹吸盘大于口吸盘。虫体自腹吸盘以后，两侧体壁向外延展并向腹面卷折而成沟槽，称抱雌沟。睾丸 7 个，呈串珠状，纵行排列于腹吸盘后的虫体背侧。雌虫较细长，前段较细，后段较粗，大小为（20～25）mm×（0.1～0.3）mm。因虫体肠管内含有红细胞被消化后残留的黑褐色色素而呈暗褐色。一个长椭圆形的卵巢位于虫体中部，子宫开口于腹吸盘下方的生殖孔（图 4-30）。

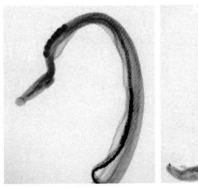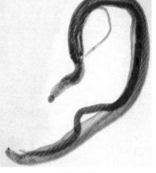

雄虫前段　　　　　雌雄合抱

图 4-30　日本血吸虫成虫

（二）虫卵

日本血吸虫虫卵为椭圆形，淡黄色，大小为（58～109）μm×（44～80）μm，卵壳厚薄均匀，无卵盖，一侧有一短小侧棘，虫卵表面常有坏死组织残留物，成熟虫卵内可见毛蚴，毛蚴与卵壳之间有油滴状的头腺分泌物，其主要成分是可溶性虫卵抗原（SEA）虫卵见图 4-31。

（三）毛蚴

图 4-31　日本血吸虫虫卵

毛蚴为日本血吸虫幼虫发育中的最早阶段，呈长椭圆形或梨形，左右对称，银灰色，大小为（78～120）μm×（30～40）μm，前端有锥形突起，体表有纤毛。

（四）尾蚴

尾蚴由体部及尾部组成，体部有 1 个头腺和 5 对穿刺腺，体长 100 ～ 150μm。尾部又分尾干和尾叉，尾干长 140 ～ 160μm，尾叉长 50 ～ 75μm（图 4-32）。

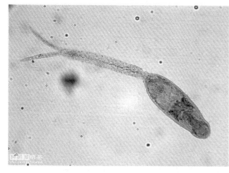

图 4-32　日本血吸虫尾蚴

二、生　活　史

日本血吸虫生活史包括卵、毛蚴、母胞蚴、子胞蚴、尾蚴、童虫及成虫等阶段。成虫寄生于人和其他哺乳动物的门静脉 - 肠系膜静脉中。雌虫在静脉末梢内产卵，每条雌虫日产卵 300 ～ 3000 个。虫卵随血流沉积于宿主肝及肠壁组织，约经 11 天发育为成熟虫卵，毛蚴分泌物 SEA 透过卵壳，溶解破坏血管壁及引起免疫病理损伤，导致周围组织发生溃疡坏死，虫卵随破溃组织进入肠腔后随粪便排出体外。

虫卵入水后，在适宜温度（25 ～ 30℃）下，经 2 ～ 32 小时卵内毛蚴孵出。毛蚴在水中遇中间宿主钉螺时，侵入螺体，经母胞蚴、子胞蚴无性增殖阶段发育成尾蚴。成熟尾蚴自螺体逸出，活动于水的表层。人或动物一旦接触该水域（疫水），尾蚴黏附并钻入皮肤或黏膜。尾部脱落，变成童虫。童虫穿入小静脉或淋巴管，随血流或淋巴循环经右心、肺动脉，入肺静脉，随血流经过心脏、主动脉、腹腔动脉及肠系膜动脉，大部分童虫再进入小静脉，随血液循环入肝内门脉系统分支，童虫在此作短暂停留。待生殖系统分化、成熟后，遇到异性童虫即开始雌雄合抱，然后继续移行到门静脉 - 肠系膜静脉部位寄居，并交配产卵。自尾蚴侵入机体到成虫开始产卵仅需 3 ～ 4 周时间，成虫平均寿命 4.5 年左右，长者可达 40 年（图 4-33）。

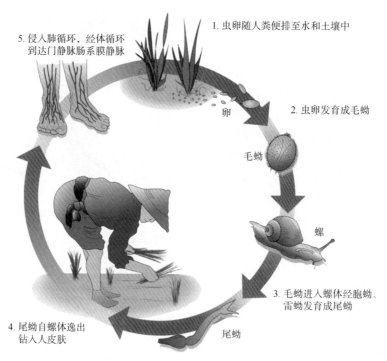

5. 侵入肺循环，经体循环到达门静脉肠系膜静脉

1. 虫卵随人粪便排至水和土壤中

2. 虫卵发育成毛蚴

毛蚴

螺

3. 毛蚴进入螺体经胞蚴、雷蚴发育成尾蚴

尾蚴

4. 尾蚴自螺体逸出钻入人皮肤

卵

图 4-33　日本血吸虫生活史示意图

链接　钉螺

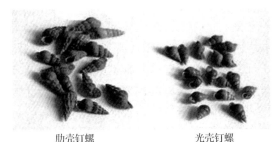

因个体小而似螺丝钉，故称钉螺（图 4-34）。表面有纵肋者称"肋壳钉螺"，壳长约 10mm，宽约 4mm，生存于湖沼或水网地区；壳面光滑者为"光壳钉螺"，比肋壳钉螺稍小，多见于山丘地区。钉螺是日本血吸虫唯一的中间宿主，因此，消灭钉螺是防治日本血吸虫病的重要措施之一。有效消灭钉螺的方法：物理灭螺法，如水旱轮作、翻耕土埋、水泥硬化等；药物灭螺法，常用的灭螺药物主要有氯硝柳胺、五氯酚钠和溴乙酰胺。

肋壳钉螺　　　　光壳钉螺

图 4-34　钉螺

三、致　病

血吸虫虫卵、尾蚴、童虫及成虫均可引起人体组织器官病理损害，虫卵是血吸虫病的主要致病阶段。

（一）尾蚴致病

尾蚴致病仅发生于有"疫水"接触史的人。尾蚴侵入皮肤后引起尾蚴性皮炎。其发生机制属血吸虫抗原引起的速发型和迟发型超敏反应的皮肤免疫病理损害，临床表现为局部出现毛细血管扩张充血，皮肤丘疹、瘙痒，伴有出血、水肿，周围有中性粒细胞和单核细胞浸润。

（二）童虫致病

尾蚴侵入皮肤后转变为童虫，童虫在体内移行经过肺，引起肺毛细血管栓塞、破裂，局部细胞浸润和点状出血。患者可出现发热、咳嗽、痰中带血、嗜酸性粒细胞增多，这可能是由局部炎症及虫体代谢产物引起的超敏反应所致。

（三）成虫致病

成虫定居于静脉血管内，一般无明显致病作用，少数可引起静脉内膜炎和周围静脉炎。

（四）虫卵致病

沉积在肝及肠壁组织血管内的虫卵，引起的虫卵肉芽肿是血吸虫病的主要病理基础。其发生机制：虫卵内毛蚴分泌的酶、蛋白质及糖等 SEA，可直接溶解破坏周围组织；SEA 透过卵壳微孔缓慢释放，致敏 T 淋巴细胞，当再次遇到相同抗原后，致敏的 T 淋巴细胞产生各种淋巴因子，诱发Ⅳ型超敏反应。随着卵内毛蚴逐渐死亡，其毒素作用逐渐消失，坏死物质被吸收，虫卵破裂或钙化，周围被成纤维细胞包围，虫卵肉芽肿逐渐发生纤维化，形成瘢痕组织，导致肝硬化及肠壁纤维化等一系列病变，这是晚期血吸虫病特征性病变。由于窦前静脉的广泛阻塞，门脉高压和侧支循环开放，出现肝脾大，腹壁、食管及胃底静脉曲张，并发上消化道出血与腹水等病变，称为肝脾性血吸虫病（即晚期血吸虫病）。

（五）临床表现

临床表现可因患者的感染程度、营养状况、机体对血吸虫抗原的免疫应答反应情况，以及治疗与否等因素不同而异。主要表现如下。

1. 急性血吸虫病　多发生于初次感染者，接触疫水后 1～2 天内，在接触部位皮肤出现点状红色丘疹，为尾蚴性皮炎。童虫在移行过程中经过肺组织时引起损害，患者出现咳嗽、咳痰或痰中带血等呼吸道症状，以及以发热为主的急性超敏反应性炎症的症状，严重者伴有腹痛、肝脾大及嗜酸性粒细胞增多，粪便检查血吸虫卵或毛蚴孵化结果呈阳性。

2. 慢性血吸虫病　在流行区 90% 的血吸虫病为慢性血吸虫病。多因急性期病变未经治愈或反复感染，使病情逐步转向慢性期。部分患者无明显症状和不适，也可能不定期处于亚临床状态，表现为间歇性慢性腹泻、便中带有脓血及黏液、肝脾大、贫血和消瘦等。少数重症患者 5 年左右发生晚期病变。

3. 晚期血吸虫病　根据临床表现不同分为巨脾型、腹水型、结肠增厚型及侏儒型。有些患者可同时有两种或两种以上类型。临床表现以肝脾大、腹水、门静脉高压，以及由侧支循环形成所致的食管胃底静脉曲张为主的综合征，多并发上消化道出血、肝性脑病而死亡。患者常有不规则的腹痛、腹泻或排便不规则、食欲缺乏、食后上腹部饱胀感等症状，时有低热、消瘦、乏力，导致劳动力减退。儿童和青少年如感染严重，垂体前叶功能减退，可影响生长发育和生殖而致侏儒症。

4. 异位血吸虫病　如大量尾蚴侵入人体，童虫过多，引起满溢，或童虫离开正常移行途径，引起异位寄生，肺型血吸虫病较为常见，其次为脑型，后者可引发脑膜脑炎或癫痫症状。

> 🔗 **链接**　尾蚴性皮炎
>
> 　　尾蚴性皮炎是血吸虫尾蚴侵入人体皮肤所引起的炎症和超敏反应性疾病，好发于水产养殖者、水中劳作的农民等人群。主要表现：皮肤接触尾蚴后 5 分钟至 1 小时即有刺痒感，并出现点状红斑，数小时内即出现丘疹、红晕、风团，多见于四肢。尾蚴性皮炎属于自限性疾病，如无继发感染，几天即可自愈，但在疫区常有反复感染发作。该病主要流行于水稻种植地区，应注意与稻田皮炎区别。

四、实验室诊断

血吸虫童虫、成虫和虫卵及其排泄分泌物对宿主均有免疫原性，都是抗原物质，尤其是 SEA。血吸虫三个阶段既具有特异性抗原，又有共同抗原。由血吸虫抗原诱发的抗体依赖细胞介导的细胞毒作用（ADCC）对虫体表膜有损伤作用，在保护性免疫中具有重要意义。而 SEA 是诱导免疫病理反应的主要抗原。血吸虫抗原诱导机体产生的免疫效应类型为伴随免疫，即宿主初次感染血吸虫后，可产生一定的免疫力，表现为对再次感染的童虫有杀伤作用，而对宿主体内原有的成虫并无影响，成虫仍可长期存活。若清除了体内原有成虫，则宿主对再感染的童虫杀伤作用亦逐渐消失。

1. 病原学检查

（1）粪便检查　直接涂片法，此方法简便，但容易漏检；尼龙绢袋集卵孵化法，为急性血吸虫病病原学诊断之首选方法，检出率较高，可用于进行血吸虫病诊断及疗效考核。定量透明法，计算感染者 1g 粪便中的虫卵数，用于流行病学调查及疗效考核。

（2）直肠活检　慢性及晚期血吸虫患者，因肠壁组织增厚，虫卵排出受阻，故粪便中不易查获虫卵，可采取直肠黏膜活体组织检查虫卵。

2. 免疫学检查

（1）皮内试验　用成虫抗原进行皮内试验，试验结果与粪便检查虫卵阳性的符合率为 90% 左右，此法简便、快速，用于现场初筛可疑病例；间接红细胞凝集试验（IHA）、酶联免疫吸附试验（ELISA）均具有较高敏感性和特异性，可反映抗体水平，可作为慢性血吸虫病的确诊依据。

（2）环卵沉淀试验　观察 100 个成熟虫卵，计算沉淀物大小大于 10μm 的虫卵数所占的百分数，感染后 7～12 天出现反应，阳性率达 95% 以上，具有早期诊断价值。

（3）循环抗原测定　循环抗原是存在于患者血与尿中的特异性抗原物质，循环抗原阳性，说明宿主体内存在活的血吸虫，可反映现症或活动性感染，一旦虫体死亡，循环抗原转阴，因此其具有考核药物疗效的价值。

五、流行与防治

1. 流行　日本血吸虫病分布于东亚、东南亚各国，中国、日本、菲律宾、印度尼西亚为主要流行地。在我国，流行于长江流域及其以南地区，截止到 2017 年，全国的血吸虫病疫情已得到有效控制，12 个血吸虫病流行地区中，上海、浙江、福建、广东、广西在继续巩固血吸虫病的消除成果，四川达到了血吸虫病传播阻断标准，云南、江苏、湖北、安徽、江西及湖南 6 个省达到了传播控制标准。血吸虫病的传播具有地方性和季节性特点，血吸虫病是人兽共患寄生虫病，钉螺是血吸虫唯一中间宿主，人或其他哺乳动物接触了疫水后感染血吸虫。按照钉螺的生态分布特征，我国血吸虫病流行区分为"平原水网型""湖沼型"和"山区丘陵型"。

2. 防治　根据现阶段我国血吸虫病流行和防治的实际情况，主要采取以控制传染源为主的综合性对策，即人群化疗、以机代牛、健康教育等措施。治疗急、慢性各期及伴有并发症的患者首选吡喹酮，青蒿琥酯、蒿甲醚等药物具有杀灭早期童虫的功效，可用于疫水接触后的预防性治疗。

> **🔗 链接**　曼氏血吸虫和埃及血吸虫
>
> 曼氏血吸虫和埃及血吸虫分布于非洲、拉丁美洲、亚洲，在非洲和西亚部分地区两种血吸虫同时流行，引起曼氏血吸虫病和埃及血吸虫病。两种血吸虫生活史阶段与日本血吸虫相似，曼氏血吸虫成虫寄生于肠系膜静脉、痔静脉丛；埃及血吸虫成虫寄生于膀胱静脉丛、盆腔静脉丛和直肠小静脉，两种血吸虫较少寄生于肝门静脉。曼氏血吸虫卵随粪便排出，而埃及血吸虫卵主要通过尿液排出。虫卵入水后在中间宿主体内经无性增殖发育成感染阶段（尾蚴），人因接触疫水而感染。曼氏血吸虫和埃及血吸虫所致病变主要为虫卵肉芽肿，其发生机制同日本血吸虫。曼氏血吸虫病临床类型有肠型（以腹痛、腹泻、黏液血便为主要症状）、肝脾型（以肝脾大为特征）、肺心型（引起肺源性心脏病）；埃及血吸虫病变主要发生在泌尿系统，以膀胱受损最为显著，常见症状为终端血尿，可伴有膀胱癌或输尿管癌。

日本血吸虫、曼氏血吸虫、埃及血吸虫的区别见表 4-3。

表 4-3　寄生于人体的三种血吸虫的区别

		日本血吸虫	曼氏血吸虫	埃及血吸虫
雌虫	大小	（20～25）mm×（0.1～0.3）mm	（7～17）mm×0.16mm	（16～20）mm×0.25mm
	卵巢位置	虫体中线	中线之前	中线之后
	子宫内虫卵数	50～300 个	1 至数个	20～30 个
雄虫	大小	（12～20）mm×（0.5～0.55）mm	（6～14）mm×0.8mm	（10～15）mm×0.75mm
	表皮	光滑，有小棘	有疣状结节、皮棘	有小结节
	睾丸	6～8 个，一般为 7 个	2～14 个	4～5 个
虫卵	大小	（74～106）μm×（55～80）μm	（112～182）μm×60μm	（85～187）μm×55μm
	形态	椭圆形，侧棘短小	长卵圆形，侧棘长大	纺锤形，一端有小棘
	排出途径	粪便	粪便	尿液，偶见粪便
成虫寄生部位		门静脉 - 肠系膜静脉	肠系膜静脉、痔静脉丛	膀胱静脉丛、盆腔静脉丛和直肠小静脉
病变部位		肝、肠壁	肝、肠壁	膀胱、生殖器官
中间宿主		钉螺	双脐螺	小泡螺
保虫宿主		牛、猪及野生动物	狒狒、猴、鼠等	狒狒、田鼠及各种家禽
流行区		亚洲的中国、日本等	非洲、拉丁美洲、亚洲	非洲、拉丁美洲、亚洲

课堂思政 一定要消灭血吸虫病

血吸虫病在我国流行的历史长达两千多年。特别是长江中下游地区，血吸虫病长期肆虐。我国的血吸虫病分布在上海、安徽、江苏、浙江、江西、湖南、湖北、四川、云南、广西、广东、福建等地区，危害非常严重。中华人民共和国成立后，党和政府非常关心疫区人民的身体健康，高度重视血吸虫与血吸虫病的防治工作。从中央到地方成立了专门防治血吸虫与血吸虫病的组织机构，各级政府每年投入大量的人力、物力组织开展大规模的防治和研究工作，经过近3年艰苦卓绝的斗争，取得了举世瞩目的成就，创造了前所未有的"血防"奇迹。

"春风杨柳万千条，六亿神州尽舜尧。"在中国共产党的领导下，团结人民，依靠人民，坚决与病魔作斗争，谱写出一首首感天动地的壮丽诗篇。

考点：血吸虫成虫、尾蚴、虫卵形态，生活史

第12节 棘口吸虫

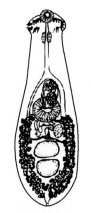

棘口吸虫为棘口科中一类中、小型吸虫。其种类多达600余种，分布在世界各地，主要宿主是鸟类，其次是哺乳类、爬行类，少数在鱼类寄生。可以寄生于人体的棘口吸虫有20种以上。

一、形 态

（一）成虫

成虫一般为长形，少数种类较粗短，前端稍窄，略似瓶状。存活时呈淡红色，死后为白色，体表有体棘。口吸盘位于体前端亚腹面，周围膨大突出呈肾形，成为头冠。绝大多数种类的头冠上有1圈或2圈头棘。头冠和头棘是棘口吸虫的主要鉴别特征。腹吸盘发达，较口吸盘大，位于体前部或中部腹面。睾丸2个，前后排列在虫体的后半部。卵巢位于睾丸之前。棘口吸虫成虫模式图见图4-35，棘口吸虫成虫见图4-36。

图4-35 棘口吸虫成虫模式图

（二）虫卵

虫卵较大（长＞0.1mm），呈椭圆形，淡黄色，卵壳薄，一端有卵盖，部分虫种虫卵末端有增厚现象，内含未分化的卵细胞和若干个卵黄细胞。

二、生 活 史

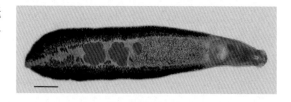

图4-36 棘口吸虫成虫

成虫寄生在终宿主小肠，偶尔也可侵入胆管。虫卵随宿主粪便排出、入水后孵出毛蚴。毛蚴侵入第一中间宿主淡水螺内后，经胞蚴及二代雷蚴的无性增殖，产生许多尾蚴，4～6周，成熟尾蚴从螺体逸出，侵入第二中间宿主淡水鱼、蛙或蝌蚪，形成囊蚴，也可在同一螺体内形成囊蚴，或可钻入另一螺体或蛙类体内成囊，甚至在水生植物上成囊。因此，棘口吸虫对第二中间宿主的选择性不严。动物或人食入含有囊蚴的中间宿主而感染，囊蚴在小肠内脱囊，逸出的幼虫在小肠内7～9天即可发育成熟、产卵。

三、致 病

成虫寄生在小肠，以头部插入肠黏膜，引起局部炎症。人体轻度感染常无明显症状，临床表现有

乏力、头昏、头痛、食欲缺乏、腹痛、肠鸣、腹泻、粪便带血和黏液等。严重感染者可有厌食、下肢水肿、贫血、消瘦、发育不良，甚至合并其他疾病而死亡。

四、实验室诊断

常用粪便检查虫卵，方法有直接涂片法、沉淀法等，多种棘口吸虫的虫卵形态极为相似，因此很难区别，通过检获成虫可鉴别种类。

五、流行与防治

人体寄生的棘口吸虫多分布于东南亚地区，我国已报道有 11 种，其中日本棘隙吸虫在福建与广东有局部流行，藐小棘隙吸虫在安徽局部地区流行。人体主要是吃未煮熟淡水鱼，吞食生的蝌蚪等感染。改变不良的饮食习惯是重要的预防措施。选用硫双二氯酚和吡喹酮治疗患者，两者均有良好驱虫效果。

第 13 节　片形吸虫

片形吸虫是复殖目片形科片形属吸虫。其成虫主要寄生于牛、羊等反刍动物的胆管内，也可寄生于人体的胆管内。寄生于人体的片形吸虫主要包括肝片形吸虫和巨片形吸虫。

一、形　　态

（一）成虫

肝片形吸虫和巨片形吸虫的形态极为相似。成虫背腹扁平，呈叶片状，红褐色，雌雄同体，被覆皮棘。虫体前端有一突出的圆锥状头锥，头锥后方变宽，或形成肩部。口吸盘位于头锥前端的亚腹面，腹吸盘位于头锥基部稍后方。肠支有很多分支，呈树枝状。睾丸两个，呈高度分支，前后排列于虫体的中部。卵巢一个，较小，呈鹿角状，位于腹吸盘右后方，前睾丸的前方（图 4-37）。

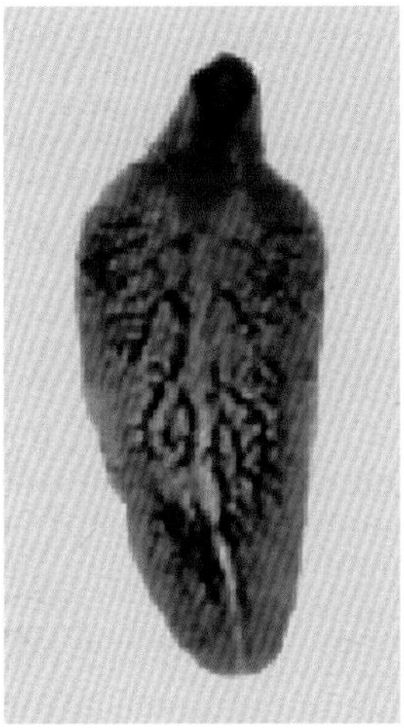

（二）虫卵

虫卵呈长椭圆形，淡黄褐色，卵的一端有一小盖。卵壳薄，分两层。卵内充满多个卵黄细胞和一个不易被查见的卵细胞。肝片形吸虫的虫卵大小为（130～150）μm×（63～90）μm；巨片形吸虫为（114～208）μm×（70～109）μm，平均为 164μm×92μm。

图 4-37　肝片形吸虫成虫

二、生　活　史

片形吸虫的终宿主主要为牛、羊等反刍动物，人因生食水生植物、饮用生水等吞入囊蚴而感染。其成虫寄生于终宿主的胆管内，产出的虫卵随胆汁进入肠道，混入粪便排出体外，在适宜温度的水中发育并孵化出毛蚴，毛蚴侵入中间宿主椎实螺科的淡水螺体内，经胞蚴、母雷蚴和子雷蚴等阶段的发育和无性增殖后，进一步发育至尾蚴。成熟尾蚴逸出螺体，在水生植物或水面上形成囊蚴。终宿主因生食水生植物、饮用生水等吞入囊蚴而感染。童虫在小肠内自囊蚴逸出，穿过肠壁，在腹腔内移行，最终穿过肝脏实质进入胆管并发育为成虫。自吞食囊蚴到粪便中找到虫卵的最短时间为 10～11 周。成虫寿命一般为 4～5 年，个别可长达 12 年。

三、致　　病

片形吸虫的童虫和成虫均可致病，童虫在小肠、腹腔和肝内移行，成虫在胆管寄生，均可造成机械性损害和化学性刺激，引起炎症、细胞增生等病理反应。片形吸虫病分急性、慢性和异位损害三种临床类型。

急性片形吸虫病发生在感染后 2～12 周，由童虫在腹腔和肝脏实质中移行所致，病程进展相对较慢。患者表现为发热、腹痛、乏力，或伴有厌食、呕吐、腹胀、腹泻等症状；肝大、肝区叩痛等体征，部分患者出现腹水、贫血等体征。外周血嗜酸性粒细胞水平增高。

慢性片形吸虫病发生在急性期后，由成虫对胆管的机械性损伤及其代谢产物的刺激作用引起胆管上皮增生，胆管及胆囊炎症，胆管纤维化、扩张及阻塞等病变。患者临床表现轻重不一，主要有腹痛、乏力、贫血、食欲缺乏、厌油腻、黄疸、肝大等，外周血嗜酸性粒细胞水平增高。

童虫在腹腔移行过程中，虫体可穿入或被血流带至肝脏以外的脏器和组织而引起异位损害，如皮下组织、腹壁肌肉、腹膜、肺、眼、脑及膀胱等部位的异位寄生，以皮下组织较多见。异位损害的临床表现较为复杂多变，一般通过手术确诊。

四、实验室诊断

1. 病原学检查　粪便检查或十二指肠引流液检查，找到虫卵为确诊依据。片形吸虫卵与姜片虫卵、棘口吸虫卵相似，应注意鉴别。临床有不少病例是通过外科腹部探查或胆管手术中发现虫体作出诊断的。肝脏表面白色条索状隆起或胆管增粗常提示有肝片形吸虫寄生的可能。

2. 免疫学检查　间接红细胞凝集试验、酶联免疫吸附试验和免疫荧光试验等方法检测特异性抗体有较高敏感性，但片形吸虫与其他吸虫存在较多的共同抗原成分，因此，对抗体阳性结果应结合临床分析。

3. 血常规检查　白细胞和嗜酸性粒细胞数增多，急性期更为明显。

五、流行与防治

1. 流行　片形吸虫呈世界性分布，在全球五大洲的 51 个国家均有人体感染病例报道。估计全球至少有 240 万人感染片形吸虫，受感染威胁者达 9110 万人。我国第一次人体寄生虫分布调查，推算全国感染人数为 12 万人。其散发于福建、江西、湖北、内蒙古、广西、云南等 21 个省级行政区。以甘肃省的感染率最高。片形吸虫是以动物为主的人兽共患寄生虫病，牛、羊等反刍类动物是该虫的保虫宿主，是本病的主要传染源。中间宿主为椎实螺科的截口土蜗、小土蜗和耳萝卜螺等。在低洼潮湿的沼泽地带，牛、羊粪便污染环境，椎实螺孳生，使牛、羊在放牧过程中极易感染。人因生食含囊蚴的水生植物、喝含有囊蚴的生水或生食半生食含童虫的牛、羊内脏而感染。

2. 防治　开展卫生宣教，不生食水生植物、动物内脏。治疗患者首选三氯苯达唑。

医 学 绦 虫

第 14 节　医学绦虫概述

绦虫又称为带虫，属于扁形动物门的绦虫纲，是人体最常见的寄生虫之一。寄生人体的绦虫有 30 余种，分属于多节绦虫亚纲的圆叶目和假叶目。成虫绝大多数寄生在脊椎动物的消化道中，幼虫则寄生于组织中。

一、形　　态

（一）成虫

成虫呈白色或乳白色，扁长如带状，左右对称，虫体分节，无口和消化道，缺体腔，寄生于人体的绦虫均为雌雄同体。虫体长度因虫种而异，可从数毫米至数米不等。虫体分头节、颈部和链体。

　　头节细小，位于虫体前端，圆叶目绦虫头节多呈球形，固着器官是 4 个圆形的吸盘，分列于头节四周；头节顶部有能伸缩的圆形突起，称顶突，顶突周围常有 1 ～ 2 圈棘状或矛状的小钩；假叶目绦虫头节呈梭形，其固着器官是头节上的两条吸槽。绦虫靠头节上的固着器官吸附在宿主肠壁上。紧接着头节的是颈部，短而纤细、不分节，具有生发作用；颈部以后是分节的链体，是由颈部不断芽生出新的节片相连形成的。链体是虫体最显著的部分，由 3 ～ 4 个节片至数千个节片组成，越往后越宽大。链体上靠近颈部的节片较细小，其内的生殖器官尚未发育成熟，称为未成熟节片或幼节；链体中部节片较大，其内的生殖器官已发育成熟，称为成熟节片或成节；链体后部的节片最大，节片中有储满虫卵的子宫，其他生殖器官均已退化，称为妊娠节片或孕节。圆叶目绦虫的孕节，其内除子宫外，其他器官退化，而假叶目绦虫的孕节与成节结构十分相似。末端的孕节可从链体上脱落，新的节片又不断从颈部长出来，这样绦虫始终保持一定的长度。成虫模式图见图 4-38。

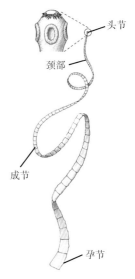

图 4-38　绦虫成虫模式图

　　1. 体壁结构　绦虫的体壁结构与吸虫的相似，体表也可分为两层，即皮层（亦可称体被）和皮下层。皮层是具有高度代谢活性的组织，皮下层主要由表层肌组成，包括环肌、纵肌及少量斜肌，均为平滑肌。虫体内部由实质组织充满，缺体腔和消化道；生殖、排泄和神经系统包埋在实质组织中。

　　2. 神经系统　包括头节中的神经节和由它发出的 6 根纵行的神经干，左右侧各有 1 根主干和 2 根辅干，均贯穿整个链体，在头节和每个节片中还有横向的连接支。感觉末梢分布于皮层，与触觉感受器和化学感受器相连。

　　3. 排泄系统　由若干焰细胞、毛细管、集合管及与其相连的 4 根纵行的排泄管组成。排泄系统既有排出代谢产物的作用，亦有调节体液平衡的功能。

　　4. 生殖系统　链体的每个节片内均有雌雄生殖器官各一套，也有的绦虫有两套雌雄生殖器官。雄性生殖器官一般都比雌性先成熟。雄性生殖系统具有几个到几百个睾丸。睾丸呈圆球形，位于节片上、中部的实质中，通常靠近虫体的一面，习惯上称此面为背面。

　　雌性生殖系统有一个卵巢，大多分成左右两叶，位于节片中轴的腹面、睾丸之后。具有两套生殖器官的绦虫则有两个卵巢，位于节片两侧。卵巢可呈囊状、菊花状、菜花状、双叶状及扇状等多种形状。有的绦虫的卵黄腺呈滤泡状体，数量众多，散在于实质的表层中，围绕着其他器官，而有的绦虫其卵黄腺聚集成单一的致密实体，位于卵巢后方。子宫随绦虫种类的不同而形状各异，可呈管状、囊状。圆叶目绦虫的子宫是盲囊状，无子宫孔，子宫随着其内虫卵的增多和发育而膨大，或向两侧分支，几乎占满整个节片，虫卵在孕节破裂后逸出。假叶目绦虫的子宫是管状，管状子宫盘曲于节片中部，开口于腹面的子宫孔。

　　假叶目和圆叶目绦虫的成虫形态有如下区别：假叶目头节多呈梭形，固着器官是位于头节背、腹面的吸槽；卵黄腺呈滤泡状散布在节片的表层中，位于卵巢之前；生殖孔位于节片中部；子宫具有子宫孔通向体外；成节和孕节结构相似。圆叶目头节呈球形，固着器官是 4 个吸盘，以及顶突和小钩等；卵黄腺聚集成一块，位于卵巢之后，生殖孔位于节片侧面；无子宫孔，孕节和成节结构差异较大（图 4-39）。

（二）虫卵

　　假叶目绦虫卵与吸虫卵相似，为椭圆形，卵壳较薄，一端有小盖，卵内含一个卵细胞和若干个卵黄细胞。圆叶目绦虫卵多呈圆球形，外面是卵壳和很厚的胚膜，卵壳薄易破裂，卵内是已发育的幼虫，具有 3 对小钩，称六钩蚴。

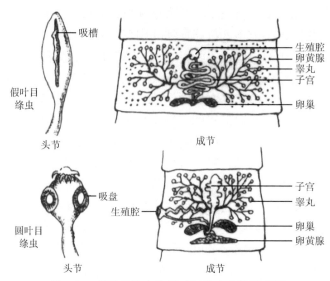

图 4-39 假叶目绦虫和圆叶目绦虫比较模式图

（三）幼虫

在中间宿主体内发育的幼虫称为中绦期幼虫，不同种类绦虫的幼虫形态及名称各不相同，常见的类型有以下几种（图 4-40）。

1. 囊尾蚴 链状带绦虫或肥胖带绦虫的幼虫，俗称囊虫，为半透明小囊，囊内充满液体，囊壁上

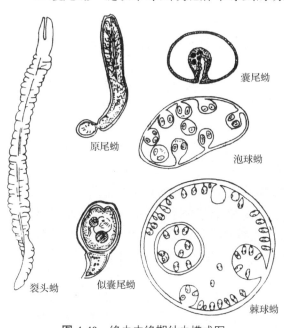

图 4-40 绦虫中绦期幼虫模式图

有一个向内翻转的头节。还有一种囊尾蚴型幼虫，囊内有多个头节，称多头蚴，为多头绦虫的幼虫，椭圆形囊状体，囊壁为透明的膜，膜内生发层长出许多头节，囊内充满液体。

2. 棘球蚴 细粒棘球绦虫的幼虫，又称包虫，是一种较大的球形囊状体，囊内充满液体，内有无数头节，称原头蚴或原头节和许多小的生发囊。生发囊附于囊壁或悬浮在囊液中，其内又有许多头节或更小的囊，以致一个棘球蚴中可含成千上万个头节。

3. 泡球蚴 多房棘球绦虫的幼虫，又称多房棘球蚴。属棘球蚴型，囊较小，但可不断向囊内和囊外芽生许多小囊，囊内充满的不是囊液而是胶状物，其中原头蚴较少。

4. 似囊尾蚴 膜壳绦虫的幼虫，体型较小，前端有很小的囊腔和较大的头节，后部则是实心的带小钩的尾状结构。

5. 裂头蚴 原尾蚴被假叶目绦虫的第二中间宿主吞食后发育而成。裂头蚴白色，带状，但不分节，仅具有不规则的横皱褶，前端略凹入。裂头蚴已失去小尾及小钩，并开始形成附着器，分化出头部。

6. 原尾蚴 假叶目绦虫在第一中间宿主体内发育为幼虫，为一实体，无头节分化，在一端有一小突（小尾），上有 6 个小钩。

二、生 活 史

绦虫的生活史比较复杂，在发育过程中，除了少数种类可以不需要中间宿主外，绝大多数种类都需要 1 ～ 2 个中间宿主。成虫寄生于脊椎动物的消化道中，虫卵自子宫孔排出或随孕节脱落而排出。

假叶目绦虫和圆叶目绦虫在发育过程上有很大不同。

　　假叶目绦虫生活史中需要 2 个中间宿主。虫卵排出后必须进入水中才能继续发育，孵出的幼虫亦具有 3 对小钩，但体外被有一层纤毛，能在水中游动，称为钩球蚴。第一中间宿主是剑水蚤，钩球蚴在其体内发育成中绦期幼虫原尾蚴，原尾蚴已初具绦虫雏形；含原尾蚴的剑水蚤被第二中间宿主鱼或蛙等脊椎动物食入后，原尾蚴继续发育为裂头蚴，裂头蚴已具成虫外形，伸缩活动能力很强。裂头蚴必须进入终宿主肠道后才能发育为成虫。

　　圆叶目绦虫生活史只需 1 个中间宿主，个别种类甚至可以无须中间宿主。虫卵在子宫中即已发育，内含一个六钩蚴。由于圆叶目绦虫无子宫孔，虫卵在孕节自链体脱落排出体外后，孕节的活动挤压或破裂才得以散出。虫卵被中间宿主吞食后，其中的六钩蚴在消化道内孵出，然后钻入宿主肠壁，随血流到达组织内，发育成各种中绦期幼虫。中绦期幼虫被终宿主吞食后，在肠道内胆汁的作用下脱囊或翻出头节，逐渐发育为成虫。成虫在终宿主体内存活的时间随种类而不同，有的仅能活几天到几周，而有的可长达几十年。

　　绦虫的交配及受精可以在同一节片或同一虫体的不同节片间完成，也可在两条虫体间进行。除成虫营有性生殖外，中绦期幼虫可有无性生殖和芽生生殖，如棘球蚴可从囊壁生发层长出许多原头蚴和生发囊。曼氏裂头蚴在宿主免疫功能受抑制或受到病毒感染时，也可能发生异常的芽生增殖，引起严重的增殖型裂头蚴病。裂头蚴具有一定的再生能力，在部分虫体被切除后，可以重新长成一个完整的虫体。

三、致　病

　　绦虫成虫寄生于宿主肠道，可大量地掠夺宿主的营养，但引起症状的主要原因是虫体固着器官吸盘和小钩、微毛对宿主肠道的机械刺激和损伤，以及虫体释出的代谢产物的刺激。成虫引起的症状通常并不严重，仅有腹部不适、饥饿痛、消化不良、腹泻或腹泻与便秘交替出现等，个别种类如阔节裂头绦虫因为大量吸收宿主的维生素 B_{12} 可引起宿主贫血。

　　绦虫幼虫对人体寄生造成的危害远大于成虫，其严重程度因寄生的部位、虫数而异。囊尾蚴和裂头蚴可在皮下和肌肉内引起结节或游走性包块；若侵入眼、脑等重要器官则可引起严重的后果。棘球蚴在肝、肺等处引起占位性损伤，其囊液一旦进入宿主组织，可诱发超敏反应而致休克，甚至死亡。

　　常见人体绦虫的分类见表 4-4。

目	科	属	种
假叶目	裂头科	迭宫属	曼氏迭宫绦虫
		裂头属	阔节裂头绦虫
圆叶目	带科	带属	链状带绦虫
			肥胖带绦虫
			亚洲带绦虫
		棘球属	细粒棘球绦虫
			多房棘球绦虫
	膜壳科	膜壳属	微小膜壳绦虫
			缩小膜壳绦虫
		假裸头属	克氏假裸头绦虫
	囊宫科	复孔属	犬复孔绦虫
	代凡科	瑞列属	西里伯瑞列绦虫

表 4-4　人体内常见绦虫的分类

考点：绦虫成虫的结构，中绦期幼虫形态的类型

第 15 节 链状带绦虫

案例 4-9

患者，男，26 岁。因在粪便中发现有白色节片前来就诊。患者身体健康，喜爱食猪肉和牛肉。自从发现粪便中有白色节片排出后，常感到厌食、恶心和腹部痉挛，偶尔有饥痛感。体检正常，血红蛋白、白细胞计数及尿常规检查均正常。粪便检查发现有带绦虫卵。患者带来的白色节片经注射墨汁后检查发现是孕节，子宫分支为 10～12 支。确诊为猪带绦虫感染。详细询问病史，发现患者经常吃"烤猪肉串"。

问题：1. 分析患者感染绦虫病可能的原因，请制订预防再感染的措施。

2. 患者确诊为猪带绦虫感染的依据是什么？

3. 根据患者粪便中的带绦虫卵可以确诊是猪带绦虫感染吗？

链状带绦虫又称猪带绦虫、猪肉绦虫或有钩绦虫，属圆叶目。成虫寄生于人体小肠，引起猪带绦虫病，幼虫囊尾蚴寄生于人体皮下、肌肉、内脏或猪的组织内，引起囊尾蚴病，又称囊虫病。

在我国古代医籍中猪带绦虫与牛带绦虫一起被称为"寸白虫"或"白虫"，早在《金匮要略》中就有关于白虫的记载，在《诸病源候论》中将该虫体形态描述为"长一寸而色白、形小扁"，并指出是因"炙食肉类而传染"。

一、形　　态

（一）成虫

成虫乳白色、带状，长 2～4m，前端较细，向后渐扁阔，整个虫体的节片薄而透明。头节近似球形，细小似小米粒，直径 0.6～1mm，头节上有 4 个吸盘，顶端有顶突，顶突上有 25～50 个小钩，排列成内外两圈，内圈的钩较大，外圈的钩稍小。颈部纤细，长 5～10mm，直径约为头节之半，具有生发作用。链体由 700～1000 个节片组成，靠近颈部及链体前段的幼节细小，短而宽，生殖系统不成熟，结构不明显；中段的成节较大，近方形，每个节片内均有成熟的雌雄生殖器官各一套。雄性生殖器官有睾丸 150～200 个，圆球形呈滤泡状，分布于节片两侧。雌性生殖系统有一个卵巢，位于节片后 1/3 的中央，分为三叶，除左右两大叶外，在子宫与阴道之间另有一中央小叶。末端的孕节最大，为窄长的长方形，可见充满虫卵的子宫向两侧发出分支，每侧 7～13 支，各分支不整齐，末端再分支而呈树枝状，每一孕节中含 3 万～5 万个虫卵（图 4-41）。

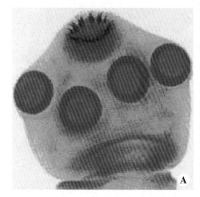 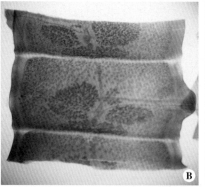 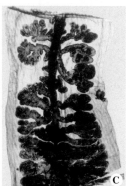

图 4-41　链状带绦虫成虫头节、成节、孕节

A. 头节；B. 成节；C. 孕节

（二）虫卵

虫卵呈球形或近似球形，直径 50 ～ 60μm，卵壳很薄且脆弱，在虫卵自孕节散出后多数已脱落。光镜下这种脱掉卵壳的虫卵大小为 31 ～ 43μm。外面是较厚的胚膜，呈棕黄色，具有放射状的条纹。胚膜内是球形的六钩蚴，直径为 14 ～ 20μm，新鲜的虫卵内可见有 3 对小钩的六钩蚴（图 4-42）。

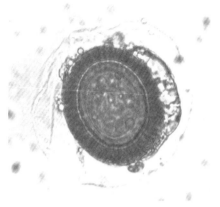

图 4-42　猪带绦虫卵

（三）幼虫

链状带绦虫幼虫又称链状带绦虫囊尾蚴、猪囊尾蚴或猪囊虫，为乳白色半透明、卵圆形的囊状物，其形状、大小因寄生部位和数量而异。通常皮下、肌肉中的猪囊尾蚴如黄豆大小，为（8 ～ 10）mm×5mm。囊内充满透明的囊液。囊壁分两层，外为皮层，内为间质层，间质层有一处向囊内翻卷收缩的似米粒大小的白点，即是头节，其形态结构和成虫头节相同（图 4-43）。

二、生　活　史

人是猪带绦虫唯一的终宿主，同时也可作为中间宿主；猪和野猪是主要的中间宿主。成虫寄生于人的小肠上段，以吸盘和小钩固着于肠壁。孕节常单独或 5 ～ 6 节相连从链体上脱落，随粪便排出，脱离虫体的孕节，仍具有一定的活动力，因受挤压破裂而使虫卵散出。当虫卵或孕节被猪、野猪或人等中间宿主吞食后，虫卵在其小肠内经消化液作用，24 ～ 72 小时后胚膜破裂，六钩蚴逸出，然后借其小钩和分泌物的作用钻入小肠壁，再经血液循环或淋巴系统到达宿主运动较多的肌肉组织，10 周左右发育为囊尾蚴。囊尾蚴在猪体内可存活数年，甚至 10 余年。

有囊尾蚴寄生的猪肉称为"米猪肉"或"豆猪肉"（图 4-44）。当人误食生的或未煮熟的含囊尾蚴的猪肉后，囊尾蚴在人小肠内受胆汁刺激而翻出头节，附着于肠壁，经 2 ～ 3 个月，发育为成虫，并开始排出孕节和虫卵。成虫在人体内寿命可达 25 年以上。当人误食虫卵或孕节后，其可在人体发育成囊尾蚴，但不能继续发育为成虫。生活史示意图见图 4-45。

三、致　病

寄生在人体小肠的成虫一般仅为 1 条，有的可多达 10 余条，在地方性流行区患者平均感染的成虫可达 2.3 ～ 3.8 条，国内报道感染最多的一例为 19 条。猪带绦虫病的临床症状一般比较轻微。粪便中发现节片是最常见的患者就诊原因。少数患者有上腹或全腹隐痛、消化不良、腹泻、体重减轻等症状。偶有因头节固着于肠壁而致局部损伤，少数穿破肠壁导致肠穿孔，并发腹膜炎，或因成虫缠绕成团引起肠梗阻。另外，国内曾有成虫异位寄生于大腿皮下、甲状腺的罕见病例报道。

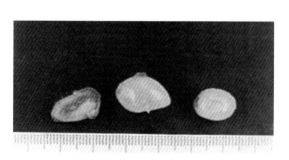

图 4-43　猪带绦虫囊尾蚴

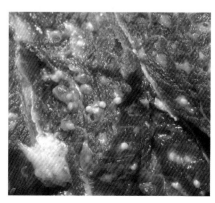

图 4-44　猪带绦虫囊尾蚴寄生猪肉

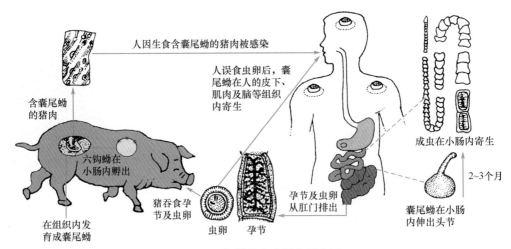

图 4-45　猪带绦虫生活史示意图

　　猪囊尾蚴对人体的危害远较成虫大，其危害程度因猪囊尾蚴寄生的部位和数量不同而异。其所致疾病称囊尾蚴病，俗称囊虫病，是我国最重要的寄生虫病之一。人体寄生的猪囊尾蚴可由 1 个至数千个不等；寄生部位很广，好发部位主要是皮下组织、肌肉、脑和眼，其次为心、舌、口腔，以及肝、肺、腹膜、上唇、乳房、子宫、神经鞘、骨等。囊尾蚴在猪体内寄生的部位主要是运动较多的肌肉，以股内侧肌多见，然后依次为深腰肌、肩胛肌、咬肌、腹内斜肌、膈肌、心肌、舌肌等。随着寄生时间的延长，囊尾蚴会逐渐死亡钙化。寄生于不同部位的囊尾蚴，其大小和形态也有所不同。在疏松的结缔组织和脑室中的囊尾蚴多呈圆形，大小为 5 ～ 8mm；在肌肉中略伸长；在脑底部的长 2.5mm，且可具分支或葡萄样突起，称为葡萄状囊尾蚴。

　　人体囊尾蚴病按虫体寄生部位可进行如下分类。

　　1. 皮下及肌肉囊尾蚴病　囊尾蚴位于皮下、黏膜下或肌肉中，形成结节。数目可由 1 个至数千个。以躯干和头部较多，四肢较少。结节在皮下呈圆形或椭圆形，大小为 0.5 ～ 1.5cm，硬度近似软骨，手可触及，与皮下组织无粘连，无压痛，可移动，常分批出现，并可自行逐渐消失。轻时无症状，重时可出现肌肉酸痛无力、发胀、麻木或呈假性肌肥大症等。

　　2. 脑囊尾蚴病　本病对人体危害最为严重，发病率高于其他几种类型。由于囊尾蚴在脑内的寄生部位、数量和发育程度不同，以及不同宿主对寄生虫的反应不同，脑囊尾蚴病的临床症状极为复杂，有的可全无症状，有的有头晕、头痛、记忆力减退等，而有的可引起猝死，但大多数病程缓慢，发病时间以 1 个月至 1 年为最多，最长可达 30 年。癫痫发作、颅内压增高和精神症状是脑囊尾蚴病的三大主要症状。

　　脑囊尾蚴病可分为以下七种类型。①脑实质型：最为常见；②高颅内压型；③脑炎脑膜炎型；④精神障碍型；⑤神经衰弱型；⑥混合型：可表现为癫痫合并高颅内压型，癫痫合并高颅内压及精神障碍型；⑦亚临床型：该型又称隐性脑囊尾蚴病，患者脑内有囊尾蚴寄生，但无任何临床表现和体征。

　　3. 眼囊尾蚴病　囊尾蚴可寄生在眼的任何部位，但绝大多数在眼球深部玻璃体及视网膜下寄生。通常累及单眼，症状轻者表现为视力障碍，常可见眼内虫体蠕动，眼底镜检有时可见头节蠕动，重者可致失明。囊尾蚴在眼内存活的时间为 1 ～ 2 年，一般患者尚能忍受；而囊尾蚴一旦死亡，虫体的分解物可产生强烈刺激，造成眼内组织变化，导致玻璃体混浊、视网膜脱离、视神经萎缩，并发白内障，继发青光眼等，最终可致眼球萎缩而失明。

　　4. 其他部位囊尾蚴病　囊尾蚴寄生于椎管内者由于脊髓受压迫而发生截瘫、感觉障碍、大小便失禁或尿潴留等。寄生于心脏、舌、口腔黏膜下、声带，以及膈肌、肝、肺等器官时，引起相应的功能障碍。

四、实验室诊断

（一）病原学检查

1. 猪带绦虫病的诊断　询问有无吃生猪肉和排节片史有重要的诊断意义。可用直接涂片法、沉淀法等进行粪便检查，查获虫卵报告带绦虫感染，查获孕节即可确诊。用肛门拭子法可提高检虫率。对可疑的患者应连续数天进行粪便检查，必要时还可试验性驱虫。收集患者的全部粪便，用水淘洗检查头节和孕节，可以确定虫种和明确疗效。

2. 囊尾蚴病的诊断　囊尾蚴病的诊断比较困难，误诊率较高。检查方法因寄生部位不同而异。皮下或浅表部位的囊尾蚴结节可采用手术摘除，用压片法活检后诊断。眼部的囊尾蚴可用眼底镜检查来诊断；对于脑和深部组织的囊尾蚴可用 CT 和 MRI 等影像学检查。CT 和 MRI 可准确诊断脑囊尾蚴的数目、大小及病变部位，能动态观察脑囊虫病的病理演变过程，也可结合其他临床症状如癫痫发作、皮下或肌肉结节、头痛、头晕等进行判断。

（二）免疫学检查

免疫学试验具有辅助诊断价值，尤其是对无明显临床体征的脑囊尾蚴病患者的诊断具有重要意义。常用的诊断方法有间接红细胞凝集试验、酶联免疫吸附试验等，检测患者血清或脑脊液中的抗体（IgG、IgM 等）或循环抗原。

五、流行与防治

1. 流行　猪带绦虫在全球分布很广，但感染率不高，主要流行于欧洲、拉丁美洲、非洲及亚洲的一些国家。在我国分布也很广泛，散发病例见于全国 27 个省级行政区，主要在华北、东北、西北、西南等地区流行。一般农村患者多于城市患者，在有的地方呈局限性流行。猪带绦虫病的传播和流行与居民食肉的方式、卫生习惯、人粪处理和猪的饲养方式等有关，人感染猪带绦虫病由误食囊尾蚴引起，而囊尾蚴病的原因则是食入了该虫卵。人体感染囊尾蚴病的方式有三种：①自体内感染，最严重，即患者体内已经有成虫感染，当遇到反胃、呕吐时，肠道的逆蠕动可将孕节反推入胃中引起自身感染。②自体外感染，患者误食自己排出的虫卵而引起再感染。③异体感染，误食他人排出的虫卵引起感染。据报道有 16%～25% 的猪带绦虫患者伴有囊尾蚴病，而囊尾蚴病患者中约 55.6% 伴有猪带绦虫寄生。前两种感染方式更重要。

2. 防治　除了加强卫生教育外，要抓好"驱、管、检"的综合防治措施。加强猪圈的管理，控制人畜互相感染。加强肉类检疫，加强健康教育。实验证明，猪囊尾蚴在 –5℃可存活 5 天，20℃可存活 26 天，50℃可存活 15 分钟，猪肉在 –12～–13℃环境中，经 12 小时，其中囊尾蚴可全部被杀死。开展普查普治，由于虫体寄生在肠道可导致猪带绦虫病，应尽早并彻底为患者进行驱虫治疗。

（1）猪带绦虫病的治疗　槟榔 - 南瓜子合剂有良好的驱虫效果，其疗效高，不良反应小。此外，未帕林、吡喹酮、甲苯咪唑、阿苯达唑等都有很好的驱虫效果。

（2）猪囊尾蚴病的治疗　囊尾蚴病的治疗原则和方案视囊尾蚴病的类型和患者的具体情况而定。治疗囊尾蚴病常用的疗法是手术摘除虫体，特别对于眼囊尾蚴病是较好的方法，以免药物治疗后囊尾蚴死于眼内，引起全眼球炎症而致失明，不能手术摘除的囊尾蚴仍以药物治疗为主。常用的药物有吡喹酮、阿苯达唑和甲苯咪唑等，可使囊尾蚴变性和死亡。

考点：猪带绦虫成虫、囊尾蚴、头节、孕节形态特点，猪带绦虫生活史要点，猪囊尾蚴病寄生的部位，病原学诊断方法，人体感染囊尾蚴病的方式

第16节　肥胖带绦虫

案例 4-10

患者，男，20岁，日前因腹泻、腹痛来医院就诊。询问病史，经常去吃西餐，喜欢三分熟的牛排，近两周来出现腹泻、腹痛症状，吃治胃疼的药无济于事。粪便检查发现白色绦虫节片和绦虫卵。

问题：1. 该案例中的患者可能患什么病？
　　　2. 请列出该病的诊断依据。
　　　3. 可采用什么措施预防和治疗该病？

肥胖带绦虫，又称牛带绦虫、牛肉绦虫或无钩绦虫等，成虫寄生于人体小肠内，引起牛带绦虫病；幼虫寄生于牛的皮下、肌肉、眼、脑等处引起牛囊尾蚴病。它与猪带绦虫同属于带科、带属。两者的形态和发育过程相似。

一、形　　态

（一）成虫

成虫外形与猪带绦虫相似（图4-46）。乳白色、分节，长4～8m，体节大而肥厚，整个虫体由1000～2000节组成。头节略呈方形，直径1.5～2.0mm，有4个吸盘，无顶突和小钩。成节内睾丸300～400个，分布于节片两侧，卵巢分左右两叶。孕节子宫分支每侧15～30支，分支整齐，每一孕节中含8万～10万个虫卵（图4-47）。绦虫的虫卵在形态上难以区别。但虫体大小和结构有差异，主要区别见表4-5。

区别点	猪带绦虫	牛带绦虫
体长	2～4m	4～8m 或更长
节片	700～1000节，较薄、略透明	1000～2000节，较厚、不透明
头节	球形、直径约1mm，有顶突和2圈小钩，小钩25～50个	略呈方形、直径1.5～2.0mm，无顶突和小钩
成节	卵巢分为3叶，睾丸150～200个	卵巢分2叶，睾丸300～400个
孕节	子宫分支不整齐，每侧为7～13支	子宫分支较整齐，每侧15～30支，末端多有分叉
囊尾蚴	头节具顶突和小钩、可寄生人体引起囊尾蚴病	头节无顶突及小钩，不寄生于人体

表 4-5　猪带绦虫与牛带绦虫形态的区别

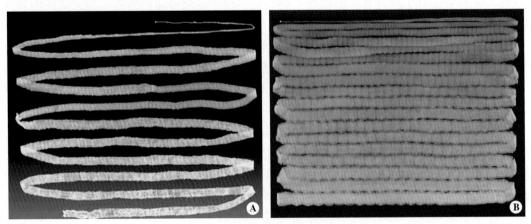

图 4-46　猪带绦虫成虫和牛带绦虫成虫

A. 猪带绦虫成虫；B. 牛带绦虫成虫

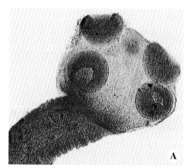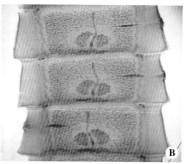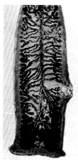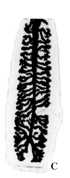

图 4-47　牛带绦虫头节、成节、孕节

A. 头节；B. 成节；C. 孕节

（二）虫卵

两种带绦虫的虫卵在形态上难以区别，称为带绦虫卵。

二、生 活 史

人是牛带绦虫唯一的终宿主。成虫寄生在人的小肠上段，以吸盘固着于肠壁，末端孕节常单个节片脱离链体，随宿主粪便排出。通常每天排出 6 ～ 12 节，最多达 40 节。每一孕节含虫卵 8 万～ 10 万个，其中 40% 需到外界发育 2 周才成熟，另有 10% 为未受精卵。从链体脱落下的孕节仍具有显著的活动力，有的可自动地从肛门逸出。虫卵随孕节活动，当孕节沿地面蠕动时可将虫卵从子宫前端排出，或由于孕节的破裂，虫卵得以播散。当中间宿主牛吞食到虫卵或孕节后，虫卵内的六钩蚴即在其小肠内孵出，然后钻入肠壁，随血液循环到全身各处，尤其是到运动较多的股、肩、心、舌和颈部等肌肉内，经 60 ～ 70 天发育为牛囊尾蚴。除了牛之外，羊、美洲驼、长颈鹿、羚羊等也可被牛囊尾蚴寄生。

人若吃到生的或未煮熟的含有牛囊尾蚴的牛肉，经肠消化液的作用，囊尾蚴的头节即可翻出并吸附于肠壁，经 8 ～ 10 周发育为成虫。成虫寿命可达 20 ～ 30 年，甚至更长（图 4-48）。

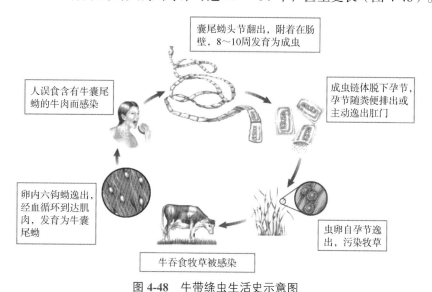

图 4-48　牛带绦虫生活史示意图

三、致 病

寄生人体的牛带绦虫多为 1 条，但在地方性流行区，如贵州的从江县，患者平均感染成虫 2.7 ～ 8 条，最多的一例患者竟达 31 条。患者一般无明显症状，仅时有腹部不适、饥饿痛、消化不良、腹泻或体重减轻等表现。由于牛带绦虫孕节活动力较强，孕节从肛门逸出，患者大都能发现排出的节片，多数患者有肛门瘙痒的症状。另外，还可引起阑尾炎、肠腔阻塞等并发症和异位寄生，曾有孕节在子宫腔、耳咽管等部位寄生的报道。

调查中发现有的牛带绦虫病患者指甲缝中带有绦虫卵，误食虫卵的机会多；但人体几乎没有牛囊尾蚴寄生，至今全球较可靠的人体感染记录仅有几例，显示人对牛带绦虫的六钩蚴具有天然免疫力。

四、实验室诊断

询问病史对发现牛带绦虫病十分重要，因为牛带绦虫孕节活动力强，常自动逸出肛门，更易引起患者注意。患者常自带排出的孕节前来就诊。观察孕节的方法与猪带绦虫相同，根据子宫分支的数目和特征可将两者区别。若节片已干硬，可用生理盐水浸软，或以乳酸酚浸泡透明后再观察。通过粪便检查可查到虫卵甚至孕节，但采用肛门拭子法查到虫卵的机会更多。还可采用粪便淘洗法寻找孕节和头节，以判定虫种和明确疗效。

五、流行与防治

1.流行　牛带绦虫呈世界性分布，在喜食牛肉，尤其是有生食或半生食牛肉习惯的地区中更易流行，一般地区仅有散在的感染。国外主要流行于北美洲、非洲、欧洲、南美洲。在欧洲及美国，尽管肉类检疫比较严格，也仅有 80% 的肉品能保证安全。我国 20 多个省级行政区有散在分布的牛带绦虫患者，在西藏、新疆、四川、云南、内蒙古、宁夏、广西、贵州及台湾呈地方性的流行。西部地区牛带绦虫的感染率远高于全国平均水平，西部地区的带绦虫病的防治形势相当严峻。

人体牛带绦虫病是由生食或半生食含有活囊尾蚴的牛肉所致。另外，感染以半农半牧民最为多见，男性感染率比女性高，以文化程度较低的青壮年多见。造成牛带绦虫病地方性流行的主要因素是患者和带虫者粪便污染牧草和水源，以及居民食用牛肉的方法不当。

2.防治　同猪带绦虫。

考点：牛带绦虫成虫、幼虫、头节、孕节形态特点，生活史要点，病原学诊断方法

第17节　细粒棘球绦虫

案例 4-11

患者，男，39 岁，牧民。因"腰背部疼痛 1 年余加重伴双侧大腿部疼痛 3 个月余"入院，入院时腰椎前屈后伸活动无明显受限，双下肢不存在麻木不适症状。体格检查：患者意识清楚，可自行进入病房，脊柱外观无畸形，$L_1 \sim L_2$ 棘突及棘突旁轻微压痛、叩击痛。腰椎 X 线检查示 L_1 棘突及其椎板增大，腰椎 CT 检查示 L_1 椎体附件病变，棘突、椎板、关节突骨质破坏。行 $L_1 \sim L_2$ 椎管内外占位病变病灶清除术，术中见棘突肌肉组织内少许透明状液体，L_1 棘突、椎板及上下关节突骨质破坏，部分椎弓根骨折破坏，椎管内硬膜外见些许坏死样物质，彻底清除破坏骨质及坏死组织。术中冷冻切片结果提示棘球蚴病，病理检查结果提示脊柱棘球蚴病。

问题：1. 患者确诊为棘球蚴病的依据是什么？
　　　2. 在牧区牧民应该怎样预防棘球蚴病？
　　　3. 棘球蚴病好发在人体哪些部位？

细粒棘球绦虫又称包生绦虫，属带科、棘球属。成虫寄生于犬科食肉动物小肠内；幼虫即棘球蚴，简称包虫，寄生于人和多种食草类家畜及其他动物内脏组织中，引起一种严重的人兽共患病，称棘球蚴病或包虫病。棘球蚴病分布广泛，严重危害人类健康和畜牧业生产，现已成为全球重要的公共卫生问题。

一、形　　态

（一）成虫

成虫是绦虫中最小的虫种之一，体长 2～7mm，平均 3.6mm。除头节和颈部外，整个链体只有幼节、成节和孕节各一节，偶或多一节，各节片均为狭长形。头节略呈梨形，具有顶突和 4 个吸盘。顶突上有两圈大小相间的小钩共 28～48 个，呈放射状排列。顶突顶端有一群梭形细胞组成的顶突腺，其分泌物可能具有抗原性。成节的结构与带绦虫相似，生殖孔位于节片一侧的中部偏后，睾丸 45～65 个，均匀地分布在生殖孔水平线前后方。孕节的生殖孔靠后，子宫有不规则的分支和侧囊，含 200～800 个虫卵（图 4-49）。

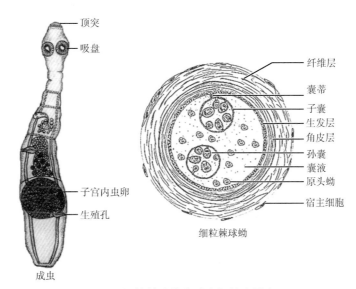

图 4-49　细粒棘球绦虫成虫与幼虫模式图

（二）虫卵

虫卵与猪、牛带绦虫卵基本相同，在光镜下难以区别。

（三）幼虫

幼虫即细粒棘球蚴（图 4-49），为球形囊状体，直径可由不足 1cm 至 40cm，与寄生部位、寄生时间和宿主的种类有关。棘球蚴为单房性囊，由囊壁和内含物（生发囊、原头蚴、囊液等）组成。有的还有子囊和孙囊。囊壁外有宿主的纤维组织包绕。

囊壁分两层，外层为角皮层，厚约 1mm，乳白色、半透明，似粉皮状，较松脆，易破裂。光镜下无细胞结构而呈多层纹理状。内层为生发层，亦称胚层，厚约 20μm，具有细胞核。生发层紧贴在角皮层内，电镜下可见从生发层上有无数微毛延伸至角皮层内。囊腔内充满囊液，亦称棘球蚴液。囊液无色透明或微带黄色，内含多种蛋白质、肌醇、卵磷脂、尿素及少量糖、无机盐和酶。生发层向囊内长出许多原头蚴（图 4-50），原头蚴椭圆形或圆形，大小为 170μm×122μm，为向内翻卷收缩的头节，其顶突和吸盘内陷，内包数十个小钩。原头蚴与成虫头节的区别在于其体积小和缺顶突腺。

生发囊也称为育囊，是具有一层生发层的小囊，直径约 1mm，由生发层的有核细胞发育而来。最初由生发层向囊内芽生成群的细胞空腔化后，在小囊壁上生成数量不等的原头蚴，原头蚴可向生发囊内生长，也可向囊外生长为外生性原头蚴，多者可达 30～40 个。

子囊可由母囊（棘球蚴囊）的生发层直接长出，也可由原头蚴或生发囊发育而成。子囊结构与母囊相似，其囊壁具有角皮层和生发层，囊内也可生长原头蚴、生发囊，以及与子囊结构相似的小囊，称为孙囊。有的母囊无原头蚴、生发囊等，称为不育囊。

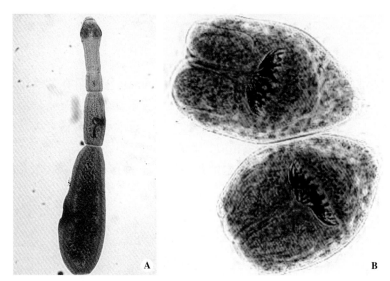

图 4-50　细粒棘球绦虫成虫、原头蚴

A.细粒棘球绦虫成虫；B.原头蚴

原头蚴、生发囊和子囊可从胚层上脱落，悬浮在囊液中，称为棘球蚴砂或囊砂。

二、生　活　史

细粒棘球绦虫的终宿主是犬、狼和豺等食肉动物；中间宿主是羊、牛、骆驼、猪等多种食草动物和人。

成虫寄生在终宿主小肠上段，以顶突上的小钩和吸盘固着在肠绒毛基部隐窝内、孕节或虫卵随宿主粪便排出。孕节和虫卵可污染动物皮毛和周围环境，包括牧场、畜舍、蔬菜、土壤及水源等。当中间宿主吞食了虫卵和孕节后，六钩蚴在其肠内孵出，然后钻入肠壁，经血液循环至肝、肺等器官，经 3～5 个月发育成直径为 1～3cm 的棘球蚴。随棘球蚴囊的大小和发育程度不同，囊内原头蚴可有数千至数万个，甚至数百万个。原头蚴在中间宿主体内播散可形成新的棘球蚴，在终宿主体内可发育为成虫。生活史示意图见图 4-51。

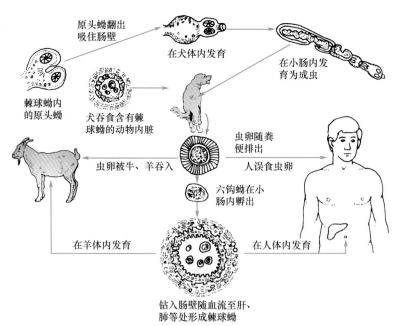

图 4-51　细粒棘球绦虫生活史示意图

棘球蚴被犬、狼等终宿主吞食后，其所含的每个原头蚴都可发育为一条成虫。故犬、狼肠内寄生的成虫也可达数千至上万条。从感染至发育成熟排出虫卵和孕节约需 8 周时间。大多数成虫寿命为 5 ～ 6 个月。

人可作为细粒棘球绦虫的中间宿主。当人误食虫卵后，六钩蚴即经肠壁随血液循环侵入组织，引起急性炎症反应，若幼虫未被杀死，则逐渐形成一个纤维性外囊，在内缓慢地发育成棘球蚴，故棘球蚴与宿主间有纤维被膜分隔。一般感染半年后囊的直径达 0.5 ～ 1.0cm，以后每年增长 1 ～ 5cm，最大可长到数十厘米。棘球蚴在人体内可存活 40 年甚至更久。但如继发其他感染或外伤时，可发生变性衰亡，囊液浑浊而终被吸收和钙化。

三、致　病

棘球蚴病分为囊型棘球蚴病和泡型棘球蚴病（由多房棘球绦虫引起），细粒棘球绦虫的幼虫棘球蚴引起囊型棘球蚴病，棘球蚴病患者早期可无任何临床症状，多在体检中发现。棘球蚴对人体的危害以机械损害为主，严重程度取决于棘球蚴的体积、数量、寄生时间和部位。因棘球蚴生长缓慢，往往在感染后 5 ～ 20 年才出现症状。棘球蚴在人体内可寄生于几乎所有部位，最多见的部位是肝，多在右叶，肺次之，此外是腹腔，原发在肝，再向各器官组织转移，如脑、脾、盆腔、肾、胸腔、骨、肌肉、胆囊、子宫，以及皮肤、眼、卵巢、膀胱、乳房、甲状腺等。在肺和脾内棘球蚴生长较快。在骨组织内则生长极慢。巨大的棘球蚴囊多见于腹腔，它可以占满整个腹腔，挤压膈肌，甚至使一侧肺叶萎缩。皮肤及眼等也可被寄生。原发性感染一般为单个囊肿，约占患者 80% 以上，但多个寄生也不少见。继发性感染常为多发，通常由肝囊型棘球蚴病破裂引起全腹腔种植扩散，可同时累及多个器官。

由于棘球蚴不断生长，棘球蚴囊占位、压迫、刺激周围组织、器官，引起组织细胞破裂、萎缩、坏死等一系列症状。常见症状如下。

1. 局部压迫和刺激症状　受累部位有轻微疼痛和坠胀感。如累及肝脏可有肝区疼痛，在肺部可出现呼吸急促、胸痛等呼吸道刺激症状，在颅脑则引起头痛、呕吐甚至癫痫等，骨棘球蚴病常发生于骨盆、椎体的中心和长骨的干骺端，可破坏骨质，易造成骨折或骨碎裂。位置表浅的棘球蚴可在体表形成包块，触之坚韧，压之有弹性，叩诊时有震颤感。若包块压迫门静脉可致腹水，压迫胆管可致阻塞性黄疸、胆囊炎等。

2. 毒性和过敏反应　囊液一旦渗到囊肿外，可引起局部的过敏反应，大量进入血液循环，可引起过敏性休克，甚至引起患者猝死。常见荨麻疹、血管神经性水肿和过敏性休克等。

3. 胃肠功能紊乱　如食欲减退、消瘦、发育障碍和恶病质现象。

4. 继发性感染等并发症　棘球蚴囊一旦破裂，可造成继发性感染。如肝棘球蚴囊破裂可进入胆道，引起急性炎症，出现胆绞痛、寒战、高热、黄疸等。破入腹腔可致急性弥漫性腹膜炎。肺棘球蚴如破裂至支气管，可咳出小的生发囊、子囊和角皮碎片。

根据棘球蚴寄生人体的部位，将棘球蚴病分成以下几种临床类型：①肝棘球蚴病：囊肿大多位于右叶，且多位于表面，位于左叶者仅占 1/4。肝内单发性小囊肿患者可长期无不适症状。②肺棘球蚴病：早期囊肿小，一般无明显症状，常经体检或在因其他疾病进行胸部 X 线检查时发现。2/3 患者病变位于右肺，且以下叶居多。因肺部囊肿增大较快，引起压迫或并发炎症时，患者有咳嗽、咳痰、胸痛、咯血等症状。③脑棘球蚴病：发病率低，多见于儿童，以顶叶为常见，临床表现为癫痫发作及颅内压增高症状。④骨骼棘球蚴病：较为罕见，占全身棘球蚴病的 0.2% 左右。⑤其他：心包、肾、脾、肌肉、胰腺等棘球蚴病少见，其症状似良性肿瘤。

四、实验室诊断

询问病史对诊断有一定的参考价值。了解患者是否有流行区的居住、工作、旅游或狩猎史；是否有与犬、牛、羊等家养动物，狐、狼等野生动物及其皮毛的接触史；在非流行区，是否有从事来自流行区的家畜运输、宰杀、畜产品和皮毛产品加工等工作史；是否有棘球蚴囊肿占位所致的压迫、刺激、破裂引起的一系列症状和体征。

X线、B超、CT、MRI及同位素扫描等对棘球蚴病的诊断和定位具有重要价值。特别是CT和MRI，不仅可早期诊断出无症状的带虫者，且能准确地检测出各种病理形态影像。但确诊应以病原学结果为依据，即手术取出棘球蚴，或从痰、胸膜积液、腹水或尿等检获棘球蚴碎片或原头蚴等。近年的研究表明，应用B超引导下的细针穿刺肝脏，并结合服用杀虫药物，诊断性检查疑似肝棘球蚴病病例是可行的。

免疫学试验是重要的辅助诊断方法，可提高棘球蚴病诊断准确性。常用的方法有卡松尼皮内试验和血清学检查法，如乳胶凝集试验（LAT）、间接红细胞凝集试验、ELISA、免疫印迹技术等。其中，以ELISA法最为常用且较敏感，特异性强。

棘球蚴病诊断原则是根据流行病学史、临床表现、影像学特征和实验室检查结果综合判断。

五、流行与防治

1. 流行　细粒棘球绦虫分布遍及世界各大洲牧区，主要流行于中国、蒙古国、土耳其、土库曼斯坦、伊拉克、叙利亚、黎巴嫩、阿根廷、巴西、智利、澳大利亚、新西兰，以及非洲北部、东部和南部的一些国家和地区。

我国是世界上棘球蚴病流行最严重的国家之一，2004年完成的全国人体重要寄生虫病调查结果表明，流行区人群平均棘球蚴病患病率为1.08%。棘球蚴病主要流行于我国新疆、内蒙古、四川、西藏、甘肃、青海、宁夏7个省级行政区的牧区和半农半牧区，随着西部大开发战略的实施，对本病的防治日益成为重要的任务。牧区犬的感染通常较重，牧区儿童喜欢与家犬亲昵，很易受到感染，成人感染可因从事剪羊毛、挤奶、加工皮毛等工作引起，此外，通过食入被虫卵污染的水、蔬菜或其他食物也可受染。

2. 防治　在流行区应采取综合性预防措施，开展健康教育，提高全民的防病意识，养成良好的个人习惯和饮食习惯，加强个人防护，避免感染。登记及管理好家犬和无主犬，定期用吡喹酮为家犬、牧犬驱虫，以减少传染源。新疆地区采用"犬犬投药，月月驱虫"的方法取得了良好的效果。管理好家畜的屠宰及检疫，监督病变脏器的无害化处理，根除以病畜内脏喂犬和乱抛的陋习。在棘球蚴病流行区积极开展人群普查、患者管理、药物和手术治疗等工作。棘球蚴病的治疗，首选外科手术，术中应注意将虫囊取尽并避免囊液外溢造成过敏性休克或继发性腹腔感染。对早期较小的棘球蚴和广泛播散难以手术的患者采用药物治疗可缓解症状，减少复发率，提高疗效，延长存活期。药物治疗常作为手术前后的辅助治疗。目前以阿苯达唑疗效最佳（治疗大小为2cm以下的棘球蚴病效果好），亦可使用甲苯咪唑、吡喹酮等。

🔗 链接　犬复孔绦虫

犬复孔绦虫是犬和猫的常见寄生虫。偶可感染人体，引起犬复孔绦虫病。成虫为小型绦虫，寄生于犬、猫的小肠内，人体感染常由与猫、犬接触时误食病蚤引起，犬栉首蚤、猫栉首蚤和致痒蚤是重要的中间宿主。粪便中查到虫卵或孕节即可确诊。人犬复孔绦虫病成人感染较少，儿童因与犬、猫接触机会较多，故感染率较高。犬复孔绦虫广泛分布于世界各地。犬和猫的感染率很高，狐和狼等也可感染。防治措施为注意治疗患者，灭蚤和讲究卫生。家庭饲养犬、猫的应注意定期给动物灭蚤和驱虫，以防人体受感染。

第 18 节　曼氏迭宫绦虫

案例 4-12

患者，男，45 岁，在家剖杀青蛙时青蛙体液溅入左眼。在随后的两年内，患者长期出现左眼上睑红肿、疼痛、流泪等症状。经医院眼科、感染科确诊该病例为"眼裂头蚴病"，随后，实施左眼眶肿瘤切除术，在其上眶缘取约 1.8cm×0.8cm 大小的组织，病理活检提示组织慢性炎症伴肉芽组织增生、嗜酸性粒细胞浸润及寄生虫感染。

问题：1. 常见的裂头蚴病有哪些类型？

　　　 2. 请分析该患者感染的原因。

曼氏迭宫绦虫成虫主要寄生在猫科动物，偶然寄生于人体，引起曼氏迭宫绦虫病。中绦期裂头蚴也可在人体寄生，引起曼氏裂头蚴病，其危害远比成虫大。

一、形　态

（一）成虫

成虫长 60 ～ 100cm，宽 0.5 ～ 0.6cm。头节细小，长 1.0 ～ 1.5mm，宽 0.4 ～ 0.8mm。成虫呈指状，其背、腹面各有一条纵行的吸槽。颈部细长，链体有节片约 1000 个，节片一般宽度均大于长度，但远端的节片长宽几近相等。

成节具有发育成熟的雌雄性生殖器官各一套。肉眼即可见到每个节片中部凸起的子宫。睾丸呈小圆球形，有 320 ～ 540 个，卵巢分两叶，位于节片后部，自卵巢中央发出短的输卵管，其末端膨大为卵模后连接子宫，卵模外有梅氏腺包绕。阴道为纵行的小管，其月牙形的外口位于雄性生殖孔之后，一端膨大为受精囊再连接输卵管。卵黄腺呈小滤泡状，散布在节片实质组织的表层，包绕着其他器官，子宫位于节片中部，作 3 ～ 4 个或多至 7 ～ 8 个螺旋状盘曲，紧密重叠，基部宽而顶端窄小，略呈发髻状。孕节子宫中充满虫卵，生殖器官与成节相似（图 4-52）。

（二）虫卵

虫卵呈椭圆形，两端稍尖，长 52 ～ 76μm，宽 31 ～ 44μm，呈浅灰褐色，卵壳较薄，一端有卵盖，内有一个卵细胞和若干个卵黄细胞（图 4-52）。

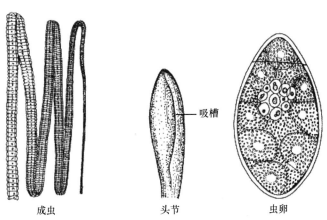

图 4-52　曼氏迭宫绦虫成虫、头节、虫卵模式图

（三）裂头蚴

裂头蚴为中绦期幼虫，长带形，乳白色或淡黄色，长 0.5 ～ 80.0cm，宽 0.3 ～ 1.0cm，虫体前端无

吸槽，顶端中央有一孔向内凹陷成隧道状，并向后延伸形成盲管，体不分节，具有不规则的皱褶，后端多呈钝圆形，活动时伸缩能力很强。

二、生 活 史

曼氏迭宫绦虫的生活史中需要 3 ~ 4 个宿主。终宿主主要是猫和犬，此外还有虎、豹、狐和豹猫等食肉动物。第一中间宿主是剑水蚤，第二中间宿主主要是蛙。蛇、鸟类和猪等多种脊椎动物可作为其转续宿主。人可成为它的第二中间宿主、转续宿主或终宿主。

成虫寄生于终宿主的小肠内，虫卵自虫体子宫孔产出，随宿主粪便排出体外，在水中适宜的温度下，经过 2 ~ 5 周发育，孵出钩球蚴，钩球蚴直径为 80 ~ 90μm，椭圆形或近圆形，周身被有纤毛，常在水中做无定向螺旋式游动，当其主动碰击到剑水蚤时即被后者吞食，随后脱去纤毛，穿过肠壁入血腔，经 3 ~ 11 天发育成原尾蚴。一个剑水蚤血腔里的原尾蚴数可达 20 ~ 25 个。原尾蚴呈长椭圆形，260μm×（44 ~ 100）μm，前端略凹，后端有小尾球，其内仍含 6 个小钩。带有原尾蚴的剑水蚤被蝌蚪吞食后，失去小尾球，随着蝌蚪逐渐发育成蛙，原尾蚴也发育成为裂头蚴。裂头蚴具有很强的收缩和移动能力，常迁移至蛙的肌肉，特别是在大腿或小腿的肌肉中寄居，多卷曲穴居在肌肉间隙的一小囊内，或游离于皮下。当受染的蛙被蛇、鸟类或猪等兽类非正常宿主吞食后，裂头蚴不能在其肠中发育为成虫，而是穿过肠壁，移居到腹腔、肌肉或皮下等处继续生存，蛇、鸟、猪等成为其转续宿主。当猫、犬等终宿主吞食了带有裂头蚴的第二中间宿主蛙或转续宿主后，裂头蚴逐渐在其肠内发育为成虫。一般在感染约 3 周后，终宿主粪便中开始出现虫卵。成虫在猫体内可活 3 年半，裂头蚴在人体可存活 12 年，最长达 35 年。生活史示意图见图 4-53。

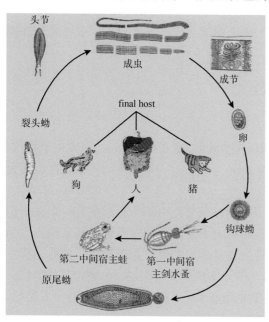

图 4-53 迭宫属绦虫生活史示意图

三、致 病

曼氏迭宫绦虫成虫较少寄生人体，对人的致病力也不大，可由虫体机械和化学刺激引起中、上腹不适、微痛，恶心呕吐等轻微症状。

裂头蚴寄生人体引起曼氏裂头蚴病，其严重程度因裂头蚴移行和寄居部位不同而异。常见寄生于人体的部位依次是眼部、四肢躯体皮下、口腔颌面部和内脏。这些部位可形成嗜酸性肉芽肿囊包，局部肿胀，甚至发生脓肿。囊包直径为 1 ~ 6cm，具有囊腔，腔内盘曲的裂头蚴可有 1 条至 10 余条不等。

根据临床表现和寄生部位，大致可归纳为以下 5 型。①眼裂头蚴病：最常见。多累及单侧眼睑或眼球，表现为眼睑红肿、结膜充血，畏光、流泪、微疼、奇痒或有虫爬感等。偶尔破溃，裂头蚴自动逸出而自愈。若裂头蚴侵入眼球内，严重者出现角膜溃疡，甚至并发白内障而失明。②皮下裂头蚴病：常累及躯干表浅部，如胸壁、乳房、腹壁、外生殖器，以及四肢皮下，局部可有瘙痒、虫爬感等，有炎症时可出现疼痛或触痛，或有荨麻疹。③口腔颌面部裂头蚴病：常在口腔黏膜或颊部皮下出现硬结、红肿，发痒或有虫爬感，并多有小白虫（裂头蚴）逸出史。④脑裂头蚴病：临床表现以侵犯顶叶、额叶多见，也有侵犯枕叶、丘脑、基底节和脑干者，极易误诊。脊髓及椎管裂头蚴病较少见。⑤内脏裂头蚴病：少见。

另外，国内外文献均报道了数例人体增殖型裂头蚴病，虫体较小而不规则，最长不超过 2mm，被认为可能是裂头蚴分化不全引起广泛侵入各组织芽生增殖。还有一种增殖裂头蚴病，经研究认为是由另一种较少见的增殖裂头蚴引起。虫体呈多态形，预后很差。有关这两种裂头蚴病的发病机制，仍有待进一步研究。

四、实验室诊断

曼氏迭宫绦虫病，特别是裂头蚴病的诊断比较困难，误诊率较高。询问病史有一定参考价值。了解有无敷贴蛙皮、蛙肉史；有无喝生水及生食或半生食蛙、蛇、鸟及各种动物肉类史；有无生饮蛇血、生吞蛇胆和蝌蚪等情况；有无不明原因的眼部、口腔及皮下等处游走性结节或慢性感染情况。患者的居住环境、生活方式、饮食习惯及临床表现有助于曼氏迭宫绦虫病及裂头蚴病的诊断。综合采用 CT 等放射影像学技术可提高脑裂头蚴病确诊率，亦可用裂头蚴抗原进行各种免疫学检测，辅助诊断疾病。

（一）病原学检查

1. 成虫 成虫感染可因在粪便中检出虫体节片或虫卵而确诊。

2. 裂头蚴 曼氏裂头蚴病主要是从病变局部检出完整或残断裂头蚴作出诊断。或取含有白色点状物的肌肉组织用压片检查法检出虫体即可确诊。

（二）影像学检查

影像学检查为中枢神经系统裂头蚴病的重要辅助诊断方法。常用的检查技术有 CT 和 MRI。CT 检查如有以下三联征表现，则有助于脑裂头蚴病的诊断：①白质区不规则的低密度占位灶，伴有邻近脑室略微扩张，反映白质退行性病变；②点状钙化灶；③病灶结节状或不规则增强，提示活动的感染肉芽肿。病灶匐行管状、串珠状、扭曲条索状强化，随访病例病灶位置及形态的改变是脑裂头蚴病 MRI典型征象。

（三）免疫学检查

免疫学检查方法对曼氏裂头蚴病的早期感染、深部组织寄生是一种较好的辅助诊断方法，也可用于疗效监测。其优点是敏感性高、特异性强、简便、快速经济等。

（四）分子生物学检查

分子生物学检查可用于裂头蚴感染的诊断，特别是对于检获的虫体不易鉴别的情况，如寄生的组织退化变性或钙化时，用 PCR 方法或核酸探针法可辅助诊断。

五、流行与防治

1. 流行 曼氏迭宫绦虫分布广泛，但成虫感染人体并不多见，国外仅见于日本、韩国、俄罗斯等少数国家。在我国，成虫感染病例报道近 20 例，分布在上海、广东、台湾、四川和福建等地区。患者年龄最小 3 岁，最大 58 岁。

曼氏裂头蚴病分布甚广，多见于东亚和东南亚各国，欧洲、美洲、非洲和澳洲也有病例报道。在我国已有 1000 多例的报道，分别来自 27 个省级行政区，以南方居多，各民族都有。

人体感染裂头蚴的途径有裂头蚴或原尾蚴经皮肤或黏膜侵入，或误食裂头蚴或原尾蚴。具体方式归纳如下。

（1）局部敷贴生蛙肉 为主要感染方式，约占半数以上。在我国某些地区，民间传说蛙有清凉解毒功效，常用生蛙肉敷贴伤口或脓肿，包括眼、口颊、外阴等部位。若蛙肉中有裂头蚴即可经伤口或正常皮肤、黏膜侵入人体。

（2）吞食生的或未煮熟的蛙、蛇、鸡或猪肉 民间沿用吞食活蛙治疗疖疮和疼痛，吞食活蝌蚪治疗皮肤过敏疥疮，青蛙去皮烤熟食用治疗全身水肿等，或喜食未煮熟的肉类，吞食的活裂头蚴即穿过肠壁入腹腔，然后移行到其他部位。因生食蛇肉、生饮蛇血、生吞蛇胆而感染在近几年来有上升趋势；生食或食入未煮熟的其他畜、禽类和野生动物均可感染。

（3）误食感染的剑水蚤　饮用生水或游泳时误吞湖塘水，使受感染的剑水蚤有机会进入人体，在组织中发育为裂头蚴。

（4）其他感染方式　据报道原尾蚴也有可能直接经皮肤和黏膜侵入，或经眼结膜侵入人体。

2. 防治　主要是加强健康教育，普及裂头蚴病的科学知识，改变不良的饮食习惯和生活方式，不用蛙肉敷贴，不生食或半生吃蛙（蝌蚪）、蛇、鸟、猪及其他动物肉类；不生饮蛇血、生吞蛇胆和不饮生水以防感染。加强对鸡、鸭、猪等食用动物，以及野生动物的管理及肉类检疫；加强水源保护；对猫、犬定期驱虫治疗；加强裂头蚴病的流行病学调查及研究，完善裂头蚴病的主动监测机制等，对本病的预防起到重要作用。

曼氏迭宫绦虫病可用槟榔 - 南瓜子合剂疗法。曼氏裂头蚴病的治疗视虫体的多少和寄生部位而定。皮下裂头蚴病以手术治疗为主。脑脊髓裂头蚴病治疗的最佳方案是必须手术切除虫体及周围变性的脑组织，方能根治；如颅内病变位置较深，可考虑行立体定向穿刺吸出虫体。对不能手术去除的虫体，可向硬结内注射 40% 乙醇普鲁卡因，以杀死裂头蚴。对于内脏及不适宜手术的裂头蚴病，可口服吡喹酮药治疗。另外，甲苯咪唑、阿苯达唑等药物也可用于裂头蚴病的治疗。增殖裂头蚴病治疗困难，多用保守疗法。术后或药物治疗后，可用免疫学方法（ELISA、IFA）检测血清中的抗体滴度以判断治疗效果。

🔗 **链 接**　微小膜壳绦虫

微小膜壳绦虫又称短膜壳绦虫。该虫主要寄生于鼠类，亦可寄生于人体小肠内，引起微小膜壳绦虫病。微小膜壳绦虫为小型绦虫，生活史简单可不需要中间宿主，虫卵排出即具有感染性，在人与人之间直接感染；也可自身重复感染造成顽固性寄生；或误食含似囊尾蚴的中间宿主。印鼠客蚤、犬蚤、猫蚤和致痒蚤等多种蚤类及其幼虫，面粉甲虫如拟谷盗等可作为微小膜壳绦虫的中间宿主。虫卵可在昆虫血腔内发育为似囊尾蚴，鼠和人若食入此种昆虫，即可获得感染。微小膜壳绦虫呈世界性分布，在温带和热带地区较多见。

第 19 节　阔节裂头绦虫

🧪 **案例 4-13**

患者，男，52 岁，福建人。开餐馆，常食生三文鱼和金枪鱼，以芥末为佐料。2011 年底出现易疲劳、易饥饿，偶有腹胀和腹部不适等症状。清晨排便见一长约 10cm，似宽面条样虫体，经检查为阔节裂头绦虫孕节。

问题：1. 该案例中的患者可能患什么病？

2. 请列出对该病的诊断依据。

阔节裂头绦虫成虫主要寄生于食鱼类动物，也可寄生于人体，引起阔节裂头绦虫病，裂头蚴寄生于各种淡水鱼类。

一、形　态

（一）成虫

成虫白色或淡黄色，扁平，外形和结构与曼氏迭宫绦虫相似，但虫体较长，3～10m，最宽处

20mm，具有 3000 ～ 4000 个节片。头节细小，呈匙形，长 2 ～ 3mm，宽 0.7 ～ 1.0mm，其背、腹侧各有一条较窄而深凹的吸槽（图 4-54），颈部细长。成节的宽度显著大于长度，为宽扁的矩形，大小为（2 ～ 4）mm×（10 ～ 12）mm。睾丸数较多，为 750 ～ 800 个，由许多小腺泡所组成，位于体背侧的两边；卵巢为双叶体状，位于节片后 1/3 处的腹侧；雄性生殖孔和阴道外口共同开口于节片前部腹面的生殖腔。卵黄腺由许多位于睾丸腹侧的小泡组成；子宫盘曲呈玫瑰花状，开口于生殖腔之后，孕节的结构与成节基本相同，长 2 ～ 4mm，宽 10 ～ 12mm，最宽 20mm，但末端孕节长宽相近。

（二）虫卵

虫卵近卵圆形，大小为（55 ～ 76）μm×（41 ～ 56）μm，呈浅灰褐色，卵壳较厚，一端有明显的卵盖，另一端有一小棘；虫卵排出时，卵内胚胎已开始发育（图 4-54）。

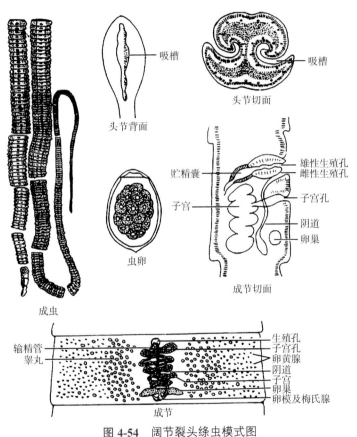

图 4-54 阔节裂头绦虫模式图

（三）裂头蚴

幼虫大小长 2 ～ 20mm，宽 2 ～ 3mm，乳白色，头节呈匙形，其背腹面各有一条窄而深凹的吸槽，体前端有凹陷且稍大，体不分节但具有横皱褶，尾部细，呈棍棒状，具有与成虫相似的头节，裂头蚴皮层表面覆盖微毛，长度约 1.5μm。

二、生 活 史

阔节裂头绦虫的生活史与曼氏迭宫绦虫大致相同。不同点在于其第二中间宿主是鱼类，人是主要的终宿主。成虫寄生在人，以及犬、猫、猪等动物的小肠内。虫卵随宿主粪便排出后，在 15 ～ 25℃的水中，经过 7 ～ 15 天的发育，孵出钩球蚴。钩球蚴能在水中生存数日，并能耐受一定低温。当钩球蚴被剑水蚤（或镖水蚤）吞食后，即在其血腔内经过 2 ～ 3 周的发育成为原尾蚴。当受感染的剑水蚤被小鱼或幼鱼吞食后，原尾蚴即可在鱼的肌肉、性腺、卵及肝等内脏发育为裂头蚴，裂头蚴可随着鱼卵排出。当大的食肉鱼类吞食小鱼或鱼卵后，裂头蚴可侵入大鱼的肌肉和组织内继续生存。直到终宿主食入含裂头蚴的鱼肉时，裂头蚴才能在其肠内经 5～6 周发育为成虫。成虫每天可产卵 100 万个以上，在终宿主体内可存活 5～13 年或更长。

三、致　病

人是阔节裂头绦虫的终宿主，致病由成虫寄生于小肠所致。一般来说，成虫引起的肠道病变较轻，不引起特殊病理变化，多数感染者并无明显症状，仅间或有疲倦、乏力、四肢麻木、腹泻或便秘，以及饥饿感、嗜盐等较轻微症状。极少数患者有时虫体可扭结成团，导致肠道、胆道口阻塞，甚至出现肠穿孔等。另外，还有阔节裂头蚴在人肺部和腹膜外异位寄生的报道。约有 2% 的阔节裂头绦虫病患者并发绦虫性贫血，这可能是由于与造血功能有关的维生素 B_{12} 被绦虫大量吸收，或绦虫代谢产物损害了宿主的造血功能。患者除有一般恶性贫血的表现外，常出现感觉异常、运动失调、深部感觉缺失等神经紊乱现象，严重者甚至失去工作能力。一旦驱虫治疗后贫血很快好转。

四、实验室诊断

详细询问患者的居住地，是否有外出就餐、工作或旅游史，询问患者是否有过生食或半生食淡水鱼类史，询问患者的临床表现。流行病学依据有助于诊断。

（一）病原学检查

粪便中查到节片或虫卵即可判断有无感染。

（二）影像学检查

采用纤维结肠镜、胶囊内镜两种方法诊断人体阔节裂头绦虫病。

（三）分子生物学检查

裂头绦虫种类较多，且形态、生物学特性十分相似，鉴别较为困难。目前多采用 PCR、限制性片段长度多态性聚合酶链反应（PCR-RFLP）、PCR- 随机扩增的多态性 DNA（RAPD）、PCR- 单链构象多态性（SSCP）等方法对裂头绦虫进行分子鉴定与诊断。

五、流行与防治

1. 流行　阔节裂头绦虫呈世界性分布，主要分布在欧洲、美洲和亚洲的亚寒带和温带地区。在人群中感染率最高的是北加拿大的因纽特人。我国仅在黑龙江和台湾地区的当地人，以及北京、上海等地的归国人员中有十余例报道。人体感染都是由误食了生的或未煮熟的含裂头蚴的鱼肉所致，如喜食生鱼及生鱼片、果汁浸鱼、盐腌或烟熏的鱼肉鱼卵。在烹制鱼肉过程中，有品尝习惯也易感染。我国东北朝鲜族居民喜用生鱼佐酒，日本人喜食寿司，都成了阔节裂头绦虫病的感染来源。流行区人粪污染河湖等水源也是本病流行的重要原因。近年来该虫有向我国其他地区和欧洲国家扩展的趋势，并成为日本、韩国、巴西及俄罗斯等一些国家的一种再现性寄生绦虫病。该病全年均可出现，病例多为散发，也可出现局部暴发流行，近年来我国输入性病例增多，应引起各方面的重视。

2. 防治　本病防治关键在于健康教育，改变喜食生或半生鱼肉的习惯，加强对犬、猫等动物的管理，不用生鱼及内脏喂食狗、猫，避免人、畜粪便污染水源。驱虫方法同其他绦虫。另外，也可采用巴龙霉素，以及中药槟榔 - 南瓜子合剂治疗，对并发贫血者还应补充维生素 B_{12}。

医 学 原 虫

第 20 节　医学原虫概述

原虫为单细胞真核动物，体积微小，结构简单，能独立完成运动、摄食、排泄、生殖等生命活动。原虫种类繁多，自然界分布广泛，迄今已发现有 65 000 余种，生活方式多为自生或腐生生活，少数营共栖或寄生生活。医学原虫包括寄生于人体腔道、体液、组织或细胞内的致病性原虫，以及与人体处于共栖状态的非致病性原虫。

现已发现的医学原虫有 40 余种。近年来，免疫缺陷患者常并发条件致病性原虫严重感染，越来越受到人们的重视。由于缺乏有效的疫苗、可靠的药物，以及传播媒介难以控制等原因，原虫感染仍然是世界性的公共卫生问题。

一、形　　态

原虫大小 2 ～ 200μm 不等，其形态各异，可呈圆形、新月形，有的种类没有固定的外形，基本结构由细胞膜、细胞质和细胞核组成。

1. 细胞膜　又称质膜或表膜，由单位膜构成，使原虫维持一定的形状。细胞膜是与宿主及外环境直接接触的界面并具有多种受体、酶、抗原等成分，参与原虫运动、摄食、排泄、侵袭及逃避宿主免疫效应等功能。

2. 细胞质　主要由基质、细胞器和内含物构成。大多数原虫的基质有内、外质之分。外质透明，呈凝胶状，参与原虫的运动、摄食、排泄、呼吸、感觉等生理活动；内质呈溶胶状，含有多种细胞器和内含物，是原虫代谢和营养储存的主要场所。

原虫细胞器主要有膜质细胞器，如内质网、高尔基复合体、线粒体等，参与能量合成与分解代谢；运动细胞器如伪足、鞭毛、纤毛等执行运动功能；营养细胞器如胞口、胞肛等帮助摄食、排泄。

原虫的内含物主要包括食物泡、拟染色体、糖原团，以及虫体代谢产物如疟色素等。原虫的特殊内含物可作为虫种的鉴别标志。

3. 细胞核　由核膜、核质、核仁和染色质组成，控制着原虫的生长、发育和繁殖。原虫的细胞核可分为泡状核和实质核，寄生人体的原虫多数为泡状核，圆形，体积小，少量染色质颗粒分布于核膜内缘，染色较浅，只含 1 个核仁；实质核大而不规则，大量染色质均匀分散在核质中，染色较深，具有 1 个以上的核仁。核型是鉴别原虫的重要结构特征。

二、生　　理

1. 运动　多数原虫借助运动细胞器运动，其运动方式包括伪足运动如阿米巴原虫，鞭毛运动如阴道毛滴虫，纤毛运动如结肠小袋纤毛虫。有一类原虫虽无明显的运动细胞器，但可借助体表构造进行滑动和扭动，如疟原虫。运动期的原虫能摄食，称为滋养体；在不良条件下其分泌囊壁即形成不活动的包囊或卵囊。成熟的包囊或卵囊抵抗力强，是许多原虫的感染阶段。

2. 营养与代谢　原虫可通过表膜渗透、吞噬、胞饮或胞口摄入等方式摄取营养。其代谢方式多为兼性厌氧代谢，能量主要来源于糖的无氧酵解。原虫的代谢产物可通过表膜渗透、伸缩泡和胞肛等排出，也可在虫体分裂时释放。

3. 生殖方式　原虫的生殖分无性生殖和有性生殖两种方式。

（1）无性生殖　包括二分裂、多分裂和出芽生殖。①二分裂：最为常见，分裂时细胞核先一分为二，然后细胞质再分裂，并包绕每个核，形成两个子体，如阿米巴滋养体的增殖；②多分裂：细胞核先分裂为多个，细胞质再分裂，包绕在每个核周围，形成多个子体，如疟原虫在人体内进行的裂体增殖；③出芽生殖：母体经过不均等的细胞分裂，产生一个或多个芽体，再分化发育成新个体。出芽生殖分为"内出芽"和"外出芽"两种方式，如刚地弓形虫滋养体以内出芽方式增殖，即两个子细胞先在母细胞内形成新个体，然后随母细胞破裂释放；疟原虫的成孢子细胞以外出芽方式增殖，即先从成孢子细胞表面长出子孢子芽，逐渐发育为子孢子后脱离母体。

（2）有性生殖　包括配子生殖和接合生殖。配子生殖是雌、雄配子结合为合子，再由合子发育为多个新个体，如疟原虫在蚊体内的生殖；接合生殖是同种原虫的两个个体暂时性结合在一起，相互交换部分核质后分开，再各自进行分裂增殖，如结肠小袋纤毛虫的增殖。

有些原虫在发育过程中，无性生殖和有性生殖相互交替出现，这种现象称为世代交替，如疟原虫。

三、生活史类型

医学原虫的生活史分为以下三种类型。

1. 简单传播型　又称人间传播型。生活史简单，只需一种宿主，原虫通过接触或饮食等方式传播。通常又分为两种类型：①整个生活史只有滋养体期，以二分裂增殖，通过直接或间接接触而传播，如阴道毛滴虫；②生活史有滋养体和包囊期，滋养体以二分裂增殖，包囊进入宿主体内脱囊成为滋养体，如肠道阿米巴原虫。

2. 循环传播型　生活史的完成需一种以上的脊椎动物宿主，原虫在不同的宿主体内分别进行有性生殖和无性生殖，如刚地弓形虫。

3. 虫媒传播型　此类原虫须在吸血昆虫体内以有性或无性繁殖发育至感染阶段，再通过叮咬、吸血将病原体传播给人或其他动物，如疟原虫。

四、致病特点

医学原虫对人体的致病作用与虫种、寄生部位、感染的数量及宿主的免疫状态密切相关，通过对机体的机械损伤、毒性代谢产物损害和免疫病理损伤而致病。与其他类别寄生虫的致病机制相比较，医学原虫的致病有以下特点。

1. 机会致病　有些原虫在免疫功能正常的宿主中不引起临床症状，多呈隐性感染；但在宿主免疫功能下降时，处在隐性感染的原虫则会大量增殖，导致宿主出现明显甚至严重的临床症状，如刚地弓形虫、隐孢子虫等。

2. 增殖致病　原虫个体微小，侵入人体后，必须逃避机体的免疫力，只有其生活史的某一个发育阶段增殖到相当数量时，才能使宿主出现明显的病理损伤和临床症状。如疟原虫在红细胞内进行裂体增殖，在虫体数量达到阈值时才能引起疟疾的发作。

3. 播散及毒性致病　当致病原虫在原发病灶增殖到相当数量时，即具备了向邻近或远处组织器官播散和侵袭的倾向，从而累及更多的组织器官。如寄生在巨噬细胞内的杜氏利什曼原虫，可随巨噬细胞游走，播散到全身各处引起感染。此外，虫体分泌物、排泄物，死亡虫体的分解物对宿主均有毒性作用，可引起超敏反应或病理性损伤。

五、分　类

根据原虫运动细胞器的有无和类型，可将其分为四类。

（1）根足虫　以伪足为运动细胞器，如溶组织内阿米巴。

（2）鞭毛虫　以鞭毛为运动细胞器，如阴道毛滴虫、蓝氏贾第鞭毛虫。

（3）孢子虫　无明显的运动细胞器，如疟原虫、刚地弓形虫。

（4）纤毛虫　以纤毛为运动细胞器，如结肠小袋纤毛虫。

第 21 节　阿 米 巴

案例 4-14

　　患者，男，49 岁。腹痛、腹泻一周，当地诊所以"细菌性痢疾"给予庆大霉素治疗，效果不明显。近两天腹泻次数减少，但腹痛加剧，伴有里急后重及果酱样脓血便。查体：体温 38.2℃，腹软，左下腹有轻度压痛。实验室检查：粪便暗红色，有腥臭味和中量黏液。生理盐水直接涂片可见大量红细胞、少量白细胞和做定向运动的某种不规则形生物。

问题：1. 该患者最可能患什么病？
　　　2. 确诊还需做哪些检查？
　　　3. 该患者粪便标本采集及送检时应注意哪些事项？

　　阿米巴属于原生动物亚界、肉鞭毛下界、阿米巴门，该门动物包括锥足亚门和叶足亚门，其中锥足亚门内阿米巴纲中的内阿米巴和叶足亚门阿米巴纲中的棘阿米巴可以寄生于人体。常见寄生于人体肠道的阿米巴有溶组织内阿米巴、迪斯帕内阿米巴、结肠内阿米巴、哈门氏内阿米巴、微小内蜒阿米巴、布氏嗜碘阿米巴和齿龈内阿米巴等。其中溶组织内阿米巴致病性最强，其他阿米巴在重度感染或宿主免疫力较低时才致病。

一、溶组织内阿米巴

　　溶组织内阿米巴又称为痢疾阿米巴，通常寄生于人体结肠腔内，无明显致病作用，当机体全身或者肠道局部免疫力下降时则可侵入肠壁组织或其他器官组织，分别引起肠阿米巴病和肠外阿米巴病。

（一）形态

　　溶组织内阿米巴生活史有滋养体和包囊两个发育阶段。

　　1. 滋养体　形态多变而不规则，做定向的阿米巴运动。根据其形态结构、寄生部位及致病性的不同分为大滋养体和小滋养体（图 4-55）。

　　（1）大滋养体　大滋养体寄生于结肠壁及肠外器官组织中，又称组织型滋养体，常出现于患者的脓血便和脓肿组织中，是致病阶段。虫体 20 ～ 60μm，运动活泼，内外质分界清楚，外质无色透明，常伸出一叶状或舌状伪足；内质颗粒状，含食物泡及吞噬的红细胞。虫体的多形性与寄生部位有关。有无被吞噬的红细胞是溶组织内阿米巴的大滋养体与小滋养体及肠腔其他非致病阿米巴滋养体的重要鉴别特征之一。

　　（2）小滋养体　生活于结肠腔内，无致病能力，又称共栖型或肠腔型滋养体，见于患者的稀、软便中。虫体 10 ～ 30μm，运动不活泼，伪足较小，内外质分界不清楚，内质含吞噬的细菌。

　　滋养体的核型为泡状核，经铁 - 苏木精染色后，清晰可见。核呈蓝黑色圆形，核仁小而居中，核膜薄，核膜内侧缘的染色质颗粒大小均匀，排列整齐。

　　2. 包囊　由小滋养体形成。虫体呈圆球形，直径 10 ～ 20μm，外有光滑囊壁，根据结构不同分为成熟包囊和未成熟包囊（图 4-55）。

　　成熟包囊即四核包囊，囊内仅有 4 个细胞核，核的结构与滋养体的相同，此期是原虫的感染阶段。细胞核数少于 4 个的为未成熟包囊，胞质中有拟染色体和糖原泡。铁 - 苏木精染色后，包囊呈蓝灰色，拟染色体呈蓝黑色棒状，糖原泡被溶解呈空泡状；碘液染色后，包囊呈淡黄色或棕黄色，拟染色体不着色，而糖原泡为棕红色。

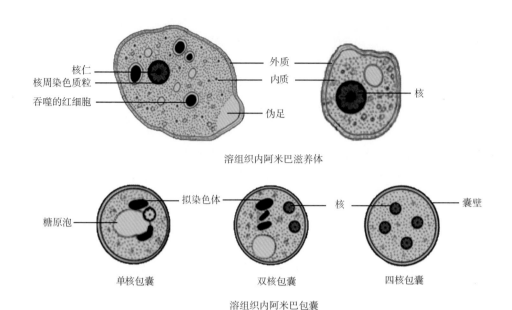

核仁
核周染色质粒
吞噬的红细胞

外质
内质
核
伪足

溶组织内阿米巴滋养体

糖原泡
拟染色体
核
囊壁

单核包囊 双核包囊 四核包囊

溶组织内阿米巴包囊

图 4-55 溶组织内阿米巴形态模式图

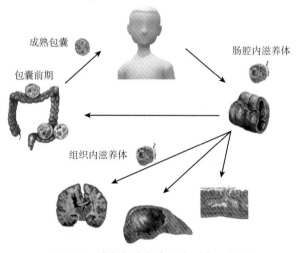

成熟包囊
包囊前期
肠腔内滋养体
组织内滋养体

图 4-56 溶组织内阿米巴生活史示意图

（二）生活史

溶组织内阿米巴的发育过程基本为包囊→滋养体→包囊。包囊随粪便排出体外。

人因误接触被四核包囊污染的水源和食物而感染。四核包囊在回肠末端或结肠的中性或碱性环境中经消化液的作用，虫体脱囊而出并迅速分裂为滋养体。滋养体可侵入肠黏膜引起肠壁溃疡，可随坏死组织落入肠腔，通过肠蠕动随粪便排出体外，也可进入血液循环引起肠外阿米巴病。当周围营养和水分减少时，滋养体可逐渐形成包囊，随粪便排出。当宿主肠蠕动加快时，滋养体也可随粪便快速排出，但抵抗力低很快死亡。生活史示意图见图 4-56。

（三）致病

人体感染溶组织内阿米巴后是否发病，取决于虫株的毒力、数量、肠道菌群的协同作用以及宿主的免疫功能。

1. 致病机制 溶组织内阿米巴对宿主的侵袭力，主要表现为伪足的机械性损伤、侵袭性酶的破坏及对靶细胞的接触性杀伤作用。除此之外，溶组织内阿米巴还可产生穿孔素，对宿主细胞形成破坏。

肠壁组织的早期病变一般局限于浅表的肠黏膜，坏死区较小。随着病程的进展，大滋养体不断繁殖，能够穿破黏膜层，在黏膜下层甚至肌层繁殖扩散，形成口小底大的烧瓶样溃疡；肠外阿米巴病早期为多发性坏死小病灶，后逐渐融合成大的脓肿。

2. 临床类型 临床上将阿米巴病分为肠阿米巴病和肠外阿米巴病两种类型。

（1）肠阿米巴病 典型的急性直肠结肠炎患者表现为腹痛伴里急后重，急性腹泻，粪便可呈果酱样黏液脓血便，有特别腥臭味，又称为阿米巴痢疾，反复发作可转为慢性患者。阿米巴痢疾的临床症状与细菌性痢疾相似，应注意进行鉴别。

（2）肠外阿米巴病 以阿米巴肝脓肿最为常见，表现为弛张热、肝大、肝区疼痛等；肺脓肿常继发于肝脓肿，也可经血液循环引起，表现为胸痛、发热、咳嗽、咳巧克力酱样脓痰或血性脓痰；脑脓肿患者可出现头痛、呕吐、眩晕、精神异常等神经系统的症状，死亡率高；另外直肠的病灶可播散到会阴等部位，导致阿米巴性皮肤溃疡。

 链接　阿米巴痢疾与细菌性痢疾的比较（表 4-6）

表 4-6　阿米巴痢疾与细菌性痢疾的比较		
	阿米巴痢疾	细菌性痢疾
病原体	溶组织内阿米巴原虫	志贺菌属
临床表现	发病缓，发热程度轻，腹痛与里急后重较轻，排便次数较少，一天 4～6 次	发病急，多数体温较高，腹痛与里急后重较重，排便次数较多，一天可达数十次
粪便特点	粪便量多，暗红色或果酱色，有腥臭味	粪便量极少，黏稠的脓血便或黏液便，无粪质，有时为稀便，水样便
镜检	少量白细胞、大量红细胞、溶组织内阿米巴滋养体	大量白细胞（HP ≥ 15）、少量红细胞、无溶组织内阿米巴滋养体
细菌培养	不能分离出志贺菌	能分离出志贺菌
治疗用药	甲硝唑、替硝唑、奥硝唑等	磺胺、氯霉素、环丙沙星、小檗碱等

（四）实验室诊断

1. 病原学检查　在急性期患者的粪便或组织内查到滋养体，或者在慢性患者或带虫者的粪便中查到包囊即可确诊感染。

（1）滋养体的检查

1）粪便生理盐水直接涂片法：若送检标本为黏液脓血便，镜检时可见活动的大滋养体、聚集成团的红细胞、少量的白细胞及夏科 - 莱登结晶；若送检标本为稀软便，镜检则可见活动的小滋养体。阿米巴滋养体在外界环境中极易死亡，为了保持其运动活力，应在排便后半小时内送检，并注意保温；盛放标本的器皿要干净，不能混有尿液和消毒剂等；尽量治疗前送检。

2）活组织检查法：肠阿米巴病可用结肠镜从溃疡的边缘取刮拭物制片检查滋养体，对肠外组织的脓肿可穿刺抽取脓肿壁的坏死组织做涂片查滋养体。镜检时应注意大滋养体与组织细胞的区别（表 4-7）。

表 4-7　大滋养体与组织细胞的鉴别		
鉴别点	大滋养体	组织细胞
大小	大	小
胞核与胞质的大小比例	小	大
核的特点	泡状核，核仁小而居中，有核周染粒	与大滋养体的核特点不同
胞质中是否有红细胞	有	无

3）人工培养法：疑似阿米巴感染但常规检查未见原虫时，可对标本进行常规或有菌培养，以提高检出率。

（2）包囊的检查　慢性患者和带虫者的成形粪便中可查到包囊。最常用的检查方法为碘液染色法，即涂片时用碘液代替生理盐水进行涂片镜检。还可用铁 - 苏木精染色法。因包囊有分布不均或间歇性排出的特点，故标本应连做 3 张涂片，若为阴性结果则间隔 2～3 天再查一次。汞碘醛离心沉淀法等浓集检查法可提高检出率。

根据 WHO 专业委员会建议，显微镜下检获含 4 核的包囊应鉴定为溶组织内阿米巴或迪斯帕内阿米巴；含红细胞的滋养体应高度怀疑为溶组织内阿米巴感染。

2. 免疫学检查　主要用于阿米巴病特别是肠外阿米巴病的辅助诊断和阿米巴感染的流行病学调查。目前血清学检查主要是检测抗阿米巴的特异性抗体，常用的方法有间接荧光抗体试验、间接红细胞凝集试验和酶联免疫吸附试验。

3. 分子生物学检查　近年来开展的 DNA 探针技术和聚合酶链反应技术是诊断溶组织内阿米巴感染的更有效、敏感和特异的方法，且能用于虫种的鉴定。

另外，X 线、CT、MRI 等影像学检查对肠外阿米巴病的诊断具有重要的参考价值。

（五）流行与防治

1. 流行　溶组织内阿米巴的感染呈世界性分布，多见于热带和亚热带地区。我国各地均有分布，影响溶组织内阿米巴流行的主要因素：①传染源外排包囊的数量大：带虫者和慢性肠阿米巴病患者，每人每天外排包囊 100 万～ 3.5 亿个；②包囊对外界环境的抵抗力强：包囊在粪便中可存活 2 周以上，在水中可存活 9 ～ 12 天，对化学消毒剂的抵抗力强；③传播方式多样：除粪 - 口途径传播外，还可经节肢动物如蝇、蟑螂等的机械性携带造成传播。

2. 防治　综合性的防治措施可以有效地切断溶组织内阿米巴的感染，包括加强卫生宣传教育，注意饮食、饮水和个人卫生，做到饭前、便后洗手；加强粪便管理和水源防护；消灭、控制蝇、蟑螂等传播媒介；治疗患者和带虫者，治疗药物首选甲硝唑，大蒜素有一定的疗效。

考点：溶组织内阿米巴滋养体、包囊形态，生活史，实验室诊断

二、寄生于肠道的其他阿米巴

除溶组织内阿米巴外，其他肠道阿米巴一般不侵入人体组织，也不引起临床症状，但在大量原虫寄生、宿主免疫功能减弱或肠功能紊乱时，可能会出现临床症状，引起非致病性阿米巴感染。

（一）迪斯帕内阿米巴

迪斯帕内阿米巴的形态结构及生活史与溶组织内阿米巴极为相似。但是迪斯帕内阿米巴滋养体不具有侵袭性，不吞噬红细胞，食物泡内可见细菌颗粒。光学显微镜下不能区分迪斯帕内阿米巴和溶组织内阿米巴原虫。可通过同工酶分析、ELISA 和 PCR 进行鉴别，其中以检测编码 29/30kDa 多胱氨酸抗原的基因最为特异和可行。迪斯帕内阿米巴感染后一般无临床症状，世界卫生组织 / 泛美卫生组织 / 联合国教科文组织（WHO/PAHO/UNESCO）认为迪斯帕内阿米巴感染者不需治疗。

（二）结肠内阿米巴

结肠内阿米巴是人体肠道常见的共栖原虫。滋养体直径 20 ～ 50μm，胞质呈颗粒状，内、外质分界不明显。外质仅在伪足形成时才能看到，伪足短小，运动迟缓。胞质内含有多个食物泡，内含细菌、酵母菌等，但不含红细胞。核周染色质粒粗大、排列不整齐，分布不均匀，核仁大，略偏位。包囊直径 10 ～ 35μm，核与滋养体相似。成熟包囊具有 8 个核，偶见 16 个核。未成熟包囊胞质含糖原泡和两端尖细、草束状的拟染色体。该虫在结肠寄生，不侵入组织，也无临床症状。此阿米巴呈世界性分布，温带地区多见，国内结肠内阿米巴加权感染率约为 0.13%。粪检发现包囊或滋养体即可诊断，注意与溶组织内阿米巴及其他消化道阿米巴相鉴别。

（三）哈门氏内阿米巴

哈门氏内阿米巴的形态、生活史与溶组织内阿米巴相似。虫体较小，滋养体直径为 5 ～ 14μm，不吞噬红细胞。包囊直径为 4 ～ 10μm。在流行病学调查中，常以包囊小于 10μm 为特征与溶组织内阿米巴相鉴别。该原虫对人无致病性，仅引起猫、狗阿米巴性结肠炎。本虫亦呈世界性分布，包囊污染的食物或水是感染的主要原因。

（四）微小内蜒阿米巴

微小内蜒阿米巴滋养体直径为 6～12μm。核内有一粗大而不规则的核仁，无核周染色质粒。胞质量少，呈颗粒状并含空泡。滋养体以其短小、钝性而透明的伪足做迟缓运动。在大肠中成囊，成熟包囊直径为 5～10μm，含 4 个核。一般认为此原虫为非致病性，可能与慢性腹泻有关。该原虫亦呈世界性分布，由于虫体较小，故粪检不易检出。

（五）布氏嗜碘阿米巴

布氏嗜碘阿米巴的滋养体直径 6～20μm，胞核的核仁大而明显，与核膜间绕有一层几乎无色的颗粒，这一结构是鉴别的主要特征之一，无核周染色质粒，胞质内含粗大的颗粒和空泡。偶见很大的糖原泡。包囊直径 5～20μm，近椭圆形，成熟包囊仅有 1 个核。糖原泡大而呈圆形或卵圆形、边缘清晰，常把核推向一边，被碘染成棕色团块，铁 - 苏木精染色为泡状空隙。布氏嗜碘阿米巴对人类为非致病性，其包囊仅有大的糖原泡，可与其他肠内阿米巴鉴别。

（六）齿龈内阿米巴

齿龈内阿米巴是人和许多其他哺乳动物口腔齿龈部的共栖型阿米巴，其生活史中仅有滋养体期。滋养体直径为 5～15μm，伪足明显，内外质分界清，运动活泼；食物泡内含有细菌和白细胞，偶有红细胞；胞质中常含有一个细胞核，核仁居中而明显，核膜内缘含有大小均匀、排列整齐的核周染粒。滋养体寄生于齿龈和牙齿之间的界面，感染以直接接触为主，或经食具或飞沫传播。该原虫呈世界性分布，但在免疫功能障碍的人群中检出率较高。诊断的主要依据是查获该虫体，取牙垢或化脓性齿龈病灶的脓液生理盐水直接涂片，亦可染色检查。

常见阿米巴形态区别见表 4-8。

表 4-8　常见阿米巴形态鉴别表

	特征	溶组织内阿米巴	迪斯帕内阿米巴	结肠内阿米巴	哈门氏内阿米巴	微小内蜒阿米巴	布氏嗜碘阿米巴	齿龈内阿米巴
滋养体	直径（μm）	10～60	12～60	20～50	5～14	6～12	6～20	5～15
	伪足	指状、透明、形成快	指状、透明、形成快	钝性、颗粒、形成慢	钝性、透明、形成慢	钝性、颗粒、形成多	钝性、颗粒、形成慢	钝性、透明、形成慢
	运动	活泼，有定向运动	活跃，单一，定向运动	迟缓，无定向运动	迟缓，有定向运动	迟缓，无定向运动	迟缓，无定向运动	中度活跃
	内容物	红、白细胞，细菌	不含红细胞	细菌、碎屑物	细菌	细菌、碎屑物	细菌、碎屑物	细菌、白细胞，偶见红细胞
	核仁	小而居中，细小、均匀分布的核周染色质粒	小而居中，大小一致的核周染色质粒	大而偏位，粗大、分布不匀的核周染色质粒	小，居中或偏位，细小，分布不均的核周染色质粒	大，居中，不规则，无或甚少核周染色质粒	大，核膜间有一层颗粒，无或甚少核周染色质粒	明显居中或略偏位，有核周染色质粒
包囊	直径（μm）	10～20	10～20	10～35	4～10	5～10	5～20	无包囊期
	形状	圆形	圆球形	圆形	椭圆形	椭圆或圆形	近椭圆形	—
	糖原泡	弥散分布	弥散分布	大团块状，边缘模糊	不明显	不明显或弥散分布	大团块状，边缘清晰	—
	拟染色体	棍棒状，两端钝圆	短棒状或卵圆形	碎片状、稻束状，两端尖细	数量较多，4～6 个，短棒状	无或小杆状	无	—
	核数	1～4 个，偶有 8 个，看不清	1～4 个，成熟者 4 个	8 个，个别有 16 个	1～4 个，不易看清	4 个，看不清	1 个，偶有 2 个	—

第 22 节　蓝氏贾第鞭毛虫

案例 4-15

　　患者，女，18 岁。主诉自外出旅游归来，反复腹泻月余不止，粪便呈水样，恶臭，量多，伴有腹痛、恶心、厌食，曾服用抗生素治疗，病情未见明显好转。查体：腹软，有轻度压痛。血常规检查：WBC 9.2×10^9/L，N 78%，L 22%；粪便常规检查：镜检可见少量红、白细胞及大量做直线翻滚运动的虫体。给予甲硝唑口服，一周后腹泻停止，其他症状消失。

问题：1. 该患者最可能感染的是什么寄生虫？

　　　2. 该患者感染的可能途径是什么？

　　蓝氏贾第鞭毛虫简称贾第虫，为人体肠道感染的常见寄生虫之一。可寄生于人体小肠、胆囊，可引起腹痛、腹泻和吸收不良等症状，导致贾第虫病。因在旅游者中发病率较高，故又称"旅游者腹泻"。近年来，贾第虫合并人类免疫缺陷病毒感染的病例不断增多，贾第虫病已被列为世界危害人类健康的 10 种主要寄生虫病之一。

一、形　　态

　　该虫生活史中有滋养体和包囊两个发育阶段。

（一）滋养体

　　滋养体呈半个纵切的倒置梨形，长 9 ～ 21μm，宽 5 ～ 15μm，厚 2 ～ 4μm。两侧对称，背面隆起，腹面扁平。腹面前半部向内凹陷成吸盘状，借此吸附于宿主肠黏膜。有 4 对鞭毛，按其位置分别为前侧鞭毛、后侧鞭毛、腹鞭毛和尾鞭毛，依靠鞭毛的摆动，可做活泼的翻转运动。一对细胞核位于虫体前端 1/2 的吸盘处，内有核仁。虫体有轴柱 1 对，纵贯虫体中部，不伸出体外。在轴柱的中部可见 2 个爪形的中体。滋养体期无胞口，以渗透方式从体表吸收营养物质（图 4-57）。

（二）包囊

　　包囊为椭圆形，囊壁较厚。碘液染色后呈黄绿色，囊壁与虫体之间有明显的空隙，未成熟的包囊有 2 个核，成熟的包囊具有 4 个核，多偏于一端。囊内可见到鞭毛、丝状物、轴柱等，胞质内可见中体和鞭毛的早期结构（图 4-58）。

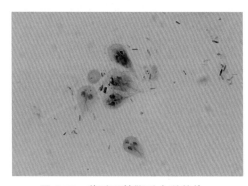

图 4-57　蓝氏贾第鞭毛虫滋养体

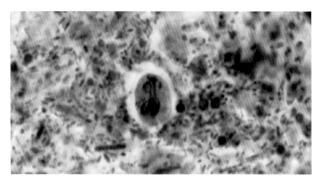

图 4-58　蓝氏贾第鞭毛虫包囊

二、生　活　史

　　蓝氏贾第鞭毛虫生活史包括滋养体和包囊两个阶段，其中四核包囊是感染阶段。成熟的包囊随食物或水进入人体，在十二指肠内脱囊形成两个滋养体。滋养体主要寄生在人的十二指肠或小肠上段内，有时也可在胆囊内，借吸盘状陷窝吸附于小肠绒毛表面，摄取营养物质，并以二分裂法进行繁殖。若滋养体脱落随食物到达回肠下段或结肠腔，则形成包囊，随粪便排出。一般在硬度正常粪便中只能找到包囊。滋养体可在腹泻者粪便中发现。包囊在外界抵抗力较强，在水中和低温环境中可存活数天至一个月之久。生活史示意图见图 4-59。

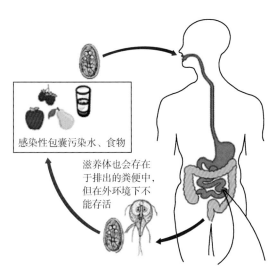

感染性包囊污染水、食物

滋养体也会存在于排出的粪便中，但在外环境下不能存活

图 4-59　蓝氏贾第鞭毛虫生活史示意图

三、致　病

蓝氏贾第鞭毛虫感染的患者，以无症状带虫者居多。潜伏期多在两周左右，临床症状表现多种多样，症状轻重也有不同。蓝氏贾第鞭毛虫的致病机制往往是以下几种因素综合作用的结果：①虫株致病力：如 GS 株致病力较强，ISR 株致病力较弱；②先天或后天血内丙种球蛋白缺乏：此类患者不仅对蓝氏贾第鞭毛虫易感，且感染后易出现慢性腹泻和吸收不良等临床症状，可能跟肠道内 sIgA 缺乏有关；③二糖酶和乳糖酶的降低：导致宿主腹泻的原因之一；④其他：虫群对小肠黏膜表面的覆盖，吸盘对黏膜的机械性损伤，原虫分泌物和代谢产物对肠黏膜微绒毛的化学性刺激，以及虫体与宿主竞争营养等因素均可影响肠黏膜等吸收功能，导致吸收障碍。

（一）急性期

早期症状有恶心、食欲下降、上腹及全身不适，伴有低热或寒战。后期可出现暴发性恶臭水泻，伴有胃肠胀气及上中腹痉挛性疼痛。粪便中缺乏脓血为本虫所致腹泻的特征。

（二）亚急性或慢性期

若未得到及时治疗，急性期患者可转为亚急性或慢性期。临床表现为肠胀气、排恶臭软便或呈粥样便，腹胀、腹部痉挛性疼痛，可伴有恶心、食欲缺乏、头痛、便秘和体重减轻。少数患者伴有呕吐、发热和寒战。

当虫体较多而迁移至胆道系统时，可引起胆囊炎或胆管炎，出现上腹疼痛、食欲缺乏、肝大及脂肪代谢障碍等症状。

四、实验室诊断

主要包括病原学检查、免疫学检查和分子生物学检查。我国在 2007 年制定了《感染性腹泻诊断标准》（WS 271—2007），标准化了蓝氏贾第虫肠炎的诊断。

（一）病原学检查

1. 粪便检查　急性期或间断发作期取水样便标本做直接涂片检查，可查到运动的滋养体；亚急性期或慢性期患者的粪便可查到包囊。为了提高包囊检出率，可采用硫酸锌浮聚或醛 - 醚浓集等方法。包囊排出呈间歇性，故反复检查很重要。

2. 小肠液检查　在粪便检查阴性的可疑病例，可采用十二指肠引流液检查或肠检胶囊法。

3. 小肠活体组织检查　粪便检查及小肠液检查均为阴性的可疑病例，必要时可进行小肠活体组织检查。通常在十二指肠悬韧带附近取组织，在染色标本中，虫体多见于微绒毛的刷状缘。

（二）免疫学检查

可采用 ELISA、IFA 检查患者血清中特异性抗体，具有高敏感性和特异性。

（三）分子生物学检查

利用 DNA 探针和聚合酶链反应等方法检测特异性基因进行诊断。

考点：蓝氏贾第鞭毛虫滋养体、包囊形态，实验室诊断

五、流行与防治

1. 流行　蓝氏贾第鞭毛虫是世界性分布的肠道寄生虫病，不仅常见于经济落后、卫生状况不良的国家地区，发达国家也有流行甚至暴发性流行。本病在儿童中流行尤为广泛。我国蓝氏贾第鞭毛虫感染亦呈全国性分布，农村高于城市。

蓝氏贾第鞭毛虫病主要传染源是患者和带虫者，尤以带包囊者最为重要。家畜和野生动物可成为该虫的保虫宿主。水源传播为主要传播途径，包囊通过污染食物或水经口感染。包囊对外界抵抗力很强，在水中可存活 1～3 个月，一般自来水中的余氯不能杀死包囊。

2. 防治　彻底治愈患者、带虫者，注意饮水卫生，加强水源保护是预防本病的重要措施。治疗主要用甲硝唑、替硝唑、氯硝唑等药物。孕妇感染可选用巴龙霉素。

第 23 节　人芽囊原虫

人芽囊原虫广泛分布于世界各地，主要引起腹泻等消化道症状。该虫曾经长期被误认为是一种对人体无害的酵母菌，近年来大量证据表明，它是寄生于灵长类动物和人类肠道的机会致病性原虫。

一、形　态

人芽囊原虫呈圆形或卵圆形，大小差异较大，直径为 2～200μm，平均 4～15μm。形态结构复杂，常见的人芽囊原虫有 5 种基本类型：空泡型、颗粒型、阿米巴型、包囊型和复分裂型。其形态模式图见图 4-60。

1. 空泡型　亦称中央泡型。虫体呈圆形或卵圆形，直径 2～200μm，平均 4～15μm，中央有一透亮的大空泡，周围细胞质形成一月牙状薄带，核数 2～4 个不等，核膜内集聚块状的异染色质。

2. 颗粒型　虫体稍大于空泡型，细胞质中充满颗粒状物质。

3. 阿米巴型　阿米巴型又称变形型。大小为 2.6～7.8μm，形态多变，可见伪足突起，胞质内含许多小颗粒状物质，无细胞膜。

4. 包囊型　圆形或卵圆形，直径 3～8μm。囊壁厚，胞质中有 1～4 个核，含多个空泡和糖原及脂质沉着。

5. 复分裂型　不多见，其体积最大，具有增殖现象。复分裂过程：首先是细胞核不断分裂成多个核，核与核之间只有少量的细胞质连接，其余的空间为空泡结构。当细胞膜内陷，则分裂成多个大小不等的虫体。

6. 其他　除上述 5 种类型外，还有无空泡型和多空泡型：无空泡型缺乏中央空泡，细胞较小，直径 5μm，无表膜。多空泡型虫体直径 5～8μm，体内含多个内容物、大小不等的小泡，虫体表面具有厚的表膜。当体外培养时，无空泡型和多空泡型虫体消失，转变成空泡型和颗粒型虫体。

二、生　活　史

人芽囊原虫可寄生于人的回盲部，以肠内容物为营养。该虫生活史尚不完全清楚，有学者认为其生活史为空泡型→阿米巴型→空泡型。空泡型也可转变为颗粒型和复分裂型。阿米巴型为致病型虫体，并可转变为包囊型虫体。一般认为包囊是感染期，有薄壁包囊和厚壁包囊之分，薄壁包囊可以在肠腔内增殖，造成自体感染，而厚壁包囊则与肛-口传播的肠外途径有关。其生殖方式：①二分裂：为主要生殖方式；②孢子增殖：偶在空泡型虫体可见；③内二芽生殖：在阿米巴型虫体可见；④裂体增殖：

在空泡型虫体可见。生活史示意图见图 4-60。

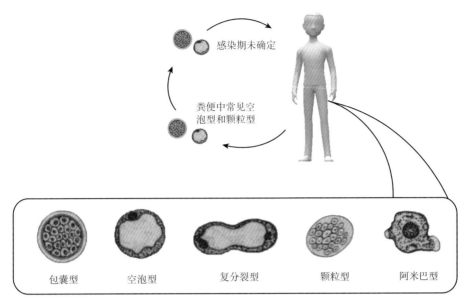

感染期末确定

粪便中常见空泡型和颗粒型

| 包囊型 | 空泡型 | 复分裂型 | 颗粒型 | 阿米巴型 |

图 4-60　人芽囊原虫形态模式图及生活史示意图

三、致　　病

人芽囊原虫致病性尚存争议。多数学者认为该虫是一种机会致病性原虫，其致病力较弱，感染后是否发病主要与机体免疫力有关。感染后临床表现轻重不一，无症状带虫者可高达 44.12%。重症感染者表现为急性或慢性胃肠炎，腹泻最为常见，一日数次至 20 余次，大多为水样便，亦可为黏液便或血样便，可同时伴有腹痛、呕吐、乏力、食欲缺乏和里急后重等症状。症状持续或反复出现，时间为数日至数年不等，间歇时间为数天或数月。慢性迁延性病程多于急性病程。免疫功能正常者多在感染后 1 ～ 3 天自愈。免疫功能减退人群易感染且症状较重，常可迁延不愈。

四、实验室诊断

病原学检查中检出虫体是诊断该病的"金标准"，免疫学检查可作为辅助诊断及流行病学调查的手段。

（一）病原学检查

以粪便检查为主，具体方法有生理盐水直接涂片法、碘液染色法、固定染色法（如吉姆萨染色法、瑞氏染色法）、改良抗酸染色法及培养法等。观察时应注意与溶组织内阿米巴、哈门氏内阿米巴、微小内蜒阿米巴的包囊、隐孢子虫的卵囊及真菌相鉴别。

（二）免疫学检查

人芽囊原虫感染者 IgG_2 常增高。感染者血清中可有针对虫体的多种抗体。血清学诊断尚未用于临床，实验室应用 ELISA 和 IFA 检测患者体内血清中的特异性抗体。

五、流行与防治

1. 流行　人芽囊原虫呈全球分布，各大洲不同国家人群人芽囊原虫感染率在 1.26% ～ 70.00%，发展中国家人群感染率较高。相关研究结果显示，近几年我国健康人群人芽囊原虫感染率为 0.007% ～ 43.26%。

凡可排出虫体的患者、带虫者或保虫宿主均可作为本病的传染源。包囊常温下可在水中存活 19 天，但在高温或消毒剂作用下易被杀死。传播途径为经口感染。各年龄段人群对人芽囊原虫均易感。

2. 防治　预防应加强卫生宣传教育，注意个人卫生、饮食卫生，粪便无害化处理，保护水源，及时发现慢性患者和带虫者并治疗，对从事饮食行业人员定期体检并彻底治疗等。可选甲硝唑、呋喃唑酮等药物治疗，对甲硝唑有抗性的虫株也可改用复方新诺明治疗，黄连也有一定疗效。

第 24 节　隐孢子虫

隐孢子虫为体积微小的球虫类寄生虫，是重要的机会致病性原虫，它存在于多种脊椎动物体内，引起以腹泻为主要表现的隐孢子虫病。

一、形　态

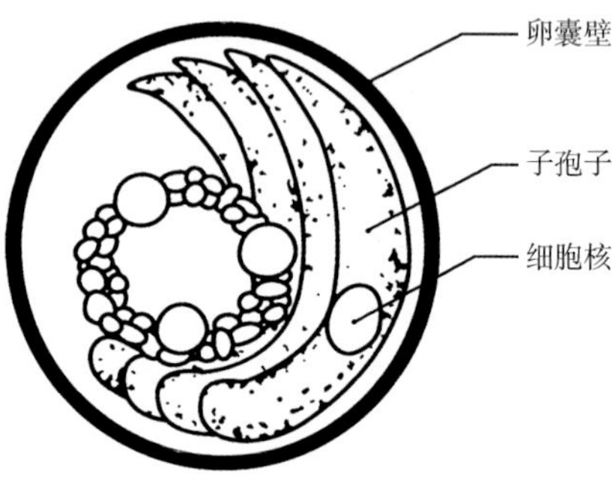

图 4-61　隐孢子虫卵囊模式图

隐孢子虫发育过程包括 5 个阶段：滋养体、裂殖体、配子体、合子和卵囊。卵囊呈圆形或椭圆形。粪便中的卵囊为厚壁卵囊，具有二层囊壁，直径 4～6μm，在小肠微绒毛区的卵囊约为 1μm。成熟的卵囊内含有 4 个裸露的子孢子和由颗粒物组成的残留体（由成堆颗粒状物和一空泡组成）。子孢子呈月牙形，大小为 1.5μm×0.8μm，有一个核。未经染色的卵囊很难识别，用改良抗酸法染色后，在染成蓝绿色背景的标本中，虫体被染成玫瑰红色。显微镜下，囊内子孢子呈不规则排列，残留体为颗粒状呈暗黑色或棕色（图 4-61）。

二、生　活　史

隐孢子虫生活史简单，完成整个生活史只需一个宿主，无须进行宿主转换。生活史包括无性生殖阶段的裂体增殖和孢子增殖，以及有性生殖阶段的配体生殖。

成熟卵囊随食物或水进入人体后，在消化液的作用下子孢子从卵囊内逸出，侵入肠上皮细胞的微绒毛内，并在其中进行裂体增殖，发育成滋养体。滋养体经 3 次核分裂发育成 I 型裂殖体，再经 2 次核分裂发育为 II 型裂殖体。成熟的 II 型裂殖体含有 4 个裂殖子，释放后可以侵入肠上皮细胞，也可进一步发育成雄配子体和雌配子体。雌、雄配子体结合形成合子，经孢子增殖发育成卵囊。薄壁卵囊（约 20%）在肠内，逸出子孢子侵入肠上皮细胞，进行裂体增殖，形成宿主体内重复感染。厚壁卵囊（约 80%）经孢子化形成 4 个成熟孢子后，随粪便排出体外，即具感染性。

三、致　病

隐孢子虫主要寄生于小肠上皮细胞内，空肠近端是虫体寄生数量最多的部位，严重者可扩散到整个消化道。致病机制尚不明确，可能是多因素共同作用导致腹泻。

人感染隐孢子虫卵囊后，潜伏期为 2～28 天，一般为 7～10 天，多数患者发病并出现临床症状，少数患者发展为隐性感染的带虫者，其粪便可排出卵囊。

免疫功能正常者常见急性水样或糊样腹泻，日排便 2～20 余次，病程 1～2 周，粪便呈水样且量大，一般无脓血便，常伴发热、恶心、食欲缺乏、腹部痉挛性疼痛和全身不适等症状。之后症状逐渐减轻或消失，但患者仍可持续数周排出卵囊。

免疫功能异常者病情明显而严重，难以自愈，表现为持续性霍乱样水泻，一日数次至数十次，粪便量可达 5～10L，可持续数周或更久，甚至导致难治性致死性腹泻；还可出现营养吸收障碍。艾滋病合并隐孢子虫感染时，可并发肠外隐孢子虫病，如侵入呼吸道引起慢性咳嗽、呼吸困难、支气管炎和肺炎，若侵入胆管和胆囊上皮引起急性或坏死性胆囊炎等。隐孢子虫病已成为艾滋病患者死亡的主要原因之一。

四、实验室诊断

主要包括病原学检查、免疫学检查和分子生物学检查。我国在 2016 年重新制定了《隐孢子虫病的诊断》（WS/T 487—2016），标准化隐孢子虫病的诊断。

（一）病原学检查

隐孢子虫感染的确诊主要依赖于病原学检查。主要方法包括直接涂片检查法和集卵法。单纯粪便直接涂片法检查阳性率低，目前多用漂浮法或沉淀法先将卵囊浓集，再通过各种染色法对涂片进行染色后检查，极大地提高了粪便的阳性率。常用的染色法主要如下。

1. 金胺 - 酚染色法 此法简便、敏感，适于批量样本的过筛检查，阳性或可疑样本再用改良抗酸染色法检查。镜检时应注意虫体与酵母菌及非特异的荧光颗粒的鉴别。

2. 改良抗酸染色法 经改良抗酸染色后，背景为蓝绿色，卵囊呈玫瑰红色，虫体形态结构清晰。易与酵母菌及非特异颗粒区别，准确性高。

3. 金胺酚 - 改良抗酸染色法 经改良抗酸染色后，样本中多存在非特异的红色抗酸颗粒，形似卵囊，难以鉴别。本法先用金胺 - 酚染色后，再用改良抗酸染色复染。染色后非特异性颗粒呈蓝黑色，颜色与卵囊不同，有利于卵囊检查，提高检出的阳性率和准确性，本法是目前检查隐孢子虫卵囊的最常用方法。

（二）免疫学检查

常用的方法有 ELISA、IFA 等方法。市场已有商品试剂盒，特异性和敏感性均较高，但是高滴度抗体可持续 12 个月之久，因此不宜用于现症感染的诊断。

（二）分子生物学检查

采用聚合酶链反应和 DNA 探针技术检测隐孢子虫特异 DNA，具有特异性强、敏感性高的特点。检测目的基因有 18SrDNA、乙酰辅酶 A 合成酶、热休克蛋白 70 等基因。也可用于虫株基因型分析。

五、流行与防治

1. 流行 隐孢子虫呈世界分布，除感染人体外，还可感染家畜、野生动物和鸟类等。同性恋并发艾滋病患者近半数感染隐孢子虫。各地感染率不一，一般发达国家或地区感染率低于发展中国家或地区。

隐孢子虫病的主要传染源为感染隐孢子虫的患者和无症状的带囊者，动物传染源包括牛、羊、猫等。传播途径有接触传播、水源传播、食物传播等。粪 - 口途径的直接传播和食物传播是发展中国家的主要传播方式，水源传播是发达国家暴发隐孢子虫流行的主要传播方式。人类对隐孢子虫普遍易感，婴幼儿、艾滋病患者、接受免疫抑制剂治疗的患者，以及免疫功能低下者更易感染。

2. 防治 预防本病的措施主要有加强粪便管理，避免卵囊污染食物和水源，注意饮食卫生和环境卫生，保护免疫力低下人群，避免接触患者、病畜和宠物等。治疗措施主要包括对症治疗、抗虫治疗和免疫治疗等方法。防止脱水、纠正电解质紊乱、加强营养补充和止泻等对症支持疗法是缓解临床症状的有效手段。目前尚无有效药物，可试用巴龙霉素、螺旋霉素、阿奇霉素等，大蒜素也有一定的疗效。

考点：隐孢子虫卵囊形态、致病、实验室诊断

第 25 节 结肠小袋纤毛虫

案例 4-16

患者，男，39 岁，猪饲养员。因上腹不规则疼痛一年余就诊。一年前开始腹泻，并在腹泻前有腹痛、便急，一天便 2 ～ 3 次，有轻度里急后重，体重减轻。既往健康。粪便常规：粥样便，有少许

黏液。镜检：白细胞 1 ～ 2/HP，见胞口明显、椭圆形、大小 100μm×（70 ～ 80）μm、体表布满纤毛的虫体，铁 - 苏木精染色后见胞肛和一个肾形大核。

问题：1. 该患者最可能患什么病？

　　　2. 所患疾病是如何感染的及有何诊断依据？

　　　3. 如何预防和治疗本病？

结肠小袋纤毛虫属动基裂纲、小袋科，为人体寄生原虫中个体最大的虫种。该虫是人兽共患寄生虫，但人群感染率较低，主要寄生于人体结肠内，形成溃疡或脓肿，引起以腹泻为主要表现的结肠小袋纤毛虫痢疾。

一、形　态

生活史有滋养体和包囊两个发育阶段（图 4-62）。

1. 滋养体　呈椭圆形，腹面略扁平，背面稍突起，淡灰略带绿色，较透明，大小为（30 ～ 200）μm×（25 ～ 120）μm，体表布满纤毛，紧密斜行排列，可借助纤毛的摆动做旋转式运动。虫体富有弹性，可变形，虫体前端腹面有一凹陷的胞口，下接漏斗状胞咽。虫体中部和后部分别有一个伸缩泡，大小可变化，具有调节渗透压的功能。苏木精染色后虫体左下部可见 1 个充满染色质粒的肾形大核和 1 个圆形小核，后者位于前者凹陷处。

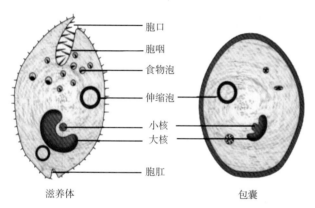

图 4-62　结肠小袋纤毛虫模式图

2. 包囊　呈圆形或卵圆形，直径 40 ～ 60μm，淡黄或淡绿色，囊壁厚且透明，新形成的活体包囊可见到囊内活动的滋养体，有明显的纤毛，染色后可见一明显的肾形细胞核，随着包囊的成熟，纤毛逐渐消失。

二、生 活 史

成熟的包囊为其感染阶段。包囊可随患者粪便排出体外而污染环境，当人或猪食入后，包囊在肠道消化液的作用下，即可脱囊形成滋养体。滋养体随肠内容物进入结肠定居，以淀粉、细菌及肠壁脱落细胞等为食，以横二分裂方式或结合生殖法迅速繁殖。在一定条件下滋养体还可以侵犯肠壁组织。滋养体随着肠内容物移行至结肠下段，由于肠内理化环境的变化，水分减少，一部分滋养体变圆并分泌囊壁形成包囊，包囊随粪便排出体外。包囊在外界环境中不再进行分裂增殖。人体内的滋养体很少形成包囊，而猪肠内的滋养体则可形成大量包囊。生活史示意图见图 4-63。

三、致　病

滋养体主要寄生于结肠，也可寄生在回肠，偶尔侵入肠黏膜及黏膜下组织。滋养体借助机械性刺激、继发感染及分泌透明质酸酶等物质，侵犯肠黏膜及黏膜下组织，对宿主的肠黏膜及黏膜下组织造成损伤，严重者可形成烧瓶状溃疡（与阿米巴溃疡很相似）而导致痢疾。溃疡周围有淋巴细胞和多核白细胞浸润，如伴有出血和继发细菌感染，可发生结肠和阑尾穿孔、腹膜炎等。

临床表现可分为三型：①无症状型：多数感染者为此种类型，但粪便中可有虫体排出，这部分感染者在流行病学上有重要意义；②急性型：又称痢疾型，患者常常突然发病，伴有腹痛、腹泻和黏液便，里急后重，有的会出现脱水、营养不良及消瘦，此型病程短，有一定的自限性；③慢性型：患者可有上腹部不适、回盲部及乙状结肠部压痛、周期性腹泻、粪便呈粥样或水样，常伴有黏液，无脓血。

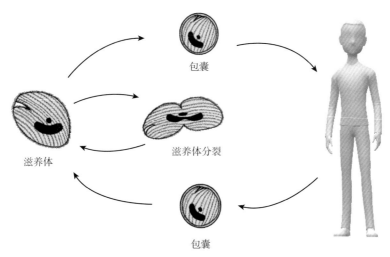

图 4-63　结肠小袋纤毛虫生活史示意图

四、实验室诊断

取粪便标本直接涂片查滋养体或包囊。由于虫体较大，一般不易漏检。急性期患者体内的原虫多不形成包囊，以检查滋养体为主。虫体排出有间歇性，并且抵抗力弱，容易死亡，故在诊断时患者粪便标本一定要新鲜，需反复送检，才能提高检出率。必要时也可采用结肠镜进行活组织检查或用阿米巴培养基进行培养。

五、流行与防治

1. 流行　结肠小袋纤毛虫呈世界范围分布，多见于热带和亚热带地区，我国结肠小袋纤毛虫的加权感染率为 0.10%。动物的感染比人更为普遍，已知 30 多种动物能感染该虫，其中以猪最严重。通常认为人的感染来源于猪。粪便污染及蝇的机械携带包囊是重要的传播方式。

人体感染主要通过误食被包囊污染的食物与水。滋养体在厌氧环境和室温条件下能存活 10 天，对外界环境有一定的抵抗力，但在胃酸中很快被杀死，故滋养体不是主要的传播阶段。包囊对外界环境具有较强的抵抗力，是主要传播阶段。

2. 防治　该病防治原则与溶组织内阿米巴病相同。结肠小袋纤毛虫感染的发病率不高，重点在预防。加强卫生宣传教育，注意个人卫生和饮食卫生，保护易感人群；管理好人粪、猪粪，避免包囊污染食物和水源，从而切断传播途径；治疗可选用甲硝唑、四环素和小檗碱（黄连素）等。

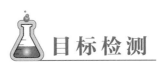 **目标检测**

一、单项选择题

1. 蛔虫的感染阶段是（　　）
  A. 受精卵　　　　　B. 未受精卵
  C. 感染期虫卵　　　D. 脱蛋白质膜受精卵
  E. 脱蛋白质膜未受精卵

2. 虫体顶端口腔唇瓣呈"品"字形排列的寄生虫是（　　）
  A. 蛔虫　　　　　　B. 十二指肠钩虫
  C. 鞭虫　　　　　　D. 美洲钩虫
  E. 蛲虫

3. 蛔虫对人体危害最为严重的是（　　）

  A. 夺取营养
  B. 幼虫经肺移行
  C. 成虫在肠腔内移行
  D. 成虫代谢产物引起的中毒反应
  E. 成虫扭结、钻孔而引起的并发症

4. 蛔虫卵实验室检查最常用的方法是（　　）
  A. 生理盐水直接涂片法
  B. 饱和盐水浮聚法
  C. 水洗沉淀法
  D. 厚涂片法

E. 碘液涂片法

5. 钩虫的感染阶段是（　　　）

  A. 感染期虫卵　　　　　　B. 杆状蚴

  C. 丝状蚴　　　　　　　　D. 尾蚴

  E. 囊蚴

6. 钩虫所致疾病最严重的是（　　　）

  A. 钩蚴性皮炎　　　　　　B. 幼虫所致的肺部损害

  C. 贫血　　　　　　　　　D. 异嗜症

  E. 消化道病变

7. 生活史中，无幼虫移行（经血液循环）过程的寄生虫是（　　　）

  A. 蛔虫　　　　　　　　　B. 鞭虫

  C. 十二指肠钩虫　　　　　D. 美洲钩虫

  E. 粪类圆线虫

8. 通过"肛门 - 手 - 口"感染的线虫是（　　　）

  A. 蛔虫　　　　　　　　　B. 钩虫

  C. 鞭虫　　　　　　　　　D. 粪类圆线虫

  E. 蛲虫

9. 蛲虫实验室检查最常用的方法是（　　　）

  A. 生理盐水直接涂片法

  B. 饱和盐水浮聚法

  C. 水洗沉淀法

  D. 厚涂片法

  E. 透明胶纸法

10. 下列寄生虫中生活史比较复杂的是（　　　）

  A. 蛔虫　　　　　　　　　B. 钩虫

  C. 蛲虫　　　　　　　　　D. 鞭虫

  E. 粪类圆线虫

11. 不属于吸虫发育阶段的是（　　　）

  A. 毛蚴　　　　　　　　　B. 胞蚴

  C. 雷蚴　　　　　　　　　D. 尾蚴

  E. 囊尾蚴

12. 关于吸虫形态结构特征，描述不正确的是（　　　）

  A. 有口、腹两个吸盘　　B. 多为雌雄同体

  C. 虫体两侧对称　　　　D. 无体腔

  E. 无消化道

13. 人体吸虫生活史过程中幼虫可（　　　）

  A. 不繁殖　　　　　　　B. 进行裂体增殖

  C. 进行有性生殖　　　　D. 进行接合生殖

  E. 进行孢子生殖

14. 人体寄生虫中最小的蠕虫卵是（　　　）

  A. 肝吸虫卵　　　　　　B. 肺吸虫卵

  C. 血吸虫卵　　　　　　D. 姜片虫卵

  E. 绦虫卵

15. 肝吸虫病进行病原学检查，首选方法是（　　　）

  A. 粪便直接涂片法　　　B. 醛醚沉淀法

  C. 定量透明法　　　　　D. 十二指肠引流检查虫卵

  E. 肛门拭子法

16. 雌雄生殖器官呈左右并列的吸虫是（　　　）

  A. 华支睾吸虫　　　　　B. 卫氏并殖吸虫

  C. 布氏姜片吸虫　　　　D. 日本血吸虫

  E. 棘口吸虫

17. 钉螺是下列哪种吸虫的第一中间宿主（　　　）

  A. 肝吸虫　　　　　　　B. 肺吸虫

  C. 日本血吸虫　　　　　D. 布氏姜片吸虫

  E. 棘口吸虫

18. 关于卫氏并殖吸虫卵形态特征，描述不正确的是（　　　）

  A. 虫卵呈金黄色　　　　B. 呈椭圆形，左右对称

  C. 卵盖大而明显　　　　D. 比肝吸虫卵大

  E. 卵内细胞与卵壳之间有较大空隙

19. 血吸虫生活史中最主要的致病阶段是（　　　）

  A. 虫卵　　　　　　　　B. 毛蚴

  C. 尾蚴　　　　　　　　D. 童虫

  E. 成虫

20. 肺吸虫病痰液标本显微镜检查可见（　　　）

  A. 虫卵　　　　　　　　B. 红细胞

  C. 嗜酸性粒细胞　　　　D. 夏科 - 莱登结晶

  E. 以上都是

21. 可在人体内引起自体感染的绦虫是（　　　）

  A. 猪带绦虫　　　　　　B. 牛带绦虫

  C. 微小膜壳绦虫　　　　D. 细粒棘球绦虫

  E. 曼氏迭宫绦虫

22. 猪带绦虫病确诊的依据是（　　　）

  A. 粪便内查到带绦虫卵

  B. 粪便中发现孕节

  C. 皮下触及囊虫结节

  D. 患者血清中查见绦虫抗体

  E. 肛门拭子法查见虫卵

23. 人体猪带绦虫病的感染途径和感染阶段为（　　　）

  A. 经口食入猪囊尾蚴

  B. 经皮肤感染猪囊虫

  C. 经口食入猪带绦虫虫卵

  D. 经胎盘感染六钩蚴

  E. 经口食入牛带绦虫卵

24. 预防猪带绦虫感染最关键的是（　　　）

  A. 粪便管理　　　　　　B. 治疗病猪

  C. 肉类检验　　　　　　D. 治疗患者

  E. 不吃生的或未煮熟的猪肉

25. 猪带绦虫对人危害最大的阶段是（　　　）

  A. 成虫　　　　　　　　B. 虫卵

  C. 囊尾蚴　　　　　　　D. 似囊尾蚴

  E. 六钩蚴

26. 牛带绦虫头节形态特点是（　　　）

  A. 吸盘 4 个及小钩 2 圈

  B. 吸盘 4 个及小钩 1 圈

  C. 吸盘 4 个及无小钩

D. 小钩 2 圈，吸盘 2 个

E. 吸盘 2 个及小钩 2 圈

27. 牛带绦虫对人体的感染阶段是（　　）

A. 虫卵　　　　　　　　B. 似囊尾蚴

C. 钩球蚴　　　　　　　D. 囊尾蚴

E. 棘球蚴

28. 棘球蚴病的确诊需要依据下列哪项检查（　　）

A. CT 检查

B. 血清学检查

C. 询问病史，了解患者是否来自流行区

D. X 线或 B 超检查

E. 手术取出棘球蚴或检获棘球蚴碎片

29. 曼氏迭宫绦虫对人体的主要致病阶段是（　　）

A. 裂头蚴　　　　　　　B. 棘球蚴

C. 原尾蚴　　　　　　　D. 囊尾蚴

E. 虫卵

30. 感染裂头蚴病的主要方式是（　　）

A. 吞食生的或未煮熟的蛙肉

B. 局部贴敷生蛙肉

C. 饮生水

D. 食生的蛇胆或未煮熟的猪肉

E. 误食感染的剑水蚤

31. 根据消化道寄生的原虫特点，结合所学过的知识，推测含原虫滋养体粪便标本检查的取材时间应控制在（　　）

A. 24 小时内　　　　　B. 12 小时内

C. 6 小时内　　　　　　D. 1 小时内

E. 半小时内

32. 最常见的肠外阿米巴病是（　　）

A. 阿米巴肝脓肿　　　　B. 阿米巴肺脓肿

C. 阿米巴脑脓肿　　　　D. 皮肤型阿米巴病

E. 阿米巴肾脓肿

33. 可能检查出阿米巴大滋养体的标本是（　　）

A. 成形粪便和稀软便

B. 黏液粪便和肝脓肿穿刺液

C. 黏液脓血便和稀软便

D. 成形粪便和水样便

E. 以上都不对

34. 只能用于辅助诊断溶组织内阿米巴感染而不能作为确诊依据的是（　　）

A. 生理盐水直接涂片法查滋养体

B. 乙状结肠镜检查肠黏膜溃疡，并取材镜检滋养体

C. 碘液染色法查包囊

D. 酶联免疫吸附试验检测抗阿米巴抗体

E. 肝脏肿穿刺法查滋养体

35. 蓝氏贾第鞭毛虫的主要临床症状是（　　）

A. 贫血　　　　　　　　B. 脓血便

C. 腹泻　　　　　　　　D. 高热

E. 呕吐

36. 检查蓝氏贾第鞭毛虫包囊常用的方法是（　　）

A. 直接涂片法　　　　　B. 碘液染色法

C. 饱和盐水浮聚法　　　D. 沉淀法

E. ELISA

37. 引起"旅游者腹泻"最常见的寄生虫是（　　）

A. 结肠内阿米巴　　　　B. 隐孢子虫

C. 人芽囊原虫　　　　　D. 贾第虫

E. 结肠小袋纤毛虫

38. 人芽囊原虫对人体具有致病性的阶段是（　　）

A. 空泡型　　　　　　　B. 颗粒型

C. 阿米巴型　　　　　　D. 复分裂型

E. 滋养体

39. 隐孢子虫的感染阶段是（　　）

A. 卵囊　　　　　　　　B. 滋养体

C. 裂殖体　　　　　　　D. 子孢子

E. 合子

40. 寄生于人体的最大原虫是（　　）

A. 溶组织内阿米巴　　　B. 蓝氏贾第鞭毛虫

C. 人芽囊原虫　　　　　D. 隐孢子虫

E. 结肠小袋纤毛虫

二、简答题

1. 试比较钩虫、蛔虫、鞭虫、蛲虫的寄生部位、感染阶段、感染途径。

2. 描述肝吸虫、肺吸虫、姜片吸虫、血吸虫、棘口吸虫和片形吸虫卵的形态特征。

3. 简述肝吸虫、肺吸虫和血吸虫的生活史过程。

4. 叙述肝吸虫、肺吸虫和血吸虫对人体的主要危害。

5. 请列出猪带绦虫和牛带绦虫的鉴别要点。

6. 猪带绦虫所致的疾病有哪些？

7. 人是怎样感染棘球蚴病的？棘球蚴病有哪些危害？

8. 如何区分光镜下见到的溶组织内阿米巴包囊和结肠内阿米巴包囊。

9. 可导致腹泻的消化道原虫有哪些？粪便生理盐水直接涂片检查可发现其中哪些寄生虫诊断阶段的阳性指标？

（卢恩昌　廖晓林　刘　萍　姚　远）

第5章

其他体液、组织寄生虫检验

🎯 学习目标

1. 掌握 广州管圆线虫、刚地弓形虫、阴道毛滴虫、杜氏利什曼原虫、旋毛形线虫、结膜吸吮线虫、旋盘尾丝虫诊断阶段的形态特征、实验室诊断方法。

2. 熟悉 广州管圆线虫、刚地弓形虫、阴道毛滴虫、杜氏利什曼原虫、旋毛形线虫、结膜吸吮线虫、旋盘尾丝虫的生活史、致病。

3. 了解 广州管圆线虫、刚地弓形虫、阴道毛滴虫、杜氏利什曼原虫、旋毛形线虫、结膜吸吮线虫、旋盘尾丝虫的流行与防治。

第1节　广州管圆线虫

 案例 5-1

患者，女，44 岁，因发热、头疼就诊，1 个月前无诱因出现发热，体温约 38℃。随后出现持续性头部胀痛，伴恶心、呕吐。病情进行性加重，逐渐出现复视、步态不稳、四肢乏力和皮疹。病前曾食用过未煮熟的蜗牛。入院时查体：体温 38.5℃，全身皮肤见对称分布的皮疹。眼底视盘轻度水肿，左眼外展及双眼球上下视运动受限，左眼上睑下垂，可见双眼水平及垂直眼震；右侧鼻唇沟变浅；左颜面及左躯干痛觉减退，四肢腱反射减弱，左侧巴宾斯基（Babinski）征阳性，颈强直。脑脊液嗜酸性粒细胞明显增高。头颅 MRI 示左侧脑干、左侧内囊后肢多发点片状长 T_2 异常信号。囊虫、弓形虫等结果为阴性。经 ELISA 法检测血清广州管圆线虫抗体阳性。

问题：1. 患者应诊断为何病？

2. 请指出诊断依据。

3. 此病应如何防治？

广州管圆线虫属线形动物门、线虫纲。成虫寄生于鼠类肺部血管及右心，幼虫偶尔可寄生于人体引起嗜酸性粒细胞增多性脑膜脑炎或脑膜炎。首例人体广州管圆线虫病是 Nomura 和 Lin 于 1944 年在台湾地区发现的。

一、形　　态

1. 成虫 线状，细长，体表具微细环状横纹。头端钝圆，在头顶中央有一小圆口，缺口囊。雄虫大小（11～26）mm×（0.26～0.53）mm，交合伞对称，呈肾形，交合伞辐肋特征是鉴定虫种的主要依据之一。雌虫长（17～45）mm×（0.3～0.7）mm，尾端呈斜锥形，子宫双管形呈白色，与充满血液的肠管缠绕成明显的红白相间螺旋纹，阴门开口于肛孔之前。

2. 第三期幼虫 幼虫分为5期。第3期幼虫为感染期幼虫，外形呈细杆状，大小为（0.462～0.525）mm×（0.022～0.027）mm，虫体无色透明，体表具有两层外鞘。其头端稍圆，尾部顶端变尖细，食管比虫体长度 1/2 稍短，可见排泄孔、肛孔及生殖原基（图 5-1）。

3. 虫卵 长椭圆形，大小（64.2 ～ 82.1）μm×（33.8 ～ 48.3）μm，壳薄而透明，新产出的虫卵内含单个卵细胞。

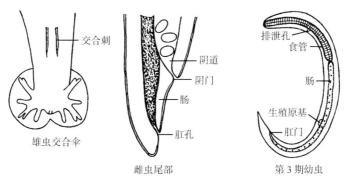

图 5-1 广州管圆线虫模式图

二、生 活 史

生活史完成需要中间宿主和终宿主，经历成虫、卵、幼虫 3 个发育阶段（图 5-2）。成虫寄生于终宿主鼠的肺动脉或右心室内。虫卵产出后进入肺毛细血管，第 1 期幼虫孵化后穿破肺毛细血管随呼吸道分泌物上行吞咽进入消化道，进而随粪便排出体外。当中间宿主如福寿螺、褐云玛瑙螺、蛞蝓等软体动物食入或接触含有第 1 期幼虫的粪便时，第 1 期幼虫可进入其体内进一步生长发育，幼虫在软体动物体内蜕皮或生长发育与环境温度（适宜温度 25 ～ 26℃）关系密切，感染后约 1 周蜕皮为第 2 期幼虫，2 周后经第 2 次蜕皮，发育成为第 3 期幼虫，即感染期幼虫。淡水鱼、虾、蟹、蛙、蛇、蜥蜴等因捕食中间宿主而长期存储第 3 期幼虫（图 5-3），是该虫的转续宿主，鼠类因吞食含有第 3 期幼虫的中间宿主或转续宿主而感染，在鼠体内，第 3 期幼虫经消化道进入血液循环，在中枢神经系统进一步发育为第 4 期幼虫和第 5 期幼虫，再移至鼠肺动脉发育为成虫。

人是本虫的非适宜宿主，人体内第 3 期幼虫通常滞留在中枢神经系统，不在肺血管内完成其发育，也可进入眼前房、后房、视网膜等部位，但虫体停留在第 4 期幼虫或成虫早期（性未成熟）阶段。但如果幼虫进入肺也可完成发育，有报道在 2 岁以下婴幼儿死亡病例尸检时发现肺部有成虫。

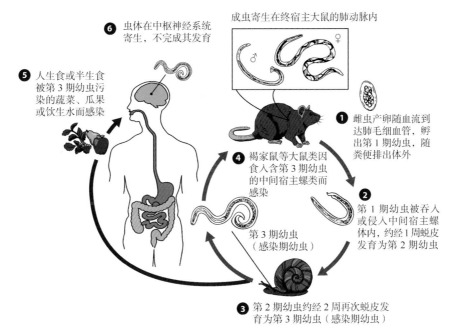

图 5-2 广州管圆线虫生活史示意图

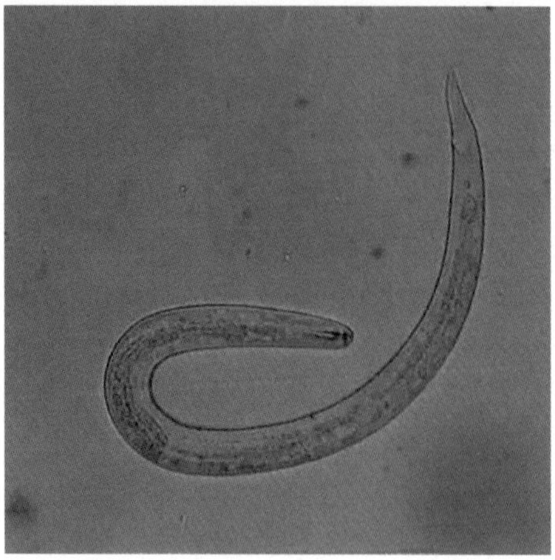

图 5-3　广州管圆线虫第 3 期幼虫

三、致　病

广州管圆线虫病是一种幼虫移行症，能引起多个器官损伤。其幼虫在体内移行，通过肠壁、肝脏、肺、脑时可引起一系列机械性损伤，此外，其分泌物、代谢产物具有毒性作用。最严重的是第 3 期幼虫可侵犯中枢神经系统，引起嗜酸性粒细胞增多性脑膜脑炎或脑膜炎。此病以脑脊液中嗜酸性粒细胞显著升高为特征，病变可发生在大脑、脑膜，还可波及小脑、脑干和脊髓，脑神经和脊神经也可受累。主要病理改变为充血、出血、脑组织损伤，以及由巨噬细胞、嗜酸性粒细胞、淋巴细胞和浆细胞所组成的肉芽肿性炎症。

患者有神经系统受损的症状，潜伏期平均 10 天左右，主要症状有头痛、躯体疼痛、游走性疼痛、皮肤触摸痛、低中度发热或高热。此外，还有鼻部、眼部或肺部广州管圆线虫病的报道。近年国内有报道 2 岁以下婴幼儿感染，症状比成人更严重，易造成误诊。

四、实验室诊断

1. 流行病学资料　近期(通常为 1 个月内)进食了生的或半生的中间宿主(淡水螺肉)、转续宿主(鱼、虾、蟹、蛙、蛇等)的肉和未清洗干净的蔬菜等。

2. 临床表现　起病较急、发热、剧烈头痛，有某种神经系统受损的症状和体征，如急性脑膜脑炎或脊髓炎或神经根炎的表现。检查时可有颈部强直或有各种部位的皮肤感觉异常（如麻木、疼痛、针刺感、烧灼感等）。

3. 实验室检查　血液检查可见白细胞总数增加，嗜酸性粒细胞轻至中度增多。脑脊液检查可见脑脊液压力增高，嗜酸细胞增多（超过 10%），蛋白质、糖、氯化物可轻度增高或正常。

4. 免疫学检查　用 ELISA、IFA 或金标法检测血液及脑脊液中抗体或循环抗原，结果呈阳性。用 ELISA 检测患者血清中特异性抗体是目前诊断本病的最常用方法。

5. 影像学检查　头颅磁共振成像检查（MRI）表现多种多样，可见脑、脊髓内多发长条形影或结节状强化病灶和软脑膜强化。

6. 病原学检查　通过脑脊液、眼部检查，以及尸体解剖等方法查见广州管圆线虫幼虫或发育期成虫，但一般检出率不高。

本病需与脑囊尾蚴病、脑型并殖吸虫病、脑型裂头蚴病、脑型血吸虫病、脑型棘球蚴病、脑型颚口线虫病等寄生虫病相鉴别。同时也需与结核性脑膜炎、病毒性脑膜脑炎、流行性脑脊髓膜炎、神经性头疼等相鉴别。

五、流行与防治

广州管圆线虫病分布于热带和亚热带地区。主要流行于东南亚地区、太平洋岛屿、日本和美国，我国主要在浙江、福建、江西、湖南、广东、广西、海南及台湾等地流行。90% 的病例发生于群体感染，如 1997 年，浙江省温州市首次暴发广州管圆线虫病；2006 年，在北京因食用未煮熟的螺肉暴发群体广州管圆线虫病，确诊患者达 160 例。此病逐渐成为威胁我国人民健康的重大食源性传染病之一。

广州管圆线虫可寄生在几十种哺乳动物体内，包括啮齿类、犬类、猫类和食虫类动物，其中鼠类是最主要的传染源。

人是广州管圆线虫的非适宜宿主，其很少能在人体肺部发育为成虫。位于中枢神经系统的幼虫不能离开人体继续发育。

预防本病要大力开展卫生宣教工作，增强群众自我保护意识。不吃生或半生的中间宿主（螺类）

及转续宿主的肉，不吃未洗净的生菜、不喝生水；对淡水螺食物要加强监测和管理，从事螺肉加工人员要避免污染。加强环境卫生和灭鼠工作，灭鼠以控制传染源对预防本病有十分重要意义。阿苯达唑对本病有良好疗效，若能得到及时的诊断与治疗，则效果好、预后佳。

第 2 节　刚地弓形虫

案例 5-2

患者，男，19 岁。主诉双眼视力下降 3 周，剧烈头痛伴咳嗽、胸痛 5 天。与猫有密切接触史。门诊检查：双眼视力均为 0.08，双眼视网膜水肿、坏死，右眼渗出灶下可见出血，拟诊为中心性渗出性视网膜炎而收治入院。入院检查：血清弓形虫抗体检查阳性。1 周后内科及脑外科专家会诊：体温 39.8℃，腋窝及腹股沟浅表淋巴结肿大如蚕豆大小，左上肢出现痉挛性屈曲，双下肢伸肌强直，伴精神症状，颈部强直，角弓反张。肺部 X 线检查显示有胸腔积液，抽取胸腔积液检查发现弓形虫。用乙胺嘧啶 25mg/d，磺胺嘧啶 4g/d，地塞米松 5mg/d 加入 5% 葡萄糖注射液中为患者行静脉滴注，并辅以其他辅助治疗措施，三天后患者因呼吸衰竭死亡。

问题：1. 该患者诊断为什么疾病？

　　　2. 诊断原则是什么？

刚地弓形虫是猫科动物的肠道球虫，虫体呈弓形，故命名为刚地弓形虫。人和许多动物都能感染，引起人兽共患的弓形虫病。弓形虫是一种重要的机会致病性原虫，在宿主免疫功能低下时，可致严重后果。我国首例弓形虫感染是钟惠澜（1957）从一例患者的肝穿刺涂片中发现的，之后有关弓形虫病的报道逐渐增多。

一、形　态

弓形虫发育的全过程包括 5 种不同形态的阶段：滋养体、包囊、裂殖体、配子体和卵囊。其中滋养体、包囊和卵囊与传播和致病有关。

1. 滋养体　指在中间宿主细胞内营分裂繁殖的虫体，包括速殖子和缓殖子。游离的速殖子呈香蕉形或半月形，一端较尖，一端钝圆；一边扁平，另一边较膨隆。速殖子长 4～7μm，最宽处 2～4μm。经吉姆萨染液染色后可见胞质呈蓝色，胞核呈紫红色，位于虫体中央；在核与尖端之间有染成浅红色的颗粒，称副核体。细胞内寄生的虫体呈纺锤形或椭圆形，以二分裂、多分裂、内二芽殖等方式不断繁殖，一般含数个至数十个虫体，这种由宿主细胞膜包绕的虫体集合体称假包囊，内含的虫体称速殖子。

2. 包囊　圆形或椭圆形，直径 5～100μm，具有一层富有弹性的坚韧囊壁。囊内含数个至数百个滋养体，囊内的滋养体称缓殖子，可不断增殖，其形态与速殖子相似，但虫体较小，核稍偏后。包囊可长期在组织内生存（图 5-4）。

3. 卵囊　圆形或椭圆形，大小为 10～12μm，具两层光滑透明的囊壁，其内充满均匀小颗粒。成熟卵囊内含 2 个孢子囊，分别含有 4 个新月形的子孢子（图 5-5）。

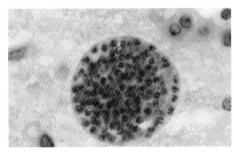

图 5-4　刚地弓形虫包囊

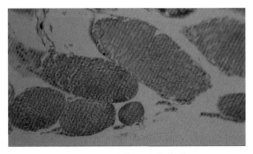

图 5-5　刚地弓形虫卵囊

4. 裂殖体 在猫科动物小肠绒毛上皮细胞内发育增殖，成熟的裂殖体为长椭圆形，内含 4～29 个裂殖子，一般为 10～15 个，呈扇状排列，裂殖子形如新月状，前尖后钝，较滋养体为小。

5. 配子体 游离的裂殖子侵入另外的肠上皮细胞发育形成配子母细胞，进而发育为配子体。配子体有雌雄之分，雌配子体积可达 10～20μm，核染成深红色，较大，胞质深蓝色；雄配子体量较少，成熟后形成 12～32 个雄配子，其两端尖细，长约 3μm。雌雄配子受精结合发育为合子，而后发育成卵囊。

二、生　活　史

弓形虫生活史比较复杂，全过程需要两个宿主，分别进行无性生殖和有性生殖。在猫科动物体内完成有性生殖，同时也进行无性生殖，因此猫是弓形虫的终宿主兼中间宿主。在人或其他动物体内其只能完成无性生殖，人或其他动物为中间宿主。有性生殖只限于在猫科动物小肠上皮细胞内进行，称肠内期发育，无性生殖可在肠外其他组织、细胞内进行，称肠外期发育。弓形虫对中间宿主的选择极不严格，除哺乳动物外，鸟类也是中间宿主，对组织的选择也无特异亲嗜性，可寄生在除红细胞外的几乎所有有核细胞中。生活史示意图见图 5-6。

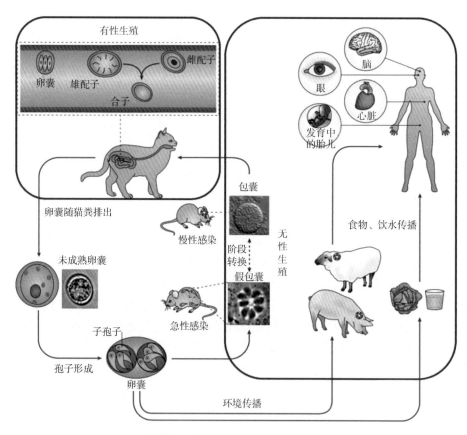

图 5-6　刚地弓形虫生活史示意图

1. 终宿主体内的发育 猫科动物食入动物内脏或肉类组织时，将带有弓形虫的包囊或假包囊吞入消化道而被感染。此外，食入或饮入被成熟卵囊污染的食物或水也可致感染。包囊内的缓殖子、假包囊内的速殖子或卵囊内的子孢子在小肠腔逸出，主要在回肠部侵入小肠上皮细胞发育增殖，3～7 天，上皮细胞内的虫体形成裂殖体，成熟后释出裂殖子，侵入新的肠上皮细胞形成第二、三代裂殖体，经数代增殖后，部分裂殖子发育为雌、雄配子体，继续发育为雌、雄配子，雌、雄配子受精成为合子，最后形成卵囊。卵囊逸出上皮细胞进入肠腔，随粪便排出体外。在适宜的温、湿度环境中经 2～4 天即发育为具有感染性的成熟卵囊。猫吞食不同发育阶段虫体后排出卵囊的时间也不同，通常吞食包囊后 3 ～ 10 天就能排出卵囊，而吞食假包囊或卵囊后需 19 ～ 48 天才能排出卵囊。受染猫每天可排出卵囊 1000 万个，持续 10 ～ 20 天。成熟卵囊是重要的感染阶段。

2. 中间宿主体内的发育　当猫粪中的卵囊或动物肉类中的包囊或假包囊被中间宿主如人、牛、羊、猪等吞食后，在肠内逸出子孢子、缓殖子或速殖子，随即侵入肠壁经血或淋巴进入单核巨噬细胞系统的细胞内寄生，并扩散至全身各器官组织，如脑、淋巴结、肝、心、肺、肌肉等，进入细胞内并发育增殖，形成假包囊。当速殖子增殖到一定数量，胞膜破裂，速殖子侵入新的组织细胞，反复增殖。速殖子侵入宿主细胞是一个主动的过程，包括黏附、穿入和内在化三个阶段，其机制是相当复杂的。在免疫功能正常的机体，部分速殖子侵入宿主细胞后，特别是脑、眼、骨骼肌的虫体增殖速度减慢，转化为缓殖子，并分泌成囊物质，形成包囊。包囊在宿主体内可存活数月、数年或更长。当机体免疫功能低下或长期应用免疫抑制剂时，组织内的包囊可破裂，释出缓殖子，进入血流和其他新的组织细胞继续发育增殖形成包囊，当宿主免疫力低下时则形成假包囊。假包囊中的速殖子和包囊是中间宿主之间或中间宿主与终宿主之间互相传播的主要感染阶段。

三、致　病

弓形虫的致病作用与虫株毒力和宿主的免疫状态有关。

1. 致病机制　根据虫株的侵袭力、增殖速度、包囊形成与否及对宿主的致死率等，刚地弓形虫可分为强毒株和弱毒株。目前国际上公认的强毒株代表为 RH 株，弱毒株代表为 Beverley 株。绝大多数哺乳动物（包括人及家畜）对弓形虫都是易感中间宿主，易感性因宿主的种类而有所差异。

速殖子是弓形虫急性感染期的主要致病阶段，在细胞内寄生并迅速增殖，以致破坏细胞，速殖子逸出后又侵犯邻近的细胞，如此反复破坏，因而引起组织的炎症反应、水肿、单核细胞及少数多核细胞浸润。包囊内缓殖子是引起慢性感染的主要阶段。包囊因缓殖子增殖而体积增大，挤压器官，可致功能障碍。包囊增大到一定程度，可因多种因素而破裂，释放出缓殖子。释出的缓殖子多数被宿主免疫系统所破坏，一部分缓殖子可侵入新的细胞并形成包囊。死亡的缓殖子可诱导机体产生迟发型超敏反应，并形成肉芽肿病变，后期的纤维钙化灶多见于脑、眼部等。宿主感染弓形虫后，正常情况下可产生有效的保护性免疫，多数无明显症状，当宿主有免疫缺陷或免疫功能低下时才引起弓形虫病。

2. 临床表现　弓形虫感染通常是无症状的，但先天性感染和免疫功能低下者的获得性感染常引起严重的弓形虫病。

（1）先天性弓形虫病　感染弓形虫的初孕妇女，可经胎盘血流将弓形虫传播给胎儿。在妊娠的前 3 个月内感染，可造成流产、早产、畸胎或死胎，畸胎发生率高，如无脑儿、小头畸形、小眼畸形、脊柱裂等。若孕妇于妊娠后期受染，受染胎儿多数表现为隐性感染，有的在出生后数月甚至数年才出现症状。

（2）获得性弓形虫病　可因虫体侵袭部位和机体的免疫应答程度不同而呈现不同的临床表现，因而无特异的症状与体征，需与有关疾病相鉴别。淋巴结肿大是获得性弓形虫病最常见的临床表现，多见于颌下和颈后淋巴结。弓形虫常累及脑和眼部，引起中枢神经系统损害，如脑炎、脑膜脑炎、癫痫和精神异常，弓形虫眼病以脉络膜视网膜炎为多见，成人表现为视力突然下降，婴幼儿可见手抓眼症，对外界事物反应迟钝，也有出现斜视、虹膜睫状体炎、葡萄膜炎等，多为双侧性病变。

隐性感染者若患有恶性肿瘤、长期接受免疫抑制剂或放射治疗等引起的医源性免疫损伤或免疫缺陷，如艾滋病患者，都可使隐性感染转变为急性或亚急性感染，从而出现严重的全身性弓形虫病，其中多因并发弓形虫脑炎而死亡。

弓形虫是一种机会致病性原虫，机体的免疫状态，尤其是细胞免疫状态与感染的发展和转归密切相关。

四、实验室诊断

主要包括病原学和血清学检查。

1. 病原学检查　具有确诊意义。

（1）涂片染色法　可取急性期患者的腹水、胸腔积液、羊水、脑脊液、骨髓或血液等，离心后取沉淀物作涂片，或采用活组织穿刺物涂片，经吉姆萨染液染色，镜检弓形虫滋养体。该法简便，但阳性率不高，易漏检。此外也可切片用免疫酶或荧光染色法，观察特异性反应，可提高虫体检出率。

（2）动物接种分离法或细胞培养法　将待检样本接种于小鼠腹腔，一周后剖杀，取腹腔液，镜检滋养体，阴性需盲传至少3次；待检样本亦可接种于离体培养的单层有核细胞。动物接种分离法或细胞培养法是目前比较常用的病原检查法。

2. 血清学检查　由于弓形虫病原学检查比较困难，阳性率不高，所以血清学检查是目前广泛应用的重要辅助诊断手段。常用蚴染色试验、间接红细胞凝集试验、间接免疫荧光抗体试验、酶联免疫吸附试验、免疫酶染色试验等进行检查。近年来随着分子生物学技术的发展，敏感性高、特异性强和有早期诊断价值的 PCR 和 DNA 探针技术开始试用于临床。

五、流行与防治

1. 流行概况　该虫呈世界性分布，广泛存在于多种哺乳动物体内，人群感染也较普遍。估计全球约有10亿人感染弓形虫，绝大多数属隐性感染。根据流行病学调查资料，我国弓形虫感染和弓形虫病的分布十分广泛，至今，已发现人兽弓形虫感染和病例的地区有30个省级行政区。弓形虫感染常与生活习惯、生活条件、接触猫科动物等因素有关。易感家畜有猪、猫、牛、羊、犬、马、兔等；野生动物有猩猩、狼、狐狸、野猪等至少32种以上；曾在52种啮齿类动物体内发现弓形虫。家畜的感染率可达10%～50%，可食用的肉类感染相当普遍，严重影响畜牧业发展，亦威胁人类健康。

造成弓形虫病广泛流行的原因：①生活史多个阶段具有感染性；②中间宿主广泛，140余种哺乳动物易感；③在终宿主之间、中间宿主之间，以及终宿主与中间宿主间均可互相传播；④包囊在中间宿主组织内可长期生存；⑤卵囊排放量大，被感染的猫可持续10～20天，每天排放约1000万个卵囊；⑥滋养体、包囊和卵囊均具有较强的抵抗力。滋养体在低温冷冻下可保持较长时间不丧失活力；卵囊在室温下可存活3个月，在潮湿的泥土中可存活117天，粪便中的卵囊在自然界常温常湿条件下可存活1～1.5年；猪肉中的包囊在冰冻状态下可存活35天。

2. 流行环节

（1）传染源　动物是本病的传染源，猫科动物是重要传染源。人经胎盘的垂直传播也具有传染源的意义。

（2）传播途径　食入未煮熟的含各发育期弓形虫的肉制品、蛋品、乳类或被卵囊污染的食物和水可致感染；肉类加工人员和实验室工作人员有可能经口、鼻、眼结膜或破损的皮肤、黏膜感染；输血或器官移植也可能引起感染；节肢动物携带卵囊也具有一定的传播意义。

（3）易感人群　人对弓形虫普遍易感。胎儿和婴幼儿的易感性较成人高，肿瘤和免疫功能缺陷或受损患者比正常人更易感。人的易感性随接触机会增多而上升，但无性别上的差异。

3. 防治　加强对家畜、家禽和可疑动物的监测和隔离；加强饮食卫生管理和肉类食品卫生检疫制度；包囊对热敏感，在50℃ 30分钟，56℃ 10～15分钟即丧失活力。因此应教育群众不吃生或半生的肉、蛋和奶制品；孕妇应避免与猫、猫粪和生肉接触并定期做弓形虫常规检查，以减少先天性弓形虫病的发生。对急性期患者应及时治疗，但至今尚无特效药物。乙胺嘧啶、磺胺类如复方新诺明对增殖阶段弓形虫有抑制作用。这两类药物联合应用可提高疗效。

对孕妇感染的首选药物是螺旋霉素。疗程中适当佐用免疫增强剂，可提高疗效。

考点：弓形虫发育过程中不同阶段的形态、致病、生活史

第 3 节 阴道毛滴虫

案例 5-3

患者，女，22 岁。不洁性交后白带量多，色黄，伴外阴、阴道瘙痒如蚁行感，伴尿频、尿急、尿痛。查体：外阴、阴道潮红，阴道分泌物多，呈灰黄色泡沫状，带腥臭味。检查白带发现滴虫，诊断为滴虫性阴道炎。

问题：1. 阴道毛滴虫常见的感染方式有哪些？

2. 滴虫性阴道炎典型的白带特点是什么？

3. 阴道毛滴虫门诊和普查的常规检查方法是什么？

阴道毛滴虫是寄生在人体阴道和泌尿系的鞭毛虫，引起滴虫性阴道炎和尿道炎，其是以性传播为主的传染病。

一、形 态

阴道毛滴虫的生活史仅有滋养体期而无包囊。活体无色透明，有折光性，体态多变，活动力强。固定染色后呈梨形或椭圆形（图 5-7），体长（10～30）μm×（5～15）μm，前端有一个泡状核，核上缘有 5 颗排列成环状的毛基体，由此发出 4 根前鞭毛和 1 根后鞭毛。有 1 根轴柱，纤细透明，纵贯虫体，自后端伸出体外。体外侧前 1/2 处有波动膜和基染色杆。波动膜外缘与向后延伸的后鞭毛相连。虫体借助鞭毛摆动前进，以波动膜的波动做旋转式运动。胞质内有深染的颗粒，为该虫特有的氢化酶体（图 5-8）。新鲜分泌物中所看到的虫体多无细菌和食物泡，但培养后虫体含有大量细菌和淀粉颗粒。

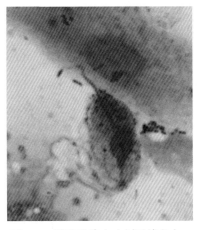

图 5-7 阴道毛滴虫（刘氏染色）

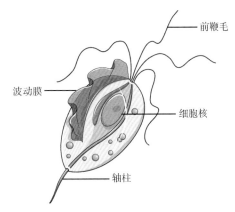

图 5-8 阴道毛滴虫模式图

二、生 活 史

阴道毛滴虫生活史简单。滋养体主要寄生于女性阴道，尤以后穹隆多见，偶可侵入尿道。男性感染者一般寄生于尿道、前列腺，也可侵及睾丸、附睾及包皮下组织。虫体以纵二分裂法或多分裂方式繁殖，最适生存繁殖温度为 32～35℃，最适生存繁殖 pH 为 5.2～6.6。滋养体既是繁殖阶段，也是感染和致病阶段。该虫通过直接或间接接触方式在人群中传播。

三、致　病

阴道毛滴虫的致病力随虫株毒力及宿主生理状态而变化。正常情况下，健康妇女阴道的内环境因乳酸杆菌的作用而保持酸性（pH 3.8～4.4），可抑制虫体及细菌生长繁殖，称为阴道的自净作用。而滴虫寄生阴道时，消耗糖原，妨碍了乳酸杆菌的酵解作用，降低了乳酸浓度，从而使阴道的 pH 变为中性或碱性，滴虫得以大量繁殖，促进继发性细菌感染，加重炎症反应。如果泌尿生殖系统功能失调，如妊娠或月经后，阴道 pH 接近中性，有利于滴虫和细菌生长、繁殖。体外试验表明，阴道毛滴虫具有接触依赖性细胞病变效应。虫体对靶细胞的杀伤作用主要是直接接触方式。黏附于泌尿生殖道的上皮细胞是滴虫致病作用的关键。虫体表面至少有 4 种蛋白质参与细胞的黏附过程。滴虫的吞噬作用也是其致病因素之一，实验证明，阴道毛滴虫具有吞噬乳酸杆菌和阴道上皮细胞的作用。此外，虫体的鞭毛还有分泌细胞分离因子，促进靶细胞解离的作用。这种现象与临床观察到的阴道黏膜病变上皮细胞脱落相仿。分离因子的生成量与感染严重程度相一致。因此，有学者认为分离因子可能是阴道毛滴虫的毒力标志。另有研究表明，滴虫性阴道炎的临床症状还与阴道内的雌激素浓度有关。雌激素浓度越高，症状越轻，反之亦然。

大多数虫株的致病力较低，许多妇女虽有阴道滴虫感染，但无临床症状或症状不明显；一些虫株则可引起明显的阴道炎，阴道壁可见黏膜充血、水肿，上皮细胞变性脱落，白细胞浸润等病变，轻者阴道黏膜无异常发现。患者最常见的主诉为阴部瘙痒或烧灼感，白带增多。阴道内镜检查可见分泌物增多，呈灰黄色、泡状，有臭味，也有呈乳白色的液状分泌物，当伴有细菌感染时，白带呈脓液状或粉红状。当滴虫侵及尿道时，可有尿频、尿急和尿痛等症状。男性感染还可引起尿痛、夜尿、前列腺增大及触痛和附睾炎等症状。有的学者认为阴道毛滴虫可吞噬精子，分泌物影响精子活力，导致男性不育症。

四、实验室诊断

取阴道后穹隆分泌物、尿液沉淀物或前列腺分泌物，直接涂片或涂片染色镜检，若检得滋养体即可确诊。也可将分泌物加入肝浸液培养基，37℃培养 48 小时后镜检滋养体。也可用免疫学方法，如 ELISA、直接荧光抗体试验（DFA）和乳胶凝集试验（LAT）进行诊断。此外，DNA 探针也可用于滴虫感染的诊断。

滴虫性阴道炎应与外阴阴道假丝酵母菌病、细菌性阴道炎、细菌性尿道炎、淋病性尿道炎等相鉴别。

五、流行与防治

阴道毛滴虫呈世界性分布，在我国的流行很广泛。各地感染率不一，以 16～35 岁年龄组的女性感染率最高。传染源为滴虫性阴道炎患者或无症状带虫者，包括男性带虫者。传播途径包括直接和间接传播两种方式。前者主要通过性交传播，为主要的传播方式；后者主要通过使用公共浴池、浴具、共用游泳衣裤、坐式马桶等传播。滋养体在外界环境中可保持较长时间的活力，在半干燥环境下可存活 14～20 小时，–10℃至少存活 7 小时，潮湿的毛巾、衣裤中可存活 23 小时，40℃水中可存活 102 小时，2～3℃水中可存活 65 小时，甚至在普通肥皂水中也可存活 45～150 分钟。因此人体可通过间接方式获得感染。

及时治疗无症状的带虫者和患者以减少和控制传染源。夫妻或性伴侣双方应同时治疗方可根治。临床上常用的口服药物为甲硝唑。局部治疗可用乙酰胂胺或 1∶5000 高锰酸钾溶液冲洗阴道；也可用甲硝唑和扁桃酸栓，后者效果较好且安全。注意个人卫生和经期卫生；不共用泳衣裤和浴具；在公共浴室提倡使用淋浴；慎用公共马桶。

考点：阴道毛滴虫的形态、生活史、实验室诊断、流行

第 4 节 杜氏利什曼原虫

案例 5-4

患者，男，32 岁。乏力、发热、全身水肿并疼痛、腹胀 5 天，3 个月前曾去过西部地区旅游。查体：体温 36.5 ～ 40.4℃，全身凹陷性水肿，全身浅表淋巴结肿大，肝大肋下 8cm，脾大肋下 10cm。骨髓穿刺染色检查后诊断为黑热病。

问题：1. 黑热病的原因为何？

2. 黑热病的传播媒介是什么？

3. 黑热病常用的实验室检查方法有哪些？

利什曼原虫引起利什曼病，其种类较多，引起人类利什曼病的虫种主要有杜氏利什曼原虫、巴西利什曼原虫、热带利什曼原虫、硕大利什曼原虫和墨西哥利什曼原虫。其可引起黏膜皮肤利什曼病、内脏利什曼病（黑热病）。在我国黑热病的病原体有杜氏利什曼原虫和婴儿利什曼原虫。

一、形　　态

利什曼原虫在其生活史中有两种形态，一种是寄生在人或其他哺乳动物单核巨噬细胞内无运动能力的无鞭毛体，另一种是寄生于白蛉消化道内或在培养基内生长的有运动能力的前鞭毛体。

无鞭毛体又称利杜体，虫体卵圆形，大小为（2.9 ～ 5.7）μm×（1.8 ～ 4.0）μm，常见于巨噬细胞内。瑞氏染液染色后，细胞质呈淡蓝色或深蓝色，内有一个较大的圆形核，呈红色或淡紫色。动基体位于核旁，着色较深，细小，杆状。在高倍镜下有时可见从虫体前端颗粒状的基体发出一条根丝体，不伸出体外，基体靠近动基体，在光镜下不易区分开。

前鞭毛体寄生于白蛉消化道内。成熟的虫体呈梭形，大小为（14.3 ～ 20）μm×（1.5 ～ 1.8）μm。核位于虫体中部，动基体在前部。基体在动基体之前，由此发出一根鞭毛游离于虫体外。杜氏利什曼原虫模式图见图 5-9。前鞭毛体运动活泼，鞭毛不停地摆动（图 5-10）。在培养基内常以虫体前端聚集成团，排列成菊花状。有时也可见到粗短形前鞭毛体，这与发育程度有关。经染色后，着色特性与无鞭毛体相同。

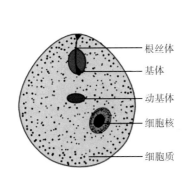

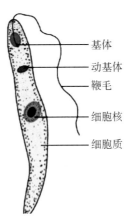

图 5-9 杜氏利什曼原虫模式图

二、生　活　史

利什曼原虫的生活史有前鞭毛体和无鞭毛体两个时期。前者寄生于节肢动物（白蛉）的消化道内，后者寄生于哺乳类或爬行动物的细胞内，通过白蛉传播。

1. 在白蛉体内发育　雌性白蛉叮刺患者或被感染的动物时，血液或皮肤内含无鞭毛体的巨噬细胞

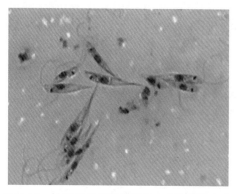

图 5-10 杜氏利什曼前鞭毛体（吉姆萨染色）

被吸入白蛉胃内，经 24 小时，无鞭毛体发育为早期前鞭毛体。此时虫体呈卵圆形，部分虫体的鞭毛已伸出体外。48 小时后发育为短粗的前鞭毛体或梭形的前鞭毛体，鞭毛也由短变长。至第 3～4 天出现大量成熟前鞭毛体。前鞭毛体活动明显加强，并以纵二分裂法繁殖，在数量剧增的同时，虫体逐渐向白蛉前胃、食道和咽部移动。第 7 天具感染力的前鞭毛体大量聚集在白蛉的口腔及喙。当白蛉叮刺健康人时，前鞭毛体即随白蛉唾液进入人体。

2. 在人体内发育 进入人体或其他哺乳动物体内的前鞭毛体部分被多形核白细胞吞噬消灭，另外的部分被巨噬细胞吞噬。前鞭毛体黏附于巨噬细胞后，随巨噬细胞的吞噬活动而进入细胞内，虫体逐渐变圆，失去其鞭毛的体外部分，向无鞭毛体期转化，此时巨噬细胞内形成纳虫空泡，并与溶酶体融合，使虫体处于溶酶体酶的包围之中。虫体在纳虫空泡内不但可以存活，而且还能进行二分裂繁殖，最终导致巨噬细胞破裂。游离的无鞭毛体又可被其他巨噬细胞吞噬，重复上述增殖过程。生活史示意图见图 5-11。

利什曼原虫前鞭毛体转化为无鞭毛体的机制目前尚未完全阐明。一般认为可能与微小环境的改变，如 pH、温度等，以及原虫所需营养物质和宿主的作用等因素有关。实验证明，前鞭毛体发育以 27℃为宜，无鞭毛体则需要 35℃环境。

三、致 病

脾大是黑热病最主要的体征。无鞭毛体在巨噬细胞内繁殖，使巨噬细胞大量破坏和增生。巨噬细胞增生主要见于脾、肝、淋巴结、骨髓等器官。浆细胞也大量增生。细胞增生是脾、肝、淋巴结肿大的基本原因，其中脾大最为常见，出现率在 95% 以上。后期则因网状纤维组织增生而变硬。

贫血是黑热病重要症状之一，患者血液中红细胞、白细胞及血小板都减少，即全血象减少，这是由于脾功能亢进，血细胞在脾内遭到大量破坏所致。若患者脾大严重，常同时伴有血细胞的显著减少，脾切除后血象可迅速好转。

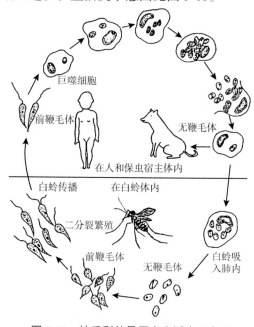

图 5-11 杜氏利什曼原虫生活史示意图

由于血小板减少，患者常发生鼻出血、牙龈出血等症状。此外，免疫溶血也是产生贫血的重要原因。有实验表明，患者的红细胞表面附有利什曼原虫抗原，此外杜氏利什曼原虫的代谢产物中有 1～2 种抗原与人红细胞抗原相同，因而机体产生的抗利什曼原虫抗体有可能直接与红细胞膜结合，在补体参与下破坏红细胞造成贫血。

患者血浆内白蛋白明显减少，球蛋白增加，导致白蛋白与球蛋白的比例倒置，IgG 滴度升高。尿蛋白及血尿的出现可能与患者发生肾小球淀粉样变性及肾小球内有免疫复合物的沉积有关。

在我国黑热病有皮肤型黑热病和淋巴结型黑热病两种类型。大多分布于平原地区。半数以上患者皮肤损害与内脏病变并发；一部分患者皮肤损害发生在内脏病变消失多年之后，称为黑热病后皮肤利什曼病；还有少数皮肤损害者是既无内脏感染，又无黑热病病史的原发患者。皮肤损伤除少数为褪色型外，多数为结节型。结节呈大小不等的肉芽肿，或呈暗色丘疹状，常见于面部及颈部，在结节内可查到无鞭毛体。皮肤型黑热病易与瘤型麻风混淆。淋巴结型黑热病特征是局部淋巴结肿大，其大小不一，较表浅，无压痛，无红肿，血中嗜酸性粒细胞增多。淋巴结活检可在类上皮细胞内查见无鞭毛体。

四、实验室诊断

1. 病原学检查　检出病原体即可确诊，常用的方法如下。

（1）穿刺检查　①涂片法：可进行骨髓、淋巴结或脾脏穿刺，以穿刺物涂片、染色、镜检。骨髓穿刺最为常用，又以髂骨穿刺简便安全，检出率为 80%～90%。②培养法：将上述穿刺物接种于三恩培养基（NNN）中，置于 22～25℃温箱内。经 1 周后若培养物中查见运动活泼的前鞭毛体，则判为阳性结果。此法较涂片法更为敏感，但需时较长，近年来改用 Schneider 培养基，效果更好，3 天即可出现前鞭毛体。③动物接种法：把穿刺物接种于易感动物（如金黄地鼠、BALB/c 小鼠等），1～2 个月后取肝、脾作印片或涂片，瑞氏染液染色镜检。

（2）活组织检查　皮肤结节处用消毒针头刺破皮肤，取少许组织液，或用手术刀刮取少许组织作涂片、染色镜检。

（3）DNA 诊断技术　与传统的病原学检查方法相比具有敏感性高，特异性强的特点，还具有确定虫种的优点。近年来，利用利什曼原虫动基体 K-DNA 微环序列设计的引物作 PCR 及 DNA 探针诊断黑热病取得了较好的效果。

2. 免疫学检查

（1）检测血清抗体　可采用直接凝集试验、间接荧光抗体试验、rk39 免疫层析试条法、酶联免疫吸附试验等。因抗体短期内不易消失，不宜用于疗效考核。

（2）检测循环抗原　可用单克隆抗体-抗原斑点试验（McAb-AST）检测血液内循环抗原诊断黑热病。此法阳性率高，敏感性、特异性、重复性均较好，需血清量少（2μl），也可用于尿液内循环抗原检查，还可用于疗效评价。

对于黑热病的诊断应综合考虑以下几个方面：①曾于白蛉活动季节（5～9 月）到过流行区；②临床表现呈起病缓慢、反复不规则发热，中毒症状相对较轻，肝、脾大；③实验室检查：全血细胞减少，免疫学试验抗体或循环抗原阳性或 DNA 检测阳性。

本病应与播散型组织胞浆菌病、马尔尼菲青霉菌病、恶性组织细胞病相鉴别。

五、流行与防治

1. 流行概况　杜氏利什曼原虫分布广泛，亚洲、欧洲、非洲、拉丁美洲均有本虫流行。主要流行区为印度及地中海沿岸国家。在我国，黑热病流行于长江以北的广大农村，由于开展了大规模的防治工作，在控制黑热病的流行上已取得了显著成绩，但在新疆、甘肃、四川等每年均有新病例发生，2011 年仅四川省就有新发病例 84 例。另外，新疆、内蒙古都被证实有黑热病的自然疫源地存在。

2. 流行环节

（1）传染源　患者、病犬及某些野生动物均可为本病的传染源。

（2）传播途径　主要通过白蛉叮刺传播，偶可经口腔黏膜、破损皮肤、胎盘或输血传播。在我国，传播媒介有以下四种：①中华白蛉为我国黑热病的主要媒介，分布广，除新疆、甘肃西南和内蒙古的额济纳旗外均有存在；②长管白蛉仅见于新疆；③吴氏白蛉为西北荒漠内最常见的蛉种，野生野栖；④亚历山大白蛉分布于甘肃和新疆吐鲁番的荒漠。

（3）易感人群　人群普遍易感，但易感性随年龄增长而降低。病后免疫力持久。

杜氏利什曼原虫病属人兽共患病，除人与人之间传播外，也可在动物与人，动物与动物之间传播。

3. 流行病学分型　根据传染源的差异，黑热病在流行病学上可大致分为三种不同的类型，即人源型、犬源型和自然疫源型。

（1）人源型　多见于平原，分布在黄淮地区的苏北、皖北、鲁南、豫东，以及冀南、鄂北、陕西关中、四川和新疆南部的喀什等地。主要是感染人的疾病，感染后可发生皮肤型黑热病，犬类很少感染，患者为主要传染源，常出现大的流行。患者以年龄较大的儿童和青壮年占多数，婴儿极少感染，成人得病比较多见。传播媒介为家栖型中华白蛉和新疆的长管白蛉。

（2）犬源型　多见于西北、华北和东北的丘陵山区，分布在甘肃、青海、宁夏、四川、陕西、河北、辽宁和北京等地。主要是感染犬的疾病，人的感染大多来自病犬，患者散在，一般不会形成大的流行。患者多数是10岁以下的儿童，婴儿发病率较高，成人很少感染。传播媒介为近野栖或野栖型中华白蛉。

（3）自然疫源型　分布在新疆和内蒙古的某些荒漠地区，亦称荒漠型。主要是感染某些野生动物的疾病。当人进入这些地区可发生黑热病。患者几乎全是幼儿。外地成人如受感染，可发生淋巴结型黑热病。传播媒介为野栖蛉种，主要是吴氏白蛉，亚历山大白蛉次之。

有些地区，还可见到上述各种类型的中间过渡型。在西北犬源型黑热病流行的山丘地区，很可能同时存在自然疫源型，犬的感染可来自某些野生动物中的保虫宿主。

4. 治疗

（1）首选药物　五价锑化合物对利什曼原虫有很强的杀伤作用。包括葡萄糖酸锑钠和葡萄糖胺锑（甲基葡胺锑）。葡萄糖酸锑钠低毒高效，疗效可达97.4%。近年来报道，应用脂肪微粒结合五价锑剂治疗黑热病可获极好疗效，治愈迅速。

（2）非锑剂　包括戊脘脒（喷他脒）、二脒替（司替巴脒）等。具有抗利什曼原虫活力，但药物毒性大，疗程长，故仅用于抗锑患者。米替福斯是近年来开发出的抗利什曼原虫唯一口服药，具有对抗锑患者有效的特点，在印度已建议作为首选药物。

（3）脾切除治疗　药物治疗无效、脾高度肿大，伴有脾功能亢进者，可考虑脾切除治疗。

5. 预防　在流行区采取查治患者、杀灭病犬和消灭白蛉的综合措施是预防黑热病的有效办法。另外，自然疫源性流行区的疫源分布和保虫宿主等问题仍有待查清，其防治对策还需研究完善。

考点：杜氏利什曼原虫的形态、致病、实验室诊断

第5节　旋毛形线虫

 案例5-5

患者，男，20岁，因咳嗽、发热、面部水肿伴全身酸痛、乏力入院。10日前患者出现发热，体温38～40℃、咳嗽、咳痰，伴颜面水肿、全身肌肉酸痛、乏力，不能行走。在外院诊断为"流行性感冒"，治疗1周，咳嗽有所减轻，其余症状无明显改善。体格检查：体温38℃，急性痛苦病容，全身淋巴结不大，双眼睑及面容水肿、充血。全身肌肉触痛、压痛明显，尤以四肢远端为甚，肌张力增高。实验室检查：嗜酸性粒细胞占0.12，其他无异常。追问病史，患者1个月前曾生食猪肉。

问题：1.患者可能患什么病？

2.应如何进一步诊断？

3.应如何防治该病？

旋毛形线虫简称旋毛虫，其成虫和幼虫分别寄生于同一宿主的小肠和肌细胞内。人和其他多种哺乳动物可作为该虫的宿主，其可引起旋毛虫病，旋毛虫病是一种常见的人兽共患寄生虫病，也是影响人类健康的重要食源性寄生虫病之一。

近年，根据生物学和生物化学的研究，尤其是基因分类学研究，将旋毛形线虫属分为8个种：即旋毛形线虫（旋毛虫）、乡土旋毛虫、布氏旋毛虫、伪旋毛虫、米氏旋毛虫、纳氏旋毛虫、巴布亚旋毛虫及津巴布韦旋毛虫，以及4个分类地位尚未确定的基因型，即 *Trichinella* T6、T8、T9 和 T12。我国已发现的旋毛虫有2种，即旋毛形线虫和乡土旋毛虫。

一、形　态

8种旋毛虫形态相似。成虫微小，细线状，乳白色，表皮光滑，头端较尾端稍细。雄虫大小（1.0～

1.8）mm×0.05mm，雌虫（2.5～3.5）mm×0.05mm。两性成虫的生殖器官均为单管型，雄虫末端有两片叶状交配附器，无交合刺。雌虫子宫较长，中段含虫卵，后段和近阴道处则充满幼虫，幼虫自阴门产出，阴门位于虫体前 1/5 处。雌虫在宿主肠道内刚产出的幼虫称为新生幼虫，大小约 124μm×6μm，在骨骼肌内发育为成熟的幼虫，大小为 1.0mm×0.03mm，成熟幼虫卷曲于骨骼肌内的梭形囊包中，称为幼虫囊包，囊包大小为（0.25～0.5）mm×（0.21～0.42）mm，其长轴与骨骼肌纤维平行排列，1 个囊包内通常含 1～2 条幼虫（图 5-12）。

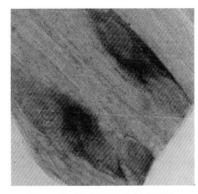

图 5-12　旋毛形线虫幼虫囊包

伪旋毛虫、巴布亚旋毛虫和津巴布韦旋毛虫的幼虫在宿主细胞内不形成囊包，除了不成囊的伪旋毛虫虫体较小外，在形态学上不能鉴别其他 7 种旋毛虫。对于从患者吃剩的生肉、食用的同批生肉或肌肉活检标本中检获的幼虫，可应用多重 PCR 进行虫种鉴定。

二、生　活　史

8 种旋毛虫的生活史基本相同。成虫主要寄生在宿主小肠，幼虫则寄生在同一宿主的骨骼肌内，形成具有感染性的幼虫囊包。无外界自生生活阶段，但完成生活史必须更换宿主。人、猪、犬、猫、鼠、野猪及熊等多种野生动物和马等食草动物可作为本虫的宿主。

宿主主要是由于食入含有活幼虫囊包的肉类及肉制品而感染，在消化酶的作用下，幼虫在胃中自囊包内逸出，并钻入十二指肠及空肠上段的肠黏膜中，经过一段时间发育再返回肠腔，在感染后 30～48 小时内，幼虫经 4 次蜕皮发育为成虫。少数虫体可侵入腹腔或肠系膜淋巴结寄生。感染后 5 天内，虫体生殖系统发育成熟，此后，雌、雄虫交配，交配后雄虫随即死亡。雌虫子宫内的虫卵发育为幼虫，于感染后 5～7 天开始产出。每条雌虫一生可产幼虫 1500～2000 条，产幼虫期可持续 4～16 周或更长。雌虫寿命一般为 1～2 个月，长者 3～4 个月。

产于肠黏膜内的新生幼虫侵入局部淋巴管或小静脉，随淋巴和血液循环到达各器官、组织或体腔，但只有侵入骨骼肌内的虫体才能进一步发育。适宜幼虫发育的部位多为活动频繁、血液供应丰富的膈肌、舌肌、咽喉肌、胸肌及腓肠肌等处。幼虫刺激肌细胞，其周围出现炎性细胞浸润，纤维组织增生。幼虫进入肌细胞约 26 天后形成囊包。囊包若无机会进入新的宿主，多在半年后钙化，少数钙化囊包内的幼虫可存活数年，甚至可达 30 年（图 5-13）。

伪旋毛虫除感染哺乳动物外，还可感染鸟类，并可实验室感染母鸡和鹌鹑。巴布亚旋毛虫和津巴布韦旋毛虫除感染哺乳动物外，还可感染鳄鱼、蜥蜴、蟒蛇、海龟等爬行动物。

三、致　　病

旋毛虫的主要致病虫期是幼虫。其致病程度与食入幼虫囊包的数量、活力和新生幼虫侵入部位，以及人体对旋毛虫的免疫力等诸多因素有关。轻度感染者无明显症状，重度感染者，其临床表现复杂多样，若不及时治疗，可在发病后数周内死亡。该病死亡率较高，国外为 6%～30%，国内约 3%，暴发流行时可高达 10%。旋毛虫致病过程可分为 4 个时期。

1. 潜伏期　一般为 3～15 天，平均为 10 天左右，但也有短至数小时，长达 46 天者，一般是感染程度越重，潜伏期越短。

2. 肠道期　是指脱囊幼虫侵入肠黏膜引起肠黏膜炎症反应的阶段（约 1 周）。患者可出现恶心、呕吐、腹痛、腹泻等症状，腹痛、腹泻最为常见，重度腹泻每天可达 10～15 次，便中常有黏液而无脓血，可伴有乏力、畏寒及低热等全身性反应。除重度感染，本期症状一般较轻，常被患者忽视，极个别患者死于此期是由广泛性肠炎和严重腹泻所致，肠道期症状缺如或不明显者，常以发热起病。

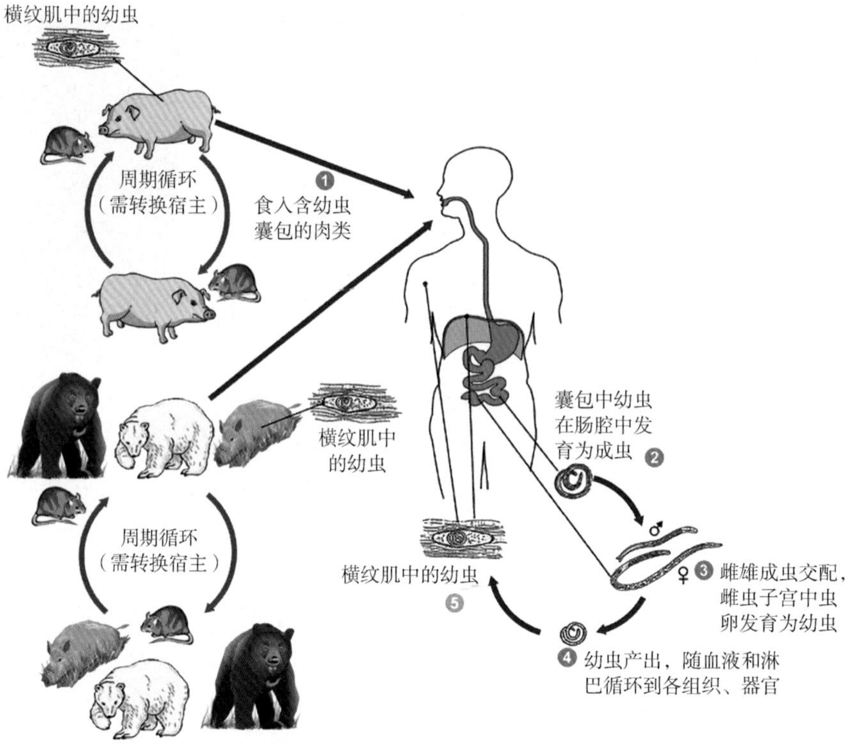

图 5-13 旋毛形线虫生活史示意图

3. 急性期 指新生幼虫随淋巴、血液循环到达各器官及侵入骨骼肌内发育为幼虫囊包，主要引起中毒症状及超敏反应。导致全身性血管炎和肌炎的阶段（2～3周）。发热、眼睑及肌肉疼痛是急性期的主要临床表现。

4. 恢复期 指肠道内的成虫停止产幼虫或肌肉内的幼虫形成囊包后的阶段（4～16周）。急性炎症反应消退，症状和体征逐渐减轻，但肌痛与乏力可持续数月甚至数年之久，若不进行病原治疗，囊包内的幼虫可存活30年。

四、实验室诊断

旋毛虫病的临床表现十分复杂，临床上难以及时、正确诊断。因此，在诊断过程中应注重流行病学调查和病史询问。患者常有生食或半生食肉类史，在本病暴发时同批患者常能追溯到聚餐史。若患者肌肉活检查获幼虫囊包即可确诊。由于取样的范围及数量所限，肌肉活检的检出率仅为50%左右，故其阴性结果不能排除该病。对有中枢神经系统并发症的患者，偶可在脑脊液中发现幼虫。对患者所食剩余肉类做镜检或动物接种，也有助于确诊。

对早期或轻度感染者，采用血清学方法检测患者血清中的特异性抗体或循环抗原，可作为诊断该病的重要辅助手段。常用方法有环蚴沉淀试验（CPT）、乳胶凝集试验（LAT）、间接荧光抗体试验（IFA）及ELISA等，目前以IFA和ELISA较常用，阳性检出率均可达90%以上。

五、流行与防治

旋毛虫病是一种动物源性寄生虫病，目前已知猪、野猪、狗、鼠等150多种动物可自然感染旋毛虫，这些动物因互相残杀吞食或摄食尸肉而互相传播。猪是人旋毛虫病的主要传染源，人体感染主要是由生食或半生食含幼虫囊包的猪肉及肉制品引起。近年来随着居民饮食习惯的改变，已发生多起因食羊肉、马肉、犬肉及野猪肉等引起的本病暴发。

旋毛虫病广泛流行于世界各地，以前在欧美国家发病率高。在我国，旋毛虫病的流行具有地方性、群体性和食源性等特点。主要有 3 个流行区域：①云南、西藏、广西、四川；②湖北、河南；③黑龙江、吉林和辽宁。

人感染旋毛虫主要是由于生食或半生食含幼虫囊包的肉类。幼虫囊包的抵抗力较强，耐低温，在 –15℃下可存活 20 天，腐肉中可存活 2～3 个月，一般熏、烤、腌制和暴晒等方式不能杀死幼虫。旋毛虫幼虫不耐热，在肉块中心温度达到 71℃时即可杀死囊包内的幼虫。

预防该病的关键在于大力进行卫生宣教，改变不良的饮食习惯，不生食或半生食猪肉或其他动物肉类和肉制品，以杜绝感染；认真贯彻肉类食品卫生检查制度，禁止未经宰后检查的肉类上市；提倡肉猪圈养；加强卫生和饲料管理，以防猪的感染。治疗旋毛虫病的首选药物为阿苯达唑，其疗效好，疗程短，毒性低，副作用小。

第 6 节　结膜吸吮线虫

案例 5-6

患者，女，24 岁。因有眼部瘙痒伴异物感 2 周就诊。患者既往有犬类接触史，右眼结膜弥漫性充血，上、下眼睑结膜遍布巨大滤泡，结膜囊可见白色丝状分泌物；下穹隆结膜处可见白色线状虫体 1 条，长约 15mm，直径约 1mm，两端尖细，虫体活动自如。刺激眼睑后可见虫体钻入下泪小点，挤压泪囊后可见其由下泪小点返回结膜囊。左眼未见明显异常。给予患者眼部表面麻醉后，在裂隙灯显微镜下使用显微镊夹出虫体；泪道冲洗通畅，虫体及经其口吐出的泪道冲洗液用福尔马林固定后送检验科镜检，并对患者进行便常规检查和镜检。经镜检，虫体为结膜吸吮线虫，泪道冲洗液及便中未见虫体或虫卵。

问题：1. 该患者可能患有什么病？
　　　2. 请说出最适于该病的检查方法。

结膜吸吮线虫主要寄生于犬、猫等动物眼结膜囊内，也可寄生于人眼，引起结膜吸吮线虫病。因本病多流行于亚洲地区，故又称东方眼虫病。

一、形　　态

成虫体细长，圆柱形，乳白色、半透明，头端钝圆，具外观呈圆形的角质口囊，口孔呈六边形，无唇瓣。虫体表面具有边缘锐利的环形皱褶，侧面观其上下排列呈锯齿状。雌虫大小为（6.2～23.0）mm×（0.30～0.85）mm，近阴门端子宫内的虫卵逐渐变为盘曲的幼虫，雌虫直接产出幼虫，为卵胎生。雄虫大小一般为（4.5～17.0）mm×（0.25～0.75）mm，尾端向腹面弯曲，由泄殖腔伸出长短交合刺 2 根。雌、雄虫尾端肛门周围均有数对乳突（图 5-14）。幼虫大小为（350～414）μm×（13～19）μm，外被鞘膜，盘曲状，尾部连一大的鞘膜囊。

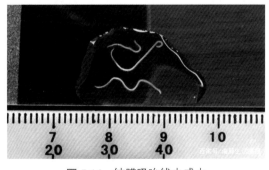

图 5-14　结膜吸吮线虫成虫

二、生　活　史

成虫主要寄生于犬、猫等动物的眼结膜囊及泪管内，偶尔寄生于人、兔等动物的眼部。雌虫直接产幼虫于结膜囊内，当中间宿主蝇类舐吸终宿主眼部分泌物时幼虫被吸入蝇体内，经 2 次蜕皮发育为感染期幼虫后进入蝇的头部口器。当蝇再次舐吸人或其他动物眼部时，感染期幼虫自蝇口器逸出并侵入宿主眼部，经 15～20 天发育为成虫。成虫寿命可达 2 年以上。

三、致病与诊断

成虫寄生于人眼结膜囊内，以上结膜囊外眦侧为多见，也可见于眼前房、泪小管、泪腺及眼睑、结膜下等处。多侵犯一侧眼，少数病例可双眼感染。寄居虫数 1 到数条，最多可达 20 余条。由于虫体表面锐利的环形皱褶的摩擦、头端口囊吸附引起的机械性损伤，加上虫体分泌物、排泄物的刺激及继发细菌感染等，可引起眼结膜炎症反应及肉芽肿形成。轻者无明显症状，或有眼部异物感、痒感、刺痛、流泪、畏光、分泌物增多、疼痛等，一般无视力障碍。婴幼儿不敢睁眼，有手抓眼的动作。家长可发现患儿眼球有白色细小的虫体爬行。重症感染者可发生结膜充血，形成小溃疡面，角膜混浊、眼睑外翻等。如寄生在眼前房，可有丝状阴影移动感、睫状体充血、房水混浊、眼压升高、瞳孔扩大、视力下降等。如泪小管受损，可出现泪点外翻。

诊断主要靠用镊子或棉签自患者眼部取出虫体镜检，为确诊依据。

四、流行与防治

本虫主要分布在亚洲。印度、缅甸、菲律宾、泰国、日本、朝鲜及俄罗斯的远东地区均有病例报道。我国的病例报道始于 1917 年，为世界最早发现。目前我国有 25 个省级行政区有人体感染的病例报道，其中以江苏、湖北、安徽、河南、山东等地的病例较多。目前已证实冈田绕眼果蝇是我国结膜吸吮线虫的中间宿主，是本病的传播媒介。感染季节以夏秋季为主，与蝇类的季节消长相吻合。感染者最小3 个月，最大者 88 岁，但以婴幼儿为主。本病在农村的发病率高于城市。传染源主要为家犬，其次是猫、兔等动物。保虫宿主家犬的普遍存在，媒介中间宿主果蝇的广泛分布，再加上幼童不洁的眼部卫生，是结膜吸吮线虫病流行的主要因素。

防蝇、灭蝇，搞好环境卫生，加强犬、猫等动物管理，注意个人卫生，特别注意眼部清洁是预防感染的主要措施。治疗可用 1% ～ 2% 可卡因或普鲁卡因溶液滴眼，虫体受刺激从眼角爬出，或用镊子取出。

第 7 节　旋盘尾丝虫

旋盘尾丝虫简称盘尾丝虫，寄生在人体皮下或皮下结缔组织，引起盘尾丝虫病。因其可造成严重的眼部损害甚至失明，故又称河盲症或瞎眼丝虫病，在拉丁美洲亦称 Robles 氏症。其由含丝虫感染期幼虫的蚋叮人吸血而感染所致。

一、形　　态

盘尾丝虫成虫形态呈丝线状，乳白色，半透明，其特征为角皮层具明显横纹，外有螺旋状增厚部使横纹更为明显，雌虫大小为（33.5 ～ 50.0）mm×（0.27 ～ 0.40）mm，生殖系统双管型。雄虫大小为（19 ～ 42）mm×（0.13 ～ 0.21）mm，生殖系统为单管型，尾部向腹部弯曲，末端钝圆，有 2 根不等长的交合刺。微丝蚴在雌虫子宫内具鞘，产出时脱鞘，大小为（220 ～ 360）μm×（5 ～ 9）μm，头间隙长宽相等，尾端尖细而无核，无核处长 10 ～ 15μm（图 5-15）。

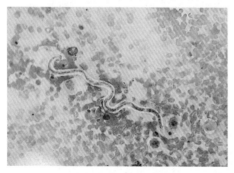

图 5-15　盘尾丝虫微丝蚴

二、生　活　史

雌、雄成虫成对寄生于人体皮下组织的纤维结节内，寿命可长达 15 年，可产微丝蚴 9 ～ 10 年，每条雌虫一生可产微丝蚴数百万条。微丝蚴主要出现在成虫结节附近的结缔组织和皮肤的淋巴管内，也可在眼组织或尿内发现，无明显周期性。微丝蚴在人体各部位皮肤里的分布因不同的地理株而异。

本虫的中间宿主为蚋，在非洲主要为憎蚋群和洁蚋群。盘尾丝虫病被称为"河盲症"是因为该病多发生在有中间宿主蚋繁殖的河边。蚋的繁殖需要新鲜流动的河水。每当雌蚋叮人吸血时，微丝蚴即随组织液进入蚋的支囊，通过中肠，经血腔达到胸肌，经两次蜕皮发育为感染期幼虫并移至蚋的下唇。当蚋再叮人时，幼虫自蚋下唇逸出并进入人体皮肤而感染。本虫的终宿主为人，蛛猴和大猩猩也有自然感染的报道。

三、致　病

盘尾丝虫的成虫和微丝蚴对人均有致病作用，但以后者为主。微丝蚴可进入宿主身体各部位的皮肤层和皮下淋巴管，引起各种类型的皮肤损害及淋巴结病变；微丝蚴还可进入眼球引起眼部损害；腹股沟部位的淋巴结受损，亦可引起阴囊鞘膜积液、外生殖器象皮肿或股疝。皮肤病变系围绕死亡的微丝蚴所产生的炎症反应，以及微丝蚴释放的抗原或产生的溶胶原蛋白酶对皮肤内血管和结缔组织的损伤。病变多表现为皮疹，初期症状为剧痒，继发细菌感染后，皮肤上常伴有大小不等的色素沉着或色素消失的异常区及苔藓样变。淋巴结病变表现为淋巴肿大而坚实，不痛，淋巴结内含大量微丝蚴，这是盘尾丝虫病的典型特征。

眼部损害是盘尾丝虫病最严重的病损。在非洲某些地区，眼部受损者高达 30% ～ 50%，成人患"河盲症"者达 5% ～ 20%。眼部损害的发展较慢，大多数患者的年龄超过 40 岁。其致病过程为微丝蚴从皮肤经结膜进入角膜，或经血流或眼睫状体血管和神经鞘进入眼的后部，微丝蚴死亡后引起炎症，导致角膜损伤，形成角膜瘢痕是盘尾丝虫病致盲的主要原因。微丝蚴亦可侵犯虹膜、视网膜及视神经，影响视力，甚至导致患者失明（图 5-16）。

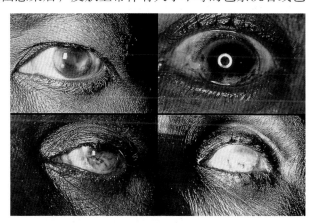

图 5-16　盘尾丝虫所致视力损害

四、实验室诊断

活动性盘尾丝虫病患者多有与眼部有关的主诉包括眼痛、视力下降等，从皮肤、眼部、尿液和痰液及淋巴结等处查见微丝蚴或成虫是本病的诊断依据。免疫荧光检查和 ELISA 准确率可达 60% ～ 90%，尚需进一步研究。在盘尾丝虫病患者的基因组中有一段长为 150kb 基因序列属于旋盘尾丝虫虫种所特有，应用 PCR 技术扩增此段基因，在盘尾丝虫病的诊断中具有重要价值。

五、流行与防治

盘尾丝虫病广泛流行于非洲、拉丁美洲及西亚的也门和苏丹，共 35 个国家。据 WHO 2001 年的报告，受威胁的有 1.2 亿人，受感染的有 1800 万人，致盲达 35 万人，视力低下 50 万人，盘尾丝虫病是世界上第二大由感染致盲的疾病。本病治疗除可用乙胺嗪和苏拉明外，伊维菌素在安全性、耐受性及药效等方面均优于乙胺嗪。

眼部盘尾丝虫病的治疗主要是控制好角膜炎、脉络膜视网膜炎和葡萄膜炎。虽然盘尾丝虫病眼部并发症不能完全治愈，但成功治疗继发性眼炎可以维持或改善视力。

目标检测

一、单项选择题

1. 人体感染广州管圆线虫可致（　　）
　　A. 广泛性脑坏死
　　B. 病毒性脑炎
　　C. 嗜酸性粒细胞增多性脑膜脑炎
　　D. 化脓性脑膜炎
　　E. 原发性阿米巴性脑膜炎

2. 结膜吸吮线虫病确诊的依据是检获（　　）
　　A. 卵　　　　　　　　B. 幼虫
　　C. 成虫　　　　　　　D. 包囊
　　E. 囊包

3. 弓形虫生活史中对人没有感染性的阶段是（　　）
　　A. 滋养体　　　　　　B. 配子体
　　C. 卵囊　　　　　　　D. 包囊
　　E. 假包囊

4. 能引起胎儿畸形或先天性智力发育不全的寄生虫是（　　）
　　A. 并殖吸虫　　　　　B. 刚地弓形虫
　　C. 猫弓首线虫　　　　D. 包虫
　　E. 猪囊虫

5. 有关弓形虫的叙述错误的是（　　）
　　A. 弓形虫的主要致病阶段是速殖子期
　　B. 猫可作为中间宿主
　　C. 感染期为卵囊、包囊和假包囊
　　D. 淋巴结肿大是先天性弓形虫病最常见的临床表现

E. 蚴染色试验是弓形虫常用的血清学诊断方法

6. 杜氏利什曼原虫的无鞭毛体主要寄生于人体（　　）
　　A. 肝细胞　　　　　　B. 红细胞
　　C. 巨噬细胞　　　　　D. 嗜酸性粒细胞
　　E. 胃

7. 杜氏利什曼原虫的感染途径是（　　）
　　A. 经口感染　　　　　B. 经接触感染
　　C. 经皮肤感染　　　　D. 经胎盘感染
　　E. 经媒介昆虫叮咬感染

8. 杜氏利什曼原虫的感染阶段是（　　）
　　A. 成熟包囊　　　　　B. 未成熟包囊
　　C. 滋养体　　　　　　D. 前鞭毛体
　　E. 无鞭毛体

9. 阴道毛滴虫的运动方式是（　　）
　　A. 旋转式　　　　　　B. 翻滚式
　　C. 穿梭式　　　　　　D. 直线式
　　E. 变形运动

10. 阴道毛滴虫的常用病原学检查方法是（　　）
　　A. 直接涂片法　　　　B. 碘液涂片法
　　C. 自然沉淀法　　　　D. 饱和盐水漂浮法
　　E. 动物接种法

二、简答题

1. 弓形虫广泛流行的原因有哪些？如何防治弓形虫病？
2. 描述旋毛形线虫幼虫囊包的形态特点。

（吴菲菲）

学习目标

1.掌握 节肢动物的主要形态特征；主要医学节肢动物类群及其特征；主要医学节肢动物实验室诊断方法（见实训指导）。

2.熟悉 医学节肢动物的概念；医学节肢动物对人体的危害。

3.了解 医学节肢动物的发育及其过程；媒介节肢动物的判定；医学节肢动物的防治。

第 1 节 概 述

节肢动物是节肢动物门动物的总称，属无脊椎动物。数量庞大，种类繁多，分布广泛，是目前地球上最大的一个动物类群，占动物总数的 87%，已被命名的昆虫种数超过 75 万种。医学节肢动物是指通过吸血、刺螫、骚扰、毒害、致病、寄生及传播病原体等方式危害、威胁人类健康的节肢动物。

一、形态特征与分类

1.形态与结构 节肢动物在形态上具有区别于其他动物种群的特征，其主要形态特征：①躯体两侧对称，具有分节的跗肢，故称节肢动物；②具有由几丁质及醌单宁蛋白组成的坚硬外骨骼；③开放式循环系统与体腔（又称血腔）相通，血腔内含无色或不同颜色的血淋巴。

常见节肢动物形态包括昆虫纲、蛛形纲、甲壳纲、唇足纲和倍足纲，此外还有五口纲。

（1）昆虫纲 虫体分为头、胸、腹三部分。头部具有口器一套；复眼和触角各一对，触角具有感觉功能；胸部有足三对，有翅一对或两对或无翅，成虫主要以气管呼吸，水生或陆生。与疾病相关的种类：蚊、蝇、白蛉、虱、蚤、臭虫等。

（2）蛛形纲 虫体分头胸和腹两部分，或头胸融合成为躯干。成虫有足四对，无翅，无触角，以气管、表皮呼吸。如螨（恙螨、疥螨、蠕形螨、尘螨等）、蜱（硬蜱和软蜱）、蜘蛛等。

（3）甲壳纲 虫体分头胸和腹两部分；有两对触角，位于头胸部前方，五对步足，位于头胸部两侧，多数营水生生活，以鳃呼吸。常见有石蟹、淡水虾、水蚤等，为某些蠕虫的中间宿主。

（4）唇足纲 体狭长，腹背扁平，由头及一些形态相似的体节组成，体节通常为 10 节以上，头部有 1 对触角，各体节周围有 1 对足，第 1 体节上有 1 对毒爪，内有毒腺，螫人时，毒腺排出有毒物质伤害人体。如蜈蚣等。

（5）倍足纲 长管形，多节，由头及一些形态相似的体节组成。头部一对触角，除第一节外，每节有足两对，其分泌物可引起皮肤过敏，以气门呼吸。如马陆、千足虫等。

2.分类 按照国际的分类系统，节肢动物门分为三叶虫亚门（已灭绝）、螯肢亚门、甲壳亚门、六足亚门和多足亚门等五个亚门，与医学相关的医学节肢动物主要分布在昆虫纲、蛛形纲、甲壳纲、唇足纲、倍足纲和五口纲六个纲。

二、医学节肢动物的发育

（一）发育类型

节肢动物从幼虫发育到成虫要经过形态结构、生理功能和生活习性的一系列变化，这种现象称为变态。可分为完全变态和不完全变态两种类型。

以昆虫为例，蚊、蝇、白蛉和蚤等昆虫经历卵→幼虫→蛹→成虫的发育过程，幼虫形态、生活习性与成虫明显不同，称为完全变态。虱、臭虫和蜚蠊等昆虫经历卵→幼虫（若虫）→成虫的发育过程，生活史中没有蛹期，若虫的形态、生态、生活习性等与成虫相似，只是虫体较小，性器官未成熟，称为不完全变态。

（二）生态环境对节肢动物发育的影响

生态指一切生物所需环境的生存状态，以及它们之间和它们与环境之间的相互关系。而环境指生物赖以生存的环境。环境因素会对节肢动物的生长、发育、繁殖、寿命、取食等产生重要影响。

三、医学节肢动物对人体的危害

节肢动物对人体的危害是多方面的，分为两类：一为直接危害型；二为间接危害型，间接危害比直接危害更重要。

（一）直接危害

直接危害指节肢动物虫体直接对宿主造成损害，如骚扰、吸血、毒害、刺螫，或引起超敏反应，甚至寄生于宿主。

1. 骚扰和吸血　这一类昆虫常在其孳生地及活动场所成群袭击人群，干扰人们日常生活和工作。蚊、虱、蚤、臭虫等叮咬人体吸血；蠓、蚋、蝉、螨、蜂类等节肢动物侵袭人体或叮咬吸血。

2. 毒害和刺螫　某些节肢动物具有毒腺、毒毛、毒刺或体液有毒，接触时会对人体产生危害，如蜂类螫人后，毒管刺入人的皮肤，其肌性组织节律性收缩将毒液挤入受螫者体内。桑毛虫幼虫有大量微小毒毛，内储毒液，成熟幼虫毒毛常脱落，可落到暴露的皮肤和晒晾的衣服上，接触皮肤后引起局部刺痒感。

3. 引起超敏反应　多种节肢动物都是以吸血为生的，通过口器刺入皮肤获得血液，在吸食血液的同时将唾液注入人体内。节肢动物唾液腺内的物质成分是重要过敏原。除此之外节肢动物的分泌物、排泄物、蜕皮及残体颗粒等蛋白质也是过敏原。蚊、蝉叮刺人体可引起Ⅰ型超敏反应。尘螨的排泄物、分泌物和死亡虫体分解产物等进入人体后，会导致人过敏性哮喘、过敏性鼻炎和过敏性皮炎。

4. 寄生　大部分节肢动物在不同的发育阶段均可直接寄生于人体表或体内。例如，蝇类幼虫侵袭人体组织器官引起蝇蛆病。蠕形螨寄生于人体毛囊或皮脂腺内，可能会使毛囊、皮脂腺失去正常结构和功能，引起蠕形螨病。

（二）间接危害

间接危害指医学节肢动物作为媒介携带病原微生物或寄生虫，在人类和动物间传播，根据传播过程中病原体与节肢动物媒介的关系分为机械性传播和生物性传播。

1. 机械性传播　医学节肢动物仅起携带、输送的作用，病原体可附着在节肢动物体表、口器或通过节肢动物消化道播散，其形态或生物学特性不发生变化，是一种非特异性传播。常见媒介为蝇、蟑螂等。例如，蝇可传播阿米巴原虫包囊、痢疾杆菌、沙门菌、蛔虫卵等。

2. 生物性传播　属于媒介性节肢动物传播疾病的最重要的方式。病原体需在适宜节肢动物体内经历发育和（或）繁殖然后传播，属于特异性传播。根据病原体在节肢动物体内发育和繁殖情况，病原体和节肢动物媒介关系可分为 4 种类型。

（1）发育传播　病原体在节肢动物体内只发育不繁殖，即病原体在节肢动物体内仅有形态结构和生理生化特性等变化，数量不变。例如，丝虫幼虫微丝蚴进入雌蚊胃内后，脱鞘进入雌蚊胸肌发育为腊肠期幼虫、感染期幼虫。

（2）繁殖传播　病原体只繁殖，数量增多，形态不发生改变。例如，登革病毒在蚊体内、恙虫病东方体在恙螨体内繁殖等。

（3）发育繁殖传播　病原体在节肢动物体内经历发育和繁殖两个过程，既有形态的变化又有数量上的变化。例如，按蚊吸入疟原虫配子体，配子体在蚊体内进行配子生殖和孢子增殖，形成一定数量子孢子后移行到唾液腺，经再次吸血才能传播。

（4）经卵传播　病原体进入节肢动物体内繁殖并侵入雌虫卵巢，随卵传递给下一代。例如，恙螨幼虫一生只吸血一次，叮刺有病宿主，感染恙虫病东方体后，随恙螨发育为成虫，病原体随成虫产卵继续传递。这类节肢动物不仅是病原体的传播媒介，也是病原体的储存宿主。

3. 传播媒介的判定　传播媒介的判定与监测是一个地区虫媒病流行病学调查和防治的重点。从下列几方面进行监测可以获取关于节肢动物媒介的科学依据。

（1）生物学依据　与人关系密切，有吸人血作为食物的特点，常出没于人群生活场所；有较大的种群数量，一般属于当地优势种群；一般有较长的寿命。

（2）流行病学依据　某种疾病发生时，该疾病的流行区域及流行季节与可疑媒介节肢动物的地理分布和季节消长具有相关性或一致性。

（3）病原学依据　从实验室感染和自然感染两方面进行调查。利用人工感染方法在实验室内证明病原体可在可疑媒介节肢动物体内发育或增殖并感染实验动物。在流行区、流行季节采集可疑节肢动物，在实验室内分离病原体，在体内查到感染期虫卵，该结果属于自然感染的依据。

若符合上述依据，可初步判定这种可疑节肢动物是当地流行该种疾病的传播媒介。

四、医学节肢动物的防治

医学节肢动物的防治是虫媒病防治工作中的重要环节，指采用各种合理手段和有效方法，将医学节肢动物种群数量降低到不足以造成危害和传播疾病的水平。20 世纪 40 年代起，双对氯苯基三氯乙烷（DDT）的发现及许多化学有机杀虫剂的不断发展和广泛应用，杀虫器械和杀虫剂方法的改进，使得医学节肢动物和虫媒病得到有效控制。但是，化学杀虫剂长期大量使用，使节肢动物抗药性越来越多，而杀虫剂也会污染自然环境。这些问题的出现使人们不得不寻求更加科学的防治策略，害虫综合治理策略应运而生。

"害虫综合治理"是一种方法学。它以标本兼治而重治本为原则，从媒介和生态环境与社会条件的整体观出发，研究一种安全、有效、经济和简便的方式，降低医学节肢动物的种群数量，使其数量达到不足以造成危害和传播疾病的水平。

（一）环境治理

环境治理主要根据媒介节肢动物的生态和生物学特点，通过改变环境使得媒介减少，从而预防和控制虫媒病。其包括环境改造和环境处理，环境改造包括基础卫生设施改造和修建，臭水沟等排水沟的改造；环境处理包括对媒介栖息地和孳生地的定期处理。另外，通过改善人们居住环境和生活习惯，搞好环境卫生，减少或避免人、媒介、病原体三者的接触，也可以防治虫媒病。

（二）物理治理

物理治理指利用各种机械、热、光、声、电等手段，从而捕杀、隔离或驱赶害虫。例如，安装纱窗防止蚊蝇等进入室内，挂蚊帐防止蚊虫叮咬，乙醇灭虱、用捕蝇笼诱捕蝇等。

（三）化学治理

化学治理指使用天然或合成的对节肢动物有毒的化学药物，利用不同的剂型、不同的给药途径、药物不同的作用机制，诱杀、毒杀节肢动物。化学杀虫剂大多对人体有害，使用时应注意防护。根据化学药物的不同作用方式分为三种：引诱剂、杀虫剂、驱避剂。常用的卫生化学杀虫剂：有机氯类、有机磷化合物、氨基甲酸酯类杀虫剂、拟除虫菊酯、昆虫生长调节剂、昆虫驱避剂。

（四）生物治理

生物治理指直接或间接利用产生或不产生代谢物的天敌来治理有害生物，包括人类疾病媒介。其优点为不容易产生交互抗性，不会污染环境等。可分为三类：生物杀虫剂、捕食性生物及致病性生物。生物杀虫剂有苏云金杆菌、球形芽孢杆菌等；捕食性生物包括鱼、剑水蚤等；致病性生物包括真菌、原虫、线虫等。

（五）其他防控

除了以上防控措施，还有遗传防控和法规防控等，遗传防控是通过改变昆虫的遗传物质，从而降低其繁殖势能，进而控制或消灭一个种群。例如，释放大量照射光、化学剂等方式使雄虫绝育，迫使雌虫与绝育雄虫交配，产生未受精卵。还可释放遗传变异的绝育害虫。法规防控指利用法律或条例规定，防止媒介动物传入，实行监管、采取强制性措施消灭某些害虫，包括检疫、卫生监督、强制防治三方面。

第 2 节　蜱

蜱属于寄螨目、蜱亚目、蜱总科，包括硬蜱科、软蜱科和纳蜱科。硬蜱科的蜱种称为硬蜱；软蜱科的蜱种称为软蜱。

一、形　态

虫体由两部分组成，分为假头（颚体）和躯体。假头是由假头基（颚基）上的一对螯肢、一对须肢和一个口下板组成。背部有一对螯肢，呈长杆状，外围为螯肢鞘，末端有齿状的定趾和动趾，功能主要为切割宿主的皮肤。腹面是口下板，较发达，有纵列的逆齿，具有穿刺和附着作用。螯肢外侧有一对须肢，一共四节，末节有感受器，当蜱吸血时，须肢起固定和支撑的作用。躯体与假头基相连。躯体为椭圆形。未吸血时，蜱腹扁平，体长 2～13mm，当雌蜱吸血后可达 30mm，整个身体变厚，形似蚕豆。1 对气门，周围有气门板。足可分基节、转节、股节、胫节、后跗节和跗节，跗节末端有爪 1 对和爪垫 1 个。

1. 硬蜱　躯体前端背面可见假头。假头基背面可呈不同形状，如六角形、方形或矩形，根据蜱属不同而异。雌蜱的假头基背面上有多个小凹点，多个小凹点汇合形成一对孔区，其分泌物在产卵时可附着在卵表面抑制氧化。口下板的腹面可见逆齿，较发达。须肢节段长度不一，第 1 节很短，第 2、3 节较长，末节短小，顶端有感觉毛。

硬蜱的躯体表面光滑，背面为盾板，不同的硬蜱盾板覆盖部位不同，雄蜱盾板覆盖整个背面，雌蜱、幼蜱和若蜱的盾板只覆盖背面的前部。有些蜱属有一对眼，位于盾板前部两侧。有些蜱属躯体后缘有方形的缘垛。躯体腹面有生殖沟，围绕生殖孔向后延伸。雄蜱腹面可有骨板，不同蜱属骨板数目不同。足基节Ⅳ的后外侧有气门板，较宽阔，不同蜱种性状不一（图 6-1）。

2. 软蜱　躯体腹面前部是假头，只能在前面看见。假头基方形，较小。雌蜱假头基背面无孔区。口下板的逆齿不发达。须肢形态均为长圆柱形。躯体背腹面无骨板。体表可呈不同形态，如皱纹状、颗粒状、乳突状和盘窝状。绝大多数无眼，少数的眼位于足基节Ⅰ、

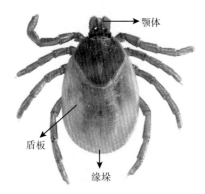

颚体

盾板

缘垛

图 6-1　硬蜱

Ⅱ外侧。躯体腹面有生殖沟。足基节Ⅳ的前外侧有气门板，较小。腹面的前部有生殖孔，两性特征不明显。成虫和若虫的足基节Ⅰ、Ⅱ之间有基节腺，分泌基节液，可调节血淋巴水分和电解质（图 6-2）。

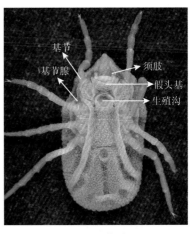

图 6-2 软蜱

二、生 活 史

蜱发育过程有四期：卵、幼虫、若虫和成虫。卵呈淡黄色或褐色，球形或椭圆形，直径为 0.5～1.0mm，常聚集。在适宜的条件下，2～4周后卵孵出幼虫。经饱食后，1～4周幼虫蜕皮变成若虫。不同蜱属若虫期不同，生活条件也可影响若虫长度，硬蜱仅 1 期，软蜱为 3～4 期，有些可达 5～8 期。经饱食后，1～4 周若虫蜕皮变成成虫。自然条件下，硬蜱完成生活史的时间与蜱种相关，短则数月，长则数年，甚至可达 3～7年。不良环境下导致滞育可使生活周期延长。硬蜱寿命为数月至 1 年，吸血后寿命变短，雄蜱活月余，雌蜱产卵后 1～2 周死亡。软蜱一般可活五六年，由于多次吸血和多次产卵，某些种类可活十几年甚至二十年以上。蜱类在发育过程中都需要吸血。生活史示意图见图 6-3。

三、生 态

1. 宿主和更换宿主的类型 许多陆生哺乳动物和鸟类，少数爬行类和极少的两栖类属于其宿主。

蜱类在生活史中有更换宿主的现象，根据更换宿主的次数不同分为：①全宿主蜱，只有一种宿主，雌虫饱血后落地产卵，宿主一般为大型哺乳动物，如微小牛蜱。②二宿主蜱，成虫寄生于另一种宿主，若虫和幼虫寄生于同一宿主。③三宿主蜱，不同时期虫寄生于不同宿主中，多数成虫寄生于大、中型哺乳动物，而幼虫、若虫寄生于中小型哺乳动物。④多宿主蜱，幼虫不更换宿主，若虫及成虫需要多次更换宿主。宿主多为中小型哺乳动物，软蜱多为多宿主蜱。

2. 吸血习性 硬蜱多在白天侵袭宿主，每个发育期都需要一次饱血，每次饱血耗时长。幼虫、若虫和雌虫吸血时间分别为 2～5 天、3～8 天和 6～15 天，饱食后体重增加 10～20 倍、20～100 倍和 50～250 倍，但是雄虫只增加 1.5～2 倍。

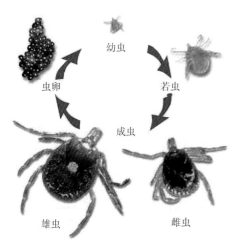

图 6-3 蜱生活史示意图

软蜱各龄若虫需多次吸血，幼虫吸血一次。多在夜间侵袭宿主。蜱种不同吸血所需时间不同，幼虫可以数分钟或数天；若虫和成虫数分钟至 1 小时。幼虫、若虫及雌虫饱食后体重增加 6～12 倍，雄虫体重增加 2～3 倍。

蜱一般在皮肤较薄、不易被骚动的部位寄生。例如，全沟硬蜱在人的颈部、耳后、腋窝、大腿内侧、阴部和腹股沟等处寄生。草原革蜱寄生于牛的颈部肉垂处，绵羊的耳壳、颈部及臀部。

3. 交配和产卵 蜱类靠分泌信息素来进行聚集和交配行为。多数后沟类雌性硬蜱的盾窝腺释放性信息素来吸引雄蜱。硬蜱以哈氏器为感受器，而软蜱以须肢为感受器。前沟类雄性硬蜱和软蜱，在若虫时精子细胞已发育成熟，所以雄蜱不需要吸血就可以进行交配；而多数后沟类雄性硬蜱需先吸血，待精子发育成熟后再在宿主体上进行交配。

硬蜱一生只产卵一次，饱血后在 4～40 天内连续将卵全部产出，数量可达数百至数千，一些蜱种可产卵 2 万个以上，如亚东璃眼蜱。软蜱一生产卵数次，每次产卵连续数日，每次产卵 50～200 个，一生产卵数可达数百至数千个。

4. 栖息和活动 气候、地形、土壤、植被和宿主可影响蜱种的分布。种类不同硬蜱栖息与活动不同，如全沟硬蜱常栖息于低温高湿的针阔混交林带，多积聚在小路两旁的草尖及灌木枝叶的顶端等待宿主。

蜱种还可以影响蜱类的昼夜活动节律，如全沟硬蜱主要在傍晚活动；草原革蜱多在干旱的半荒漠草原地带，在草茎顶端等待宿主，白天均可见其活动。软蜱多于夜间活动，主要生活在半荒漠和荒漠地带，如乳突钝缘蜱。蜱一般以数十米为范围活动，候鸟的季节迁徙会影响宿主的活动。

5. 季节消长与越冬 蜱本身的发育类型和自然条件影响蜱在不同季节活动。完成一代需时较短的种类，发育周期的季节现象不明显，如微小牛蜱成虫活动高峰为五月上旬、八月上旬和九月中、下旬。一年一代的种类，其活动期随季节变化，如草原革蜱和亚东璃眼蜱的活动高峰，成虫为 4～5 月，幼虫和若虫为 6～8 月。两年一代的其季节变化为成虫和若虫同时间大量出现。

蜱遇到不良环境时会出现滞育。表现形式：蜱饥饿时不活动；成蜱在冬季不饱食；雌蜱冬季饱食后第二年才产卵。光周期、温度等会影响滞育。

蜱多在栖息场所越冬，硬蜱科在动物的洞穴、地表缝隙、土块下、枯枝落叶层越冬。软蜱主要在宿主动物住处越冬。

四、致　病

蜱叮咬吸血时，人多无痛感，叮咬部位出现局部充血、水肿及继发性感染。一些硬蜱和软蜱会在吸血的同时分泌唾液，唾液里面含有神经毒素，会导致宿主运动性纤维传导阻滞，引起上行性肌肉麻痹，导致瘫痪，该疾病称为蜱瘫痪。严重情况下可导致呼吸衰竭死亡。

蜱传播的疾病：

1. 森林脑炎 又名蜱媒脑炎（蜱传脑炎，TBE），属于蜱传播的病毒性传染病，是我国法定职业病。病原体为黄病毒属中的蜱传脑炎病毒，传染源是带病毒的多种硬蜱及储存宿主动物（哺乳类及鸟类）。森林脑炎分布于黑龙江、吉林、内蒙古、新疆和云南的林区。所有感染者均与森林作业相关，临床表现为突发高热、脑膜刺激征、意识障碍和瘫痪。

2. 克里米亚-刚果出血热 又名新疆出血热。病原体为一种蜱媒 RNA 病毒。在我国，主要储存宿主为大型草食性动物和野兔如塔里木兔，主要传播媒介为亚东璃眼蜱。病原体可在蜱体内保存数月，并经卵传递。临床表现与其他型出血热相似，早期即出现鼻出血不止及易出血。该病流行于我国新疆塔里木河流域和准噶尔盆地。

3. 蜱媒回归热 又称地方性回归热，病原体为伊朗包柔螺旋体、拉氏包柔螺旋体，传播媒介为乳突钝缘蜱和特突钝缘蜱。动物传染源为鼠类，患者也可作为本病的传染源，不规则间歇发热为其主要临床特征。

4. 莱姆病 病原体为伯氏疏螺旋体，是一种由硬蜱传播的自然疫源性疾病。中国主要传播媒介是全沟硬蜱。本病最主要临床表现为神经系统损害，以脑膜炎、脑炎、颅神经炎、运动和感觉神经炎最为常见。本病分布广泛，在五大洲 20 多个国家有病例报告。

5. 北亚蜱传立克次体病 又名西伯利亚蜱传斑疹伤寒，人因被感染的蜱叮咬或蜱粪污染皮肤伤口而感染，是西伯利亚立克次体引起的一种自然疫源性疾病，临床表现为虫咬溃疡、局部淋巴结肿大、发热、皮疹和剧烈头痛等。立克次体在媒介细胞、唾液腺、卵巢内繁殖。在我国，主要的储存宿主为黄鼠、田鼠等 20 余种小型啮齿动物。

6. Q 热 病原体为贝氏立克次体，常在野生动物（啮齿类）与家畜之间传播流行。传染源为牛、羊。感染方式主要由呼吸道吸入传播，也可通过消化道及蜱的叮咬、粪便污染伤口而感染。病原体能在蜱体内长期存在，并经卵传递。

7. 人粒细胞无形体病 病原体为嗜吞噬细胞的无形体，属于人兽共患自然疫源性疾病。寄生部位主要是单核细胞内。临床表现为发热伴有白细胞和血小板减少等，严重感染可累及多种脏器并导致死亡。

五、主要种类

1. 全沟硬蜱 颚基的耳状突呈钝齿状，须肢细长圆筒状。盾板褐色；足Ⅰ基节有一细长内距，稍超足 II 基节的前缘；肛沟呈倒 U 形，位于肛门之前；圆形或卵圆形气门板。常见于高纬度针阔混交林区。在我国，多分布于辽宁、吉林、黑龙江、内蒙古、甘肃等。

2. 草原革蜱　矩形或方形颚基，耳状突呈弯月形，须肢宽短。足 I 基节内距钝短，盾板上有珐琅斑、眼和缘垛。常见于干旱、半荒漠的草原地带。在我国，多分布于东北、华北和西北等地。

3. 亚东璃眼蜱　颚基三角形，须肢长圆筒状。红褐色盾板，有眼和缘垛；淡黄色足，关节处可见明显的淡色环；烟斗状气门板。常见于荒漠或半荒漠地带。在我国，多分布于吉林、内蒙古和西北等。

4. 乳突钝缘蜱　体表不平呈颗粒状，前部和中部有几对圆形陷窝。肛后横沟和肛后中沟相汇处呈直角。常见于荒漠或半荒漠地带。在我国，主要分布于新疆。

六、防治原则

防治原则包括环境防治、化学防治、生物防治、个人防护。环境防治如草原地区采取牧场轮换和牧场隔离等；化学防治如可在蜱类栖息区喷洒倍硫磷等；生物防治如使用白僵菌、绿僵菌等杀死蜱；个人防护如进入蜱活动区时穿防护服、扎紧裤脚、袖口和领口。

第 3 节　螨

螨属于蛛形纲，螨亚纲。体形微小、柔软，寄居在人或动物身上，吸吮血液，常见螨类包括粉螨、尘螨、蠕形螨、疥螨、革螨和恙螨。

1. 粉螨　属于真螨目，疥螨亚目。种类繁多，呈世界性分布。人接触或误食粉螨后引起过敏性皮炎和肺螨病，甚至可以导致肠螨病、尿螨病等。寄生于肺部螨虫的成虫形态：虫体卵圆形或椭圆形，大小在（240～400）μm×（150～220）μm，有 4 对足位于腹面，背面有或长或短的鬃毛。虫体透明或半透明状；若虫小于成虫，4 对足，体内生殖器官不成熟；幼虫比若虫小，3 对足（图 6-4）。粉螨生活史包括 5 期：卵、幼虫、第一期若虫、第二期若虫和成虫。大多数粉螨为卵生，从卵孵化出幼虫，幼虫经过一段活动时期，进入约 24 小时静息期，后蜕皮为第一期若虫，经 24 小时后蜕皮为第二期若虫，再经过 24 小时后蜕皮为成虫。粉螨怕光、畏热，好孳生于阴暗、温暖、潮湿、食物充足的场所，肺螨病主要由呼吸道直接吸入螨虫所致；肠螨病主要是孳生螨污染食物被人体吞入感染。因肺螨病与呼吸系统其他疾病有相似症状，易误诊，需从临床学、流行病学、病原学及免疫学等方面进行分析。确诊主要依靠实验室检查从痰中找到螨虫（成虫、各阶段幼虫或虫卵，但以成虫多见）；肠螨病主要通过粪检诊断，采用饱和盐水浮聚法分离螨（成虫、各阶段幼虫或虫卵），制片鉴定。本病感染率与职业密切相关。最有效的治疗方法为杀死体内的病原螨类，可用甲硝唑。防螨、灭螨是肺螨病的主要预防方式，肠螨病的预防方式为控制工作环境螨的孳生，对食品特别是调味品密封包装储藏。

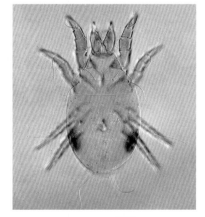

图 6-4　粉螨

2. 尘螨　常引起人类过敏性疾病等的尘螨有屋尘螨、粉尘螨和埋内宇尘螨。尘螨成虫为卵圆形，乳黄色，体长 0.17～0.50mm。颚体有 1 对螯肢，1 对须肢位于躯体前端。躯体表面有细密或粗皱的皮纹和少量刚毛。躯体背面前端有前盾板，较狭长。其中雄性背后部有 1 块后盾板，1 对臀盾位于两侧。躯体背面前侧有 1 对长鬃，尾端有 2 对长鬃。腹面正中有外生殖器，雄性为阴茎，雌性为产卵孔。腹面后端有肛门，为纵行裂孔。腹部前、后部各有足 2 对，基节形成基节内突，跗节末端具爪和钟罩形爪垫各 1 个（图 6-5）。尘螨生活史有 5 期：卵、幼虫、第一期若虫、第二期若虫和成虫。尘螨营自生生活，以粉末性物质为食。尘螨生存理想场所为卧室通风差、人员逗留时间长、产热产湿，皮屑量多的地方，尘螨一般在 7、8、9 月份大量繁殖。尘螨主要通过携带散布。常见的疾病是过敏，包括

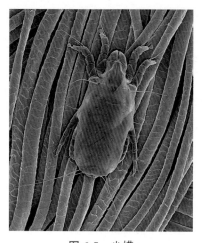

图 6-5 尘螨

过敏性哮喘、过敏性鼻炎、过敏性皮炎。通过询问病史和免疫学诊断确诊。目前主要的治疗方式为脱敏疗法，防治原则为注意清洁卫生，经常清除室内尘埃，勤洗衣物，勤晒被褥床垫，保持室内通风干燥。

3. 蠕形螨 主要寄生于人和其他多种哺乳动物的毛囊和皮脂腺内，具有很强的宿主特异性。常见的有毛囊蠕形螨和皮脂蠕形螨（图 6-6）。两种蠕形螨形态基本相似，螨体细长呈蠕虫状，乳白色，半透明，体长 0.15～0.30mm，雌虫略大于雄虫。螨体前端的颚体宽短呈梯形，螯肢针状，须肢分 3 节，端节有倒生的须爪。足粗短呈芽突状，足基节与躯体愈合成基节板，其余各节均很短，呈套筒状。跗节上有一锚叉形爪。雄螨足体背面前半部第 1、2 对背毛之间有生殖孔，雌螨腹面第 4 对足基节板之间的后方有生殖孔。体表有环形皮纹，末体细长如指状。毛囊蠕形螨较细长，末体占虫体全长 2/3 以上，末端较钝圆；皮脂蠕形螨粗短，末体占虫体全长 1/2，末端略尖。两种蠕形螨生活史也相似，有 5 期：卵、幼虫、前若虫、若虫和成虫。毛囊蠕形螨与皮脂蠕形螨生活史相同，成虫寄生于毛囊内，或进入皮脂腺，雌虫产卵于毛囊内，卵经历 60 小时后孵出幼虫。蠕形螨主要寄生于人体的鼻、鼻沟、额、下颌、颊部、眼周和外耳道等。对温度敏感，最适温度 37℃，蠕形螨生活能力强，对外界有一定的抵抗力。蠕形螨对人体的危害程度与虫种、感染度和人体免疫力等因素相关，轻者无自觉症状，或仅有轻微痒感或烧灼感，严重者可并发细菌感染。常用的检查方法：透明胶纸法、挤压涂片法。因人体蠕形螨可通过直接或间接接触传播，预防上要尽量避免与患者接触，使用公共盥洗器具等。治疗药物常有口服甲硝唑、伊维菌素、外用甲硝唑霜等。

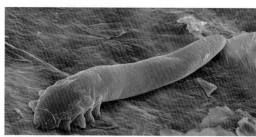 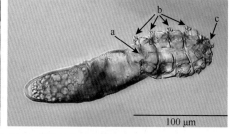

图 6-6 毛囊蠕形螨（左）、皮脂蠕形螨（右）模式图

考点：蠕形螨形态、生活史与生态

4. 疥螨 寄生于人和其他哺乳动物的皮肤表皮角质层内，寄生于人的疥螨称为人疥螨。其形态为圆形，背面隆起，乳白色，雌螨大于雄螨，长 0.3～0.5mm。螨体前端的颚体短小，螯肢钳状，尖端有小齿。须肢有三节，无眼无气门。体表遍布波状横纹。躯体背面有许多圆锥形皮棘及成对的粗刺和刚毛，前部有盾板，雄螨背面后半部还有一对后侧盾板。腹面光滑，有少数刚毛。足短，有前后两组。足的基节与腹壁融合成基节内突。前面两对足跗节上有爪突，末端有吸垫，后两对足雌雄不同（图 6-7）。疥螨有五期发育过程：卵、幼虫、前若虫、后若虫和成虫。雄虫成螨后游离于皮肤表面寻找雌螨进行交配。雄虫交配后死亡，雌性后若虫交配后 20～30 分钟进入宿主皮内，蜕皮为雌虫，2～3 天后产卵。疥螨常寄生于人体柔软嫩薄之处，以角质层组织和渗出淋巴液为食，如指间、手背、腕屈侧、肘窝等。人疥螨引起的皮肤病称为疥疮，局部皮肤出现丘疹、水疱、脓疱、结节及隧道。根据接触史及临床症状可初步诊断，检出疥螨确诊，常用检查方法：皮肤针挑法、刮片法。疥螨分布广泛，主要通过直接接触感染，因此预防上应避免与患者接触，勤洗被褥衣物等，治疗上可用 10% 硫黄软膏、甲硝唑等。

5. 革螨 与医学相关的革螨包括厉螨科、巨刺螨科和皮刺螨科。革螨成虫卵圆形，黄色或褐色，体长 0.2～0.5mm。螨体前端由颚基和螯肢组成，颚基背部向前延伸称为颚盖。螯肢由螯杆和螯钳组成。

有一对口下板，三角形，须肢呈长棒状，基部与颚基愈合，只能见到 5 节。雌螨腹面有多块骨化的板，雄螨通常愈合为一块全腹板。雌虫腹板之后为生殖孔，呈横缝隙状。雄虫全腹板前缘为生殖孔，呈漏斗状（图 6-8）。革螨发育过程有 5 期：卵、幼虫、第 1 若虫、第 2 若虫和成虫。我国主要的革螨类型有格氏血厉螨、柏氏血禽刺螨。革螨可以导致革螨皮炎、肾综合征出血热、脑炎、Q 热等。防治原则为消除孳生场所、药物灭螨（马拉硫磷、倍硫磷等）、个人防护。

6. 恙螨 恙螨的成虫和若虫全身密布绒毛，外形呈 8 字形。足 I 特别长，起触角作用。恙螨幼虫大多椭圆形，颜色为橙黄色、橘红色、土黄色，极少呈乳白色。幼虫颚体位于躯体前端，由一对螯肢和一对须肢还有颚基组成。螯肢的基节呈三角形。须肢圆锥形，分 5 节。躯体背面前部有盾板，长方形。绝大多数有两对眼，位于盾板两侧（图 6-9）。恙螨发育过程有 7 期：卵、前幼虫、幼虫、若蛹、若虫、成蛹和成虫。我国主要的恙螨类型有地里纤恙螨、小盾纤恙螨。恙螨可以导致恙螨皮炎、恙虫病、肾综合征出血热。防治原则为消除孳生场所、药物灭螨（马拉硫磷、倍硫磷等）、个人防护。

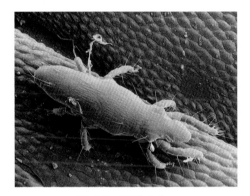 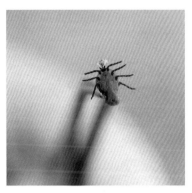 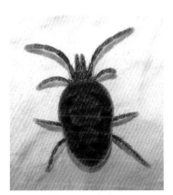

图 6-7　疥螨成虫　　　　　　图 6-8　革螨成虫　　　　　图 6-9　恙螨成虫

第 4 节　蝇

蝇属节肢动物门、昆虫纲、双翅目、环裂亚目，是一类重要的医学昆虫。与人类疾病相关的蝇种包括蝇科、丽蝇科、麻蝇科和狂蝇科等十余个科。

一、形　态

成蝇体长一般为 5～10mm，呈暗灰色、黑色、黄褐色等，全身被有鬃毛，分为 3 部：头、胸、腹。

（一）成虫

1. 头 近半圆形，复眼一对，大而明显，雄蝇两眼间距离窄，雌蝇较宽。头顶部有 3 个单眼，排列呈三角形。颜面有一对触角，分为三节，第 3 节基部外侧有一根触角芒。非吸血蝇类口器为舐吸式口器，由基喙、中喙及 1 对唇瓣构成，口器可伸缩折叠。吸血蝇口器为刺吸式，结构与舐吸式口器基本相似（图 6-10）。

2. 胸 分为 3 节，前后胸退化，中胸特别发达。中胸背板上的鬃毛、斑纹可作为分类依据。前翅 1 对，后翅退化为平衡棒。足 3 对，跗节末端有爪和爪垫 1 对，中间有 1 个爪间突。足上密布细毛，可携带大量病原体。

3. 腹 分 10 节，一般只可见 5 节，其余特化为外生殖器。雄性外生殖器是分类的重要依据。

（二）卵

卵长椭圆形或香蕉形，约 1mm，乳白色，数十粒或数百粒堆积成块状。夏季卵产出后 1 天即可孵化。

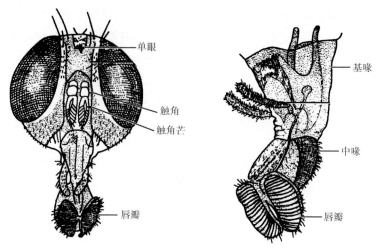

图 6-10　成蝇头部模式图

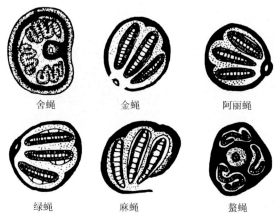

图 6-11　各蝇种幼虫的后气门模式图

（三）蝇蛆

蝇蛆为蝇的幼虫，圆柱形，前尖后钝，乳白色，无足无眼。幼虫分三龄，长 2～12mm，一对气门位于中腹部第 8 节后侧。各蝇种幼虫的后气门（图 6-11）形状不同，是分类的重要依据。

（四）蛹

蛹体表被有成熟幼虫硬化成的蛹壳，称为围蛹。蝇蛹棕褐色，圆筒形，表面光滑。夏秋季，蛹一般 3～5 天羽化。

二、生　活　史

蝇为完全变态昆虫，少数蝇类（如麻蝇）直接产幼虫，生活史包括卵、幼虫、蛹和成虫 4 期。成蝇羽化后 2～3 天即可交配，交配后 2～3 天产卵。雌蝇一次可产卵 75～150 个，一年可有 7～8 代。蝇通常在腐生动植物等有机质上产卵，在夏季卵约 1 天孵出幼虫；幼虫小，白色或较透明，蠕虫状，孵出后钻入营养物中取食，幼虫约经 20 小时左右，蜕皮为二龄幼虫，再经 24 小时发育，蜕皮为三龄幼虫。三龄幼虫经 3 天发育成熟，钻入孳生地周围泥土中化蛹，蛹一般 3～6 天羽化为成虫。完成生活史需 7～30 天，其中幼虫期为 4～12 天，而专性寄生蝇的幼虫期可达 9～11 月，成蝇寿命一般为 1～2 个月（图 6-12）。整个生活史的长短与蝇种、温度、湿度、食物等因素相关，高温适合蝇类的生长发育，如大头金蝇。

三、生　态

1. 孳生地　蝇幼虫主要以有机物为食，因此有机物丰富处都可成为孳生地。根据孳生物性质分为粪类、腐败动物类、腐败植物类、垃圾类和寄生类。蝇类适应性较强，住区蝇种对孳生物要求不太严格。

2. 栖息活动　蝇类一般白天活动，夜间停落在居室内

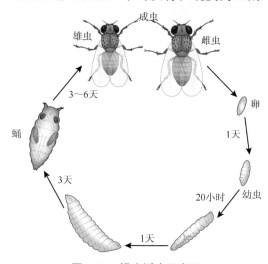

图 6-12　蝇生活史示意图

的天花板、电线或悬空的绳索上。温度影响蝇类的活动，如家蝇，20℃最活跃，40℃以上和10℃以下濒临死亡。各类蝇虽对栖息场所有选择，但不严格。蝇多数有趋光性、善飞翔，这一习性对传播疾病非常重要。

3. 食性　成蝇的食性复杂，分为三类：不食蝇类的口器退化，不能取食，成虫羽化后交配产卵很快死亡，如狂蝇、皮蝇和胃蝇科蝇类；吸血蝇类以动物和人的血液为食，雌雄均吸血，如厩螫蝇；非吸血蝇类为杂食性，特别喜吃分泌物、排泄物，且有边吃、边吐、边排泄的习性，这些特点在其传播疾病方面有重要意义。非吸血蝇是我国的主要传播疾病蝇种类。

4. 季节消长　蝇的季节消长，随种类和地区不同而有所差异，一般分为四种类型：春秋型（如巨尾阿丽蝇）、夏秋型（如大头金蝇）、夏型（如厩螫蝇）和秋型（如舍蝇）。夏秋型和秋型蝇类与肠道传染病关系密切。

5. 越冬　大部分蝇以蛹越冬，如金蝇、丽蝇、麻蝇；少数以幼虫和成虫越冬，有些蝇（如舍蝇）其幼虫、蛹及成虫均可越冬。

四、致　　病

除了骚扰人们工作与休息以外，蝇更重要的是可传播疾病和寄生引起蝇蛆病。

1. 机械性传播　是蝇传播疾病的主要方式，造成对人类危害的主要方面。据统计，蝇体带有140多种病原体，包括微小的病毒到较大的蠕虫卵。传播的疾病有肠道传染病（如伤寒、霍乱、细菌性痢疾、阿米巴病、蠕虫病等）、呼吸道传染病（如肺结核等）、皮肤病（如雅司病）、眼病（如沙眼、结膜炎）。

2. 生物性传播　舌蝇通过吸血传播锥虫病；变色纵眼果蝇、冈田绕眼果蝇是结膜吸吮线虫的中间宿主。

3. 蝇蛆病　蝇类幼虫寄生于组织和器官中，引起蝇蛆病。最常见的是眼蝇蛆病，其次是皮肤蝇蛆病。此外还有口腔、耳、鼻咽蝇蛆病，胃肠蝇蛆病，泌尿生殖道蝇蛆病。蝇幼虫是蝇蛆病病原体，去除蝇蛆后，清洗伤口，蝇蛆病即可痊愈。一般无后遗症。

五、实验室诊断

从患处取出蝇蛆，用乙醇溶液固定、脱水、透明，然后封片。经鉴定是蝇蛆，即可确诊。主要根据三龄幼虫后气门的形状、构造、2个后气门间的距离鉴定种属。观察气门环是否完整，气门钮的位置，气门裂的形状。也可将幼虫培养至蛹和成虫，进行鉴定，结果更可靠。一、二龄幼虫尚未发育成熟，一般不用于鉴定种属。几种常见蝇蛆形态特征见表6-1。

表 6-1　常见蝇蛆形态鉴别特征

种类	后气门	气门环	气门钮	气门裂
舍蝇	D形	完整	气门环内	弯曲明显
厩腐蝇	圆形	完整	气门环内	短小、微弯
厩螫蝇	似三角形	完整	气门环内	S形
丝光绿蝇	似圆形	完整	气门环上	几乎是直的
巨尾阿丽蝇	似圆形	完整	气门环内	直
大头金蝇	似圆形	不完整	气门环内	直
尾黑麻蝇	似圆形	不完整	气门环钮	较直
黑须污蝇	似圆形	不完整	气门环钮	直
肠胃蝇	—	不明显	有	弓形弯曲
羊狂蝇	D形	—	气门中央	无，有小孔
牛皮蝇	凹形	—	凹处中央	无，有小孔

六、防　治

1. 环境防治　搞好环境卫生，及时清除粪便、垃圾等。加强粪便管理，消除蝇孳生地。

2. 灭蝇　包括化学、生物等方式。人工扑打、粘蝇纸诱捕成虫。用美曲膦酯、马拉硫磷等药物杀灭成虫和蛆，用寄生蜂寄生灭蛹，用苏云金杆菌 H-9 的代谢产物毒杀蝇蛆。

3. 防蝇　安装纱窗、纱门，食物加盖纱罩。

第 5 节　蚊

蚊是最重要的一类医学昆虫，属于双翅目蚊科。与人类疾病关系密切的是按蚊属、库蚊属和伊蚊属的种类。

一、形　态

成虫包括外部形态和内部形态。

1. 外部形态　蚊是体长为 1.6 ～ 12.6mm 的小型昆虫，呈灰褐色、棕褐色或黑色，由 3 部分组成：头、胸、腹，口器为刺吸式，足细长、翅纵脉特殊，体表覆有鳞片。

头部呈半球形，有一对复眼、一对触角、一对触须、一套口器。有 15 节触角，上有触角毛。雌雄触角不同，雄蚊触角毛长而密，雌蚊触角毛短而稀少。触角和触须属于蚊的重要感觉器官。

胸部由前胸、中胸和后胸组成，中胸发达，有 1 对翅。后胸有平衡棒 1 对。蚊翅窄长，膜质，上覆有鳞片，其形态和分布可作为分类的依据。各胸节有细长足 1 对，分别为前足、中足和后足。足上有鳞片形成的黑白斑点和环纹，也可作为蚊种分类依据。

腹部有节，第 1 节不易见，第 2 ～ 8 节明显可见，第 9 ～ 11 节演化成外生殖器。雌蚊有一对尾须，雄蚊为钳状抱器，可以此鉴别蚊种（图 6-13）。

2. 内部形态　成蚊体内具有消化、排泄、呼吸、循环、神经和生殖系统。雌蚊消化、生殖和呼吸系统的有关结构与蚊媒病流行病学有关。消化系统由前肠、中肠和后肠组成，前肠有一对唾液腺，内含唾液管，唾液管能分泌和存储唾液，唾液含抗凝素，可阻止宿主血液凝结。中肠又称胃，为消化与吸收食物处。雌蚊有一对卵巢，微气管卷曲成丝状分布在卵巢表面，妊娠后卵巢膨大，微气管相应伸直，可鉴别经产蚊。

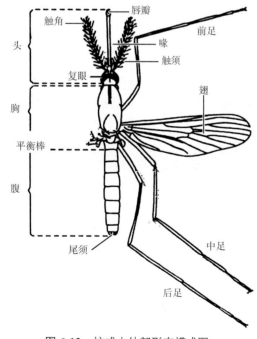

图 6-13　蚊成虫外部形态模式图

二、生　活　史

蚊属于完全变态昆虫，生活史有 4 个阶段：卵、幼虫、蛹和成虫。前 3 个阶段生活于水中，成虫陆生可飞行。

雌蚊产卵于水中，28℃下约 2 天可孵出幼虫。幼虫有四龄，在 28℃下 7 ～ 8 天化蛹。蛹不进食，停息在水面，受惊扰后潜入水中，28℃下 2 ～ 3 天羽化为成虫。羽化后 1 ～ 2 天内即可交配，雄蚊交配后几天即死亡，雌蚊需吸血促进卵巢继续发育产卵，雌蚊交配后可多次吸血产卵，一般可存活 20 余天。在适宜条件下，蚊完成一代约需 2 周，一年通常可繁殖 7、8 代。

三、生态与生理

1. 孳生地　卵产于水中，幼虫孵出后便存在于水中。不同的蚊属成蚊对水体有选择性。按蚊产卵于面积较大的清水水体，如稻田、沼泽等处；库蚊产卵于污水水体，如水沟等；伊蚊产卵于小型清水水体，如雨后积水的树洞等。

2. 活动与栖息 环境因素会影响蚊的栖息。成虫因栖息地不同而异，分为3类。①家栖型：雌蚊多在室内吸血，嗜人按蚊、单色库蚊和致倦库蚊在较隐蔽处栖息；②半家栖型：如中华按蚊一般是吸血时飞入室内，吸血后稍事停留，再飞出室外；③野栖型：吸血和栖息均在室外，如大劣按蚊、白纹伊蚊等。

3. 食性 雄蚊以植物汁液为食，不吸血。雌蚊羽化后开始吸血，每次可吸血0.02ml。蚊媒病的传播与蚊的嗜血习性密切相关。例如，伊蚊白天吸血，按蚊和库蚊一般夜间吸血。偏嗜人血的蚊种包括嗜人按蚊、微小按蚊、淡色库蚊、致倦库蚊和白纹伊蚊，这一类蚊是蚊媒病的重要媒介；偏嗜家畜血兼吸人血的包括中华按蚊和三带喙库蚊，该类蚊种可传播人兽共患疾病。

4. 交配 雌雄蚊交配有群舞现象。雌蚊一生仅交配一次，精子一生够用。

5. 季节消长 温度、湿度和雨量等因素会影响蚊种群密度，不同地区不同蚊种存在差别。如中华按蚊，在长江中下游地区，2月初出现第1代幼虫，5月成虫密度上升，7月达高峰，9月后下降。

6. 越冬 外界温度低于10℃时，受精雌蚊体内储存的营养变为脂肪，栖息在潮湿的避风处，等待春暖时复出，吸血产卵。大部分蚊种以成虫越冬。全年月均温度10℃以上地区的蚊无越冬现象。

四、我国主要蚊种

1. 中华按蚊 是我国最常见的蚊种，除青海、新疆外，全国均有分布。成虫灰褐色，触须有四个白环；翅前缘具两个白斑，尖端白斑大；后足跗节第1～4节具有狭长的端白环；腹节侧膜可见一个T形暗斑。

2. 嗜人按蚊 分布于我国北纬22°～23°的山区和丘陵地带。与中华按蚊相似，但触须较细，末端两白环稍宽。

3. 微小按蚊 分布于我国北纬33°以南的山区和丘陵。棕褐色，雌蚊触须有三个白环，翅前缘具有四个白斑。

4. 淡色库蚊与致倦库蚊 淡色库蚊分布于我国北纬34°以北，致倦库蚊最北大致分布在我国北纬30°～32°以南。两种蚊形态相似，主要特征是腹部背面有基白带，其中淡色库蚊基白带下缘平整，致倦库蚊基白带下缘呈弧形。

5. 三带喙库蚊 除新疆、西藏外，全国均有分布。棕褐色，较小。喙中段有一宽阔白环，触须尖端为白色。足跗节基部有一细窄的白环；腹节背面有向下突出的淡黄色的狭带。

6. 白纹伊蚊 分布于我国南起海南岛、北至辽宁一带，最常见是北纬30°以南。黑色，中小型，有银白色斑纹。

五、致 病

除骚扰、叮刺吸血外，蚊还可传播疾病。在我国，蚊可传播疟疾、登革热、流脑和丝虫病。疟疾的主要传播蚊种为中华按蚊（平原地区）、嗜人按蚊（长江流域局部山区和丘陵）、大劣按蚊和微小按蚊（南方山区和热带雨林）。登革热由登革病毒引起，传播媒介为埃及伊蚊和白纹伊蚊，临床表现为肌肉关节疼痛、皮疹、血细胞减少等。流脑全称流行性乙型脑炎，病原体为乙型脑炎病毒，流行于夏秋季节，临床表现为高热、意识障碍、抽搐等，在我国传播媒介为三带喙库蚊。我国淡色库蚊和致倦库蚊可传播班氏丝虫病，中华按蚊和嗜人按蚊可传播马来丝虫病。

考点：我国主要传播疾病的蚊种，蚊与疾病的关系

六、防治原则

根据当地实际情况，以环境防治为主，选择性辅以其他方法综合性防治。环境改造和消除孳生地，采用安装纱门、纱窗，悬挂蚊帐，流行地区可使用杀虫剂，常用的杀虫剂有倍硫磷、溴氰菊酯等。另外，还可放养柳条鱼、鲤鱼等捕食蚊幼虫。

第6节 白 蛉

白蛉属双翅目蛉科，我国目前报告40余种。

一、形 态

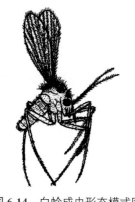

图 6-14 白蛉成虫形态模式图

白蛉成虫（图6-14）长1.5～4.0mm，是一类小型吸血昆虫，全身密布细毛，有头、胸、腹三部分。头部有1对复眼、触角和触须，具有刺吸式口器。口器与口腔、咽相连。不同类型的白蛉咽内的咽甲性状不同，可作为分类依据。胸背隆起，有1对翅和平衡棒，3对足，细而长。腹部由10节组成，第9～10节转化为外生殖器。腹部后端，雌蛉有1对尾须，腹内有受精囊；雄蛉的外生殖器呈钳状。

二、生 活 史

白蛉的生活史包括4个阶段：卵、幼虫、蛹和成虫。其发育为完全变态。生活史示意图见图6-15。

雌蛉产卵于土壤中，适宜条件下7～12天孵出幼虫，幼虫经三次蜕皮后入土化蛹，蛹经6～10天羽化为成蛉。整个生活史需6～9周。一年繁殖一代，寿命2～3周。

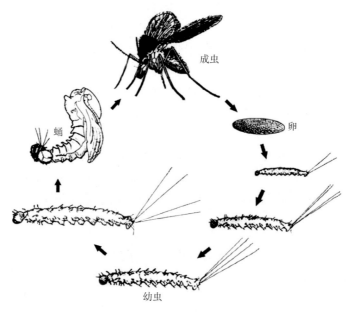

图 6-15 白蛉生活史示意图

三、生 态

白蛉幼虫的孳生地为土质疏松、湿度适宜、富含有机物质处，如住房、畜圈、土壤等。白蛉活动力弱，常在离孳生地不远处进行跳跃式飞行。不同的白蛉成虫栖息场所不同，一般分为3类：家栖型，仅栖息于居民点，如平原地区的中华白蛉；半家栖型，在居民点栖息，吸血后飞走，如高原的中华白蛉；野栖型，栖息和活动均在野外，如吴氏白蛉。雄蛉吸食植物汁液，雌蛉吸血以促进卵巢发育。白蛉属的蛉种主要吸取人和温血动物的血液，司蛉属的蛉种主要吸取变温动物的血液。白蛉全年出现的时间较短，6月中下旬种群密度达到高峰。

四、我国主要蛉种

中华白蛉和长管白蛉是与医学相关的主要种类。

1. 中华白蛉　成虫体长 3.0～3.5mm，淡黄色。口甲不发达，无色板。咽甲的前中部有众多尖齿。受精囊呈纺锤状，分节，囊管长度是囊体长度的 2.5 倍。雄蛉上抱器第 2 节有长毫 5 根，2 根位于顶端，3 根位于近中部，生殖丝长度约为注精器的 5 倍。该亚种分布于我国北纬 18°～24°。东经 102°～124° 地区。

2. 长管白蛉　形态类似中华白蛉，区别是长管白蛉的受精囊的囊管长度是囊体长度的 5.8 倍；生殖丝长度约为注精器的 10.6 倍，仅出现在新疆。

五、致　病

初次被白蛉叮咬后出现痒疹，类似荨麻疹，有巨痒感并出现超敏反应。多次叮咬后反应会降低。白蛉还可以传播利什曼病、白蛉热和巴尔通体病等多种疾病。在我国，白蛉主要传播内脏利什曼病，我国广大流行区该病的主要媒介是中华白蛉。

六、防治原则

成蛉体小，飞行能力弱，对一般杀虫剂敏感，出现季节短。例如，家栖型蛉种，可在以病舍为中心 15m 半径范围内，使用溴氰菊酯等杀虫剂喷洒杀灭；半家栖型蛉种，药物灭蛉效果不佳，因为种群不断迁入。对于白蛉幼虫，可通过大规模开垦或有针对性的环境治理，消除幼虫的孳生环境。此外，还可以使用蚊帐、涂趋避剂等。

目标检测

一、单项选择题

1. 医学节肢动物的防治原则是（　　）
   A. 遗传和法规防治　　B. 化学防治　　C. 治理环境
   D. 生物防治　　E. 以上均是

2. 判断一个地区某种节肢动物是否为病媒节肢动物，必须具备的条件是（　　）
   A. 自然感染的证据　　B. 生物学证据
   C. 流行病学证据　　D. 实验感染证据
   E. 以上均是

3. 医学节肢动物对人最主要的危害是（　　）
   A. 吸血　　　　　　B. 寄生
   C. 传播病原体　　　D. 刺螫
   E. 引起皮肤病

4. 下面哪种疾病不是由蚊传播的（　　）
   A. 丝虫病　　　　　B. 疟疾　　　　C. 乙型脑炎
   D. 莱姆病　　　　　E. 登革热

5. 下面哪种疾病硬蜱不能传播（　　）
   A. 莱姆病　　　　　B. 流行性乙型脑炎
   C. 森林脑炎　　　　D. 新疆出血热
   E. 蜱媒回归热

6. 软蜱的颚体位于（　　）
   A. 躯体前端背面　　B. 躯体前端腹面

   C. 躯体前端　　　　D. 躯体后端
   E. 上述均不正确

7. 实验室确诊疥螨的最好方法是（　　）
   A. 皮肤刮拭法
   B. 手术探查
   C. 消毒针头或手术刀尖挑出隧道盲端的虫体镜检
   D. 透明胶纸法
   E. 免疫学检查

8. 检查蠕形螨最常用的方法是（　　）
   A. 活组织检查　　　　B. 挤压涂片法或透明胶纸法
   C. 血液涂片法　　　　D. 粪便涂片法
   E. 免疫学检查

9. 蝇蛆哪个结构具有蝇种鉴定的意义（　　）
   A. 后气门　　　　　B. 气室　　　　C. 突起
   D. 头咽管　　　　　E. 腹垫

10. 下列哪项不是粉螨对人类产生的危害（　　）
    A. 肺螨病　　　　　B. 肠螨病
    C. 泌尿系统螨病　　D. 螨性皮炎
    E. 疥疮

二、简答题

简述蠕形螨的常用病原学检查方法。

（官　琦）

第7章

寄生虫检验结果报告

 学习目标

1. **掌握** 医学生物安全二级实验室的管理要求及技术规范。
2. **熟悉** 寄生虫相关检验样本分析后的处理方式。
3. **了解** 全自动粪便分析仪性能验证、校准及维护保养。

第1节　医学生物安全二级实验室的使用

临床实验室是医疗机构病原体最集中的区域，也是科研工作的特殊场所。临床实验室生物安全是指临床实验室的生物安全条件和状态不低于容许水平，避免实验室人员、来访人员、社区及环境受到不可接受的损害，符合相关法规、标准等对临床实验室保证生物安全责任的要求。根据对所操作生物因子采取的防护措施，将实验室生物安全防护水平分为四级，一级防护水平最低，四级防护水平最高。寄生虫检验所需环境至少为二级生物安全防护实验室，操作人员应遵守医学生物安全二级实验室的管理要求及熟悉技术规范。

一、医学生物安全二级实验室管理要求

（一）组织与管理

我国的实验室生物安全管理组织由国家、地区、实验室所在单位的上级主管部门，实验室所在单位和实验室五个层面构成。医学生物安全二级实验室必须向所在地卫生行政部门进行登记备案。

临床实验室生物安全的政策、过程、计划、程序和指导书等均应形成文件并传达至所有相关人员。临床实验室管理层应保证这些文件易于理解并可以实施。

（二）标识系统

根据《病原微生物实验室生物安全标识》（WS 589—2018）要求，实验室生物安全基本标识分为禁止标识、警告标识、指令标识、提示标识和专用标识等五种类型，安全色为红色、黄色、蓝色和绿色。

（三）安全计划与安全检查

临床实验室安全负责人应负责制订年度安全计划，安全计划应经过管理层的审核与批准。

临床实验室管理层应负责实施安全检查，每年应至少根据管理体系的要求系统性地检查一次。外部的评审活动不能代替临床实验室的自我安全检查。

（四）人员管理及材料管理

临床实验室所在机构应有明确的人事政策和实验室内人员的岗位设置及安排。应培训和考核员工独立工作的能力。

临床实验室材料只有在经所在医疗机构内的职能主管部门检查或证实其符合有关规定的要求之后，

才能在临床实验室投入使用。对所有危险材料建立清单，如寄生虫检验中使用的部分易燃易爆试剂，包括来源、接收、使用、处置、存放、转移、使用权限、时间和数量等内容，相关记录安全保存，保存期限不少于 20 年。

（五）临床实验室活动管理及内务管理

临床实验室应有计划、申请、批准、实施、监督和评估实验室活动的规章和程序。临床实验室应有对内务管理的规章和程序。

（六）意外事件应急预案和演练及培训监督

临床实验室应根据《中华人民共和国突发事件应对法》的规定，制订各种意外紧急情况的应急措施和方案（如化学性意外、物理性意外、放射性意外、火灾、水灾、地震、人为破坏等）。

1. 应急预案

（1）锐器伤　受伤人员应脱下防护服，清洗双手和受伤部位，在伤口旁轻轻挤压，尽可能挤出损伤处血液，再用肥皂和流动水进行冲洗，禁止进行伤口局部挤压。受伤部位的伤口冲洗后，应当用消毒液，如 75% 乙醇或 0.5% 聚维酮碘进行消毒，并包扎伤口。暴露黏膜，应当反复用生理盐水冲洗干净。记录受伤原因和相关病原体，并应保留完整医疗记录。

（2）感染性物质溢出　发生感染性物质溢出时，应立即用布或纸巾覆盖被感染性物质污染或溢洒的破碎物品，然后倒上浓度为 2000mg/L 的含氯消毒剂，作用 30 ～ 60 分钟，再将布、纸巾、破碎物品清理掉，玻璃碎片用镊子清理，最后用浓度为 2000mg/L 的含氯消毒剂擦拭污染区域。如用簸箕清理破碎物，应当对其进行高压灭菌或放在有效消毒液内浸泡。用于清理的布、纸巾、抹布等物品应放在盛放污染性废弃物的容器内。所有操作过程均应佩戴手套。如实验表格、其他打印或手写材料被污染，应将这些信息复制，并将原件置于盛放污染性废弃物的容器内。

2. 应急演练　针对应急预案可每年组织检验人员进行演练，如职业暴露演练、感染性物质溢出演练、消防演练等。

3. 生物安全培训和监督　每年定期对检验人员进行培训,保证其掌握实验室的技术规范、操作规范、生物安全防护知识和实际操作技能，并进行考核。

二、医学生物安全二级实验室的技术规范

生物安全实验室的建设应切实遵循物理隔离的建筑技术原则，以生物安全为核心，确保实验人员的安全和实验室周围环境的安全，并应满足实验对象对环境的要求，做到实用、经济。

医学生物安全二级实验室宜实施一级屏障和二级屏障，其中一级屏障指的是操作者和被操作对象之间的隔离，二级屏障指的是生物安全实验室和外部环境的隔离。

（一）建筑要求

按现行国家标准《临床实验室设计总则》GB/T 20469—2006 的有关规定执行。

（二）设施与设备

1. 生物安全柜　操作具有感染性的材料或在操作过程中产生的感染性气溶胶和溅出物有感染性时，为保护操作者、实验室内外环境和试验材料，需在生物安全柜（BSC）内操作。对直径为 0.3μm 的颗粒，高效空气过滤器（HEPA 过滤器）可截留 99.97%，对更大或更小颗粒可截留 99.99%。HEPA 过滤器能有效地截留所有已知传染因子，并确保从安全柜中排出的是完全不含微生物的空气。生物安全柜有三种级别六种型号，即 Ⅰ 级生物安全柜、Ⅱ 级 A1 型生物安全柜、Ⅱ 级 A2 型生物安全柜、Ⅱ 级 B1 型生物安全柜、Ⅱ 级 B2 型生物安全柜和 Ⅲ 级生物安全柜。

Ⅰ级生物安全柜用于对人员及环境进行保护，对受试样本无保护且能满足操作生物危害等级为Ⅰ、Ⅱ、Ⅲ级致病因子的要求。Ⅰ级生物安全柜的工作窗开口向内吸入的负压气流用以保护人员的安全；排出气流经高效过滤器过滤是为了保护环境不受污染。

Ⅱ级生物安全柜用于对人员、受试样本及环境进行保护且能满足操作生物危害等级为Ⅰ、Ⅱ、Ⅲ级致病因子的要求。Ⅱ级生物安全柜的工作窗开口向内吸入的负压气流用以保护人员的安全，经高效过滤器过滤的垂直气流用以保护受试样本；排出气流经高效过滤器过滤是为了保护环境不受污染。

Ⅲ级生物安全柜为完全密闭不漏气的结构，是能满足操作生物危害等级为Ⅰ、Ⅱ、Ⅲ级致病因子要求的生物安全柜。人员通过与生物安全柜连接的密闭手套实施操作。

2. 超净工作台 与生物安全柜相比，无论在工作原理上还是实际用途上都有本质区别，这两种设备工作时气流模式截然不同，超净工作台气流由外部经 HEPA 过滤器过滤后进入操作区，通过操作区后由超净工作台前、侧开口区流向操作者。生物安全柜不但能保护实验材料免受污染，还可保护检验人员及环境；超净工作台只能保护实验材料，不能保护检验人员及环境，只适用于无毒、无味、无刺激性挥发气体和无感染性实验材料的操作。

3. 紧急喷淋和洗眼器 实验室应有可供使用的紧急喷淋装置，一般安装在使用苛性碱和腐蚀性化学品附近的地方。其地面排水通常设在紧急喷淋装置附近。

洗眼器是实验室必备的设备，是接触酸、碱、有机物等有毒、腐蚀性物质，以及感染性样品时必备的应急保护设施。

4. 工作服和手套 工作服有一般工作服、隔离衣、连体衣和围裙等。一般工作服应能完全扣住。长袖、背面开口的隔离衣、连体衣的防护效果较一般工作服好，因此，更适用在微生物实验室及生物安全柜中操作。若需要进一步防护化学溶液、血液、培养的物质等溢出的风险，应在工作服或隔离衣外面穿上围裙。

当进行实验操作时，手可能被污染，易受到锐器伤害，应戴一次性手套。

5. 通风橱 是可以有效遏制毒性、刺激性或易燃性材料的安全设备。

6. 高压灭菌器 生物危害主要来源于病原微生物，高压灭菌是对实验材料进行灭菌的最有效和最可靠方法，适于耐高温和不怕潮湿的物品，通常在 103.4kPa 1.05kg/cm² 压力下，温度达 121.3℃，维持 15～30 分钟，可杀灭包括细菌芽孢在内的所有微生物。

7. 垃圾箱 感染性污染物应弃置于"生物危害"标识的垃圾桶或黄色专用袋内。生活垃圾应放在黑色专用袋内。利器（包括针头、小刀、金属和玻璃等）应直接弃置于防渗的耐锐器收集容器内，并做无害化处理。盛放锐器的一次性容器应不易被刺破，且不能将容器装得过满。当达到容量的 3/4 时，应将其放入"感染性废弃物"容器中进行焚烧。

8. 急救箱 从结构上应能防尘防湿。急救箱应置于明显的位置，并易于识别。根据国际惯例，急救箱用绿色背景下白十字标识。急救箱内应装有下列物品：指南说明书、单独包装不同尺寸的无菌包扎敷料、带有绷带的无菌眼垫、三角绷带、无菌创伤敷料、安全别针及可选择的无菌非医用创伤敷料。

9. 面罩和护目镜 应根据所进行的操作来选择相应的防护用品，避免因试验物品飞溅对眼睛和面部造成危害。护目镜应戴在常规视力矫正眼镜或隐形眼镜外面，对飞溅和撞击提供保护。面罩（面具）采用防碎塑料制成，形状和脸型相配，通过头带或帽子佩戴。护目镜、安全眼镜和面罩均不得戴离实验室区域。

第 2 节　检验废弃标本处理

寄生虫相关检测的所有检验样本均应视为感染性物质，样本分析后应按生物危害垃圾要求进行处理。临床实验室的废弃物管理属于医疗废弃物管理范畴。我国政府对医疗废弃物的管理十分重视，颁布了《医疗卫生机构医疗废物管理办法》等一系列法规性文件，这些文件是临床实验室废弃物管理的法律依据。

（一）废弃物的含义

废弃物是指使用者不再使用的一切物质，即将要丢弃的所有物品。医疗废弃物是指医疗卫生机构在医疗、预防、保健及其他相关活动中产生的具有直接或者间接感染性、毒性及其他危害性的废弃物。感染性废弃物是指能传播感染性疾病的废弃物。

（二）废弃物的处理

实验室废弃物处置要按《医疗废物管理条例》《医疗卫生机构医疗废物管理办法》《医疗器械监督管理条例》《一次性使用无菌医疗器械监督管理办法》等法律法规严格处理，防止二次污染。

1. 感染性实验污染物　应弃置于有"生物危害"标识的垃圾桶或黄色专用袋内存放。生活垃圾应放在黑色专用袋内。操作感染性或任何有潜在危害的废弃物时，必须穿戴手套和防护服。

2. 利器（包括针头、小刀、金属和玻璃等）　应直接弃置于防渗漏、耐刺的锐器收集容器内，无害化处理。不得对废弃针头等锐器进行折弯、折断、回盖等处理。禁止用手直接操作。处理含有锐利物品的感染性废料时应使用防刺破手套。

3. 废弃物处理的原则　杀菌、灭活，达到无害化。必须在实验室内消毒灭菌或焚烧，清除污染，达到生物学安全水平。一般采用化学消毒和高压灭菌等方式。

4. 废弃物　应置于适当密封且防漏容器中安全运出实验室。每天按规定的时间将废弃物交废弃物处理部门统一处理。清运及交接均应严格地记录，记录应妥善保存。

5. 有害气体、气溶胶、污水、废液（包括放射性废液）　应经适当的无害化处理后排放，动物尸体和组织的处置和焚化应符合国家相关的要求。

6. 所有废弃物容器的颜色和危害标识均应符合通用标准。

第3节　全自动粪便分析仪验证、校准及维护保养

因寄生虫检验样本大多数为粪便样本，随着粪便检验自动化技术的发展和日趋成熟，粪便检验工作效率得到提升，检出率逐步提高，生物安全性也得到更好的保障，为了保证检测质量，对全自动粪便分析仪的性能验证、校准及维护保养的相关内容的关注度也逐步提高。

（一）全自动粪便分析仪概述

全自动粪便分析仪是把标准的立式显微镜转变为全自动的粪便显微镜分析系统，用于临床实验室体外诊断，如肠道寄生虫卵、幼虫、原虫、细胞、食物残渣的检查。

1. 基本组成　全自动粪便分析仪一般包括标本处理、形态学检测、免疫学检测和三废处置四大功能模块。标本处理指将固态、半固态的粪便处理成有代表性的应用液，满足形态学和免疫学检测需求。形态学检测指使用显微镜观察标本应用液的微观形态，常见的有全自动显微镜系统（自动获取图片供操作人员审查）和准自动显微镜系统，人工实时观察、选择性拍照。免疫学检测，现在一般使用胶体金法，定性分析粪便标本应用液，常见的临床意义重大的粪便胶体金检测项目有隐血检测、转铁蛋白检测、轮状病毒抗原检测、腺病毒抗原检测、幽门螺杆菌抗原检测等。三废处置指通过对废物、废气、废液的控制，改善实验室环境。

2. 检测原理　全自动粪便分析仪采用专用的离心管，检验时从专用管内取出标本采集匙，采集粪便标本后，再放回该管内并拧紧。标本在仪器中经过加液、浸泡、混匀、过滤后，小颗粒或待检油性成分溶解于稀释液生理盐水中，在微电脑控制台的控制下自动吸样，在蠕动泵作用下，自动吸取应用液，到光学流动管标准流动计数池内计数，另到胶体金试剂卡上进行检测。系统每次吸入量和吸入时间恒定，

观察分析后自动冲洗流动计数池。系统有内置或外置生物显微镜和高清成像系统，根据光学原理使用高倍视野、低倍视野，来观察粪便有形成分立体结构和平面结构。系统自动检测胶体金试剂卡的放置、添加、加样、判读结果，并自动丢弃检测使用过的胶体金试剂卡。计算机数据处理系统通过成像系统进行图像传输，再经激光打印包括患者资料、检查结果（包含图像）的粪便检验报告单。或者，可使用具有 LIS 通信功能的网络版设备，满足数据双向传输需要。

3. 检测参数与结果　全自动粪便分析仪能检出肠道寄生虫卵及原虫、红细胞、白细胞、食物残渣、结晶、真菌等 20 多个参数结果，并能在屏幕上显示出数据和图像，图像清晰，可定量报告。检测结果在报告单发送前可编辑。标志清楚，已完成的检测结果、已打印的记录或已存储的图片，均可在相应的位置出现不同的标记。如患者曾做过粪便检验，在系统中可检索出历史结果进行对照。

（二）性能验证、校准及维护保养

粪便标本成分复杂多变，干扰因素较多，自动化分析起步较晚，近几年，随着科学技术的飞速发展，越来越多的粪便分析仪已在医院使用，提高了工作效率及生物安全性。然而，目前还没有粪便自动化检测的质量控制标准及行业标准，除了病理成分的检出率有专家共识外，更多的评估指标，如检出限、携带污染率、假阴性率等仍无具体要求，急需出台粪便自动化检测质量控制标准及粪便分析仪行业标准，以规范粪便自动化检测行业的发展。

目前，常用的粪便自动化检测方法主要有直接涂片法和稀释过滤法，无论采用哪种方法，在应用过程中，都要保证仪器的检出率。根据专家共识要求，粪便自动化分析仪对有临床意义的有形成分检出率应不低于标准人工方法检出率的 90%。即同时使用待测仪器与标准粪便显微镜检查方法检查（有病理意义的标本至少 300 例），与粪便标准镜检方法比较，仪器筛检阳性符合率应大于 90%。因此，为提高病理成分的检出率，应注意以下几点。

1. 粪便标本采集要有足够的量，并多点取样，确保病理成分被采集到。

2. 采用稀释过滤法进行粪便检测，样本前处理时要具备有形成分富集功能，有效回收病理成分。采用模拟涂片法进行粪便检测，在涂片过程中要注意控制精度，确保有形成分不变形、不被破坏，不产生气泡。

3. 观察的视野数，仪器采集的视野数越多，漏检的可能性越低。

4. 检测报告要图文并茂，应包含理学指标、检测卡及有形成分的检测结果及图片，便于检验人员进行审核，有据可依。

全自动粪便分析仪应每年由厂家或具备资质的工程师对相关硬件部分进行校准 2 次；当主要部件更换后、仪器远距离搬动后或出现严重故障后，需重新校准设备。

全自动粪便分析仪日常维护保养应按照仪器说明书要求，对仪器管路进行清洗，检查试剂的有效期，按要求添加耗材等，以保证仪器的日常使用。

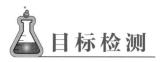

目标检测

一、单项选择题

1. 临床实验室应有防止（　　）和（　　）进入的措施。
　A. 节肢动物、啮齿类动物　　　　B. 苍蝇、老鼠
　C. 昆虫、老鼠　　　　　　　　　D. 节肢动物、猫
　E. 黄蜂、啮齿类动物

2. 关于生物安全柜和超净工作台的用途，说法正确的是（　　）
　A. 超净工作台可以保护操作者

B. 生物安全柜只保护样本

C. 超净工作台里可以处理具有感染性的实验材料

D. 新型冠状病毒核酸检测试剂配制必须使用生物安全柜

E. 超净工作台可保护实验样本

3. 根据对所操作生物因子采取的防护措施，将实验室生物安全防护水平分为几个水平，其中哪个水平的防护水平最高（　　）
　A. 四、一级　　　　　　　　　B. 四、四级

C. 三、一级　　　　　D. 三、三级

E. 五、五级

4. 高效过滤器对直径为 0.3μm 的颗粒的截留率是多少（　　）

　　A. 99.97%　　　　　B. 99.70%

　　C. 97.00%　　　　　D. 100%

　　E. 99.99%

5. 高压灭菌锅杀灭包括细菌芽孢在内的所有微生物使用的温度及时间是（　　）

　　A. 121.3℃，10 分钟　　B. 56℃，30 分钟

　　C. 100℃，10 分钟　　　D. 121.3℃，30 分钟

　　E. 100℃，30 分钟

6. 医学生物安全二级实验室宜实施几级屏障（　　）

　　A. 一级屏障　　　　　B. 二级屏障

　　C. 三级屏障　　　　　D. 四级屏障

　　E. 一级屏障和二级屏障

7. 感染性实验污染物应放置在什么地方（　　）

　　A. 黑色垃圾袋

　　B. 与生活垃圾一起放置

　　C. 带生物危害标识的黄色垃圾袋

　　D. 锐器盒

　　E. 白色垃圾袋

8. 全自动粪便分析仪一般分为哪些模块（　　）

　　A. 标本处理　　　　　B. 免疫学检测

　　C. 形态学检测　　　　D. 三废处置

　　E. 以上均包括

9. 粪便自动化分析仪对有临床意义的有形成分检出率应不低于标准人工方法检出率的多少（　　）

　　A. 80%　　　　　　　B. 85%

　　C. 90%　　　　　　　D. 95%

　　E. 100%

二、简答题

请简述Ⅰ、Ⅱ、Ⅲ级生物安全柜的特点。

（万雅芳）

寄生虫学检验实训指导

第1节 实训指导总则

一、实验室生物安全规则

1. 实训前必须进行相关实验内容的预习，了解实验内容和要求，以便有计划地进行实验，提高学习效率，达到实验要求。

2. 进入实验室必须穿白大衣，带实验报告、绘图铅笔等相关学习用具。保持安静，不迟到、不早退。

3. 实训过程中，服从实验教师的指导和安排，严格按照实验操作规程进行各项实验，撰写实验报告时，应注意简明扼要，重点突出。

4. 实训过程中不得擅自移动示教标本，如有不清楚者，可请老师帮助解决，以免影响其他同学观察。要爱惜显微镜、标本、药品及实验室其他物品。

5. 树立生物安全意识，实验中防止自身污染、环境污染和标本污染，实验后应将污染的标本和玻片等放到指定污物存放处，并按要求处理干净。

二、寄生虫学检验的目的和方法

寄生虫学检验是医学检验技术专业的核心专业课，它既是一门形态科学，又是一门实验性科学。其实训的主要目的在于通过标本观察和技术操作，加深和巩固理论知识，进一步理解人体寄生虫的形态、生活史、致病作用、诊断、流行和防治，熟悉和掌握一些常用的寄生虫学诊断方法，通过实训培养学生实事求是、严肃认真的科学态度，提高独立思考、分析问题和解决问题的能力，为今后从事寄生虫病的诊断、流行病学调查及防治工作打下扎实的基础。

三、普通光学显微镜的使用及维护

寄生虫学检验实训最常用的仪器是显微镜，学生应在生理学、解剖学的学习基础上进一步熟练掌握对显微镜的使用与维护，这是寄生虫学实训要求掌握的基本技能之一。其使用方法和注意点简要介绍如下。

（一）使用

根据观察物要求的放大倍数、观察物的颜色、对比度不同调节光线。自然采光调光时，左手调节凹面反光镜的方向，上下调节聚光器的距离，右手调节细调螺旋，眼睛观察标本，以看清物体为宜。一般粪便生理盐水涂片标本颜色较淡，宜用较暗光线，可将聚光器稍降低、远离载玻片，将虹彩光圈关小一些，以能看清虫卵结构为好。染色标本，根据颜色浓淡调光。用油浸镜时，必须将虹彩开全，聚光器上升到直抵载玻片（标本）处。如显微镜为人工光源（电光源）时，光线的强弱可通过显微镜上调节光线强弱的旋钮（通过改变电阻）、调节聚光器距离及光圈的大小（虹彩的关闭）来调节，但注意关电源时必须将强度旋至最弱时关闭，以防止开电源时电流过强烧坏灯泡。

（二）维护

1. 显微镜清洗的时候要注意保护目镜和物镜，镜头只能用软而没有短绒毛的擦镜纸擦拭（切勿用手绢或纱布等擦拭）。镜头在有油污时可用溶剂清洗，如乙醇、丙酮和二甲苯等。取一张擦镜纸，滴上少量的二甲苯擦拭，然后再取另一张新擦镜纸将镜头上残留的二甲苯擦净（否则粘固透镜的胶质会被二甲苯溶解，日久镜片易移位脱落），再用洗耳球吹去可能残留的短绒。显微镜不使用时要盖上布罩，放置于干燥的地方。

2. 观察完毕，应将镜头和载玻片上的香柏油擦拭干净。标本的擦拭方法是取一两张擦镜纸平放在标本上滴加二甲苯 1 ~ 2 滴轻轻拖拉镜纸直至无油迹。禁止用擦镜纸或擦镜布用力擦拭，以免损坏标本（特别是未加盖片的标本）。

四、显微镜测微尺的使用方法

显微镜测微尺是用来测量镜下标本大小的仪器，由目镜测微尺与物镜测微尺两部分组成。目镜测微尺，又称目尺，为一直径约 2cm 的圆形玻片，其中央刻有精确的刻度，通常是将 5mm 划分为 50 格，实际每格等于 100μm。刻度的大小随着使用的目镜和物镜的放大倍数而改变，用前必须用物镜测微尺来标定。物镜测微尺，又称校正尺，为一块特制的载玻片，其中央有一小圆圈，圆圈内刻有分度，将长 1mm 的直线等分为 100 小格，每小格等于 10μm。

（一）确定目镜测微尺每小格的长度值

1. 取下目镜，旋下目镜上的目透镜，将目镜测微尺放入目镜的中隔板上，使有刻度一面朝下，再旋上目透镜，并装入镜筒内。

2. 将物镜测微尺置于显微镜的载物台上，使有刻度的一面朝上，同观察标本一样，使具有刻度的小圆圈位于视野中央。

3. 先用低倍镜观察，对准焦距，待看清物镜测微尺的刻度后，转动目镜，使目镜测微尺的刻度与物镜测微尺的刻度相平行，并使两尺的左边第一条线相重合，再向右寻找两尺的另外一条重合线。

4. 记录两条重合线间的目镜测微尺的格数和物镜测微尺的格数，然后，根据以下公式计算目镜测微尺每小格的长度值。

$$目镜测微尺每小格长度值 = \frac{物尺格数}{目尺格数} \times 0.01mm$$

（二）测量标本

1. 目镜测微尺每小格的长度已求出，将物镜测微尺取下，放上待测的标本，按一般观察方法找到物体，移动目镜测微尺和推进尺，以测量标本的长、宽是多少小格数，按已知目镜测微尺每小格代表的实际长度值计算标本的大小。

2. 如此测定后的目镜测微尺的尺度仅适用于测定时所用的显微镜的目镜和物镜的放大倍数，若更换物镜、目镜的放大倍数时，必须再进行校正标定。

五、实验报告撰写要求

寄生虫学检验实训主要是标本观察和技术操作，其实验报告的要求有以下两方面。

（一）绘制标本图的要求

绘制寄生虫标本图是为了加强记忆和准确细致地了解寄生虫的形态结构，是寄生虫学检验实验课基本技能训练内容之一。首先必须认真观察标本，综合其形态特征进行描绘，力求真实、准确。其次，在绘制过程中应注意以下几个问题。

1. 绘制出的图形必须清楚明了、整齐有序，图的位置、大小比例（特别是同类标本之间，如蛲虫卵之间、原虫包囊之间等）要恰当。

2. 标本图形的长、宽比例，内部结构的位置和比例，以及外形整体安排应与实物相当。

3. 绘图用的铅笔一般用较尖的硬铅笔，部分标本（如原虫）可用彩色铅笔。应先在实验报告纸上画出轮廓然后再描绘，以求准确。

4. 绘出的图形线条要光滑，无重叠现象，图中颜色的深浅和明暗对比程度要用圆点的疏、密表示，一般不在图中涂抹黑影。绘制圆点时，用铅笔垂直轻击纸面即可，不要把圆点绘成"，"状。

5. 图形绘制完成后，要标注结构名称。标注时，从要标注的部位引出直线，将其名称注于线的末端，所画直线应与绘图纸的上下边缘平行，字需横列。

6. 最后，在图的下方注明标本名称、放大倍数、染色方法、绘图日期等。

（二）技术操作的要求

1. 写出实验操作的项目名称、实验原理、实验目的、实验对象、试剂与器材。

2. 写出实验的操作方法。

3. 进行结果判断。

4. 实验结果讨论。

第 2 节　线虫检验

实训 1　线虫的形态观察

【目的要求】

1. 掌握　蛔虫未受精卵、蛔虫受精卵、蛲虫卵、钩虫卵、鞭虫卵的形态特点及丝虫微丝蚴、旋毛虫幼虫囊包的形态特征。

2. 熟悉　蛔虫成虫、蛲虫成虫、两种钩虫成虫、鞭虫成虫的形态特点。

3. 了解　丝虫成虫、旋毛虫成虫的形态特点，以及蛔虫、钩虫、鞭虫寄生的病理标本。

【形态观察】

1. 似蚓蛔线虫

（1）成虫（液浸标本）　虫体形似蚯蚓，灰白色，呈长圆柱形，头端略钝圆，尾端较尖细。体表有细横纹，两侧有明显的侧线。雌虫长 20～35cm，尾端尖直；雄虫长 15～31cm，尾端向腹面弯曲。

（2）虫卵（玻片标本）

1）受精卵：低倍镜观察，宽椭圆形，大小为（45～75）μm×（35～50）μm，卵壳厚而透明，表面有一层凹凸不平的蛋白质膜，呈棕黄色。卵内含有 1 个大而圆的卵细胞，其两端与卵壳间各形成一个新月形空隙。

2）未受精卵：低倍镜观察，长椭圆形，棕黄色，大小为（88～94）μm×（39～40）μm，卵壳及其表面的蛋白质膜均较受精蛔虫卵薄，卵内充满了大小不等的折光颗粒（卵黄细胞）。

3）脱蛋白质膜蛔虫卵：低倍镜观察，受精卵、未受精卵表面的蛋白质膜有时可脱落，使虫卵变为无色，观察时应注意与钩虫卵相鉴别。

（3）病理标本（液浸标本）

1）蛔虫性肠梗阻：蛔虫扭结成团，阻塞肠腔，导致肠梗阻。

2）胆道蛔虫：蛔虫钻入胆道、胆囊，严重的可钻入肝内。

2. 蠕形住肠线虫

（1）成虫（液浸标本）　虫体细小，乳白色，呈线头状。雌虫大小为 8～13mm，尾端较尖、较直；

雄虫大小为 2 ～ 5mm，尾端向腹面卷曲。显微镜下观察可见头端角皮膨大形成的头翼，以及咽管末端膨大所形成的咽管球。

（2）虫卵（玻片标本） 低倍镜观察，虫卵无色透明，呈不规则椭圆形，两侧不对称，一侧扁平，一侧稍凸，形似柿核，大小为（50 ～ 60）μm×（20 ～ 30）μm，卵壳较厚，刚产出的虫卵内含 1 个蝌蚪期胚蚴，感染期虫卵内含 1 条盘曲的幼虫。

3. 十二指肠钩口线虫和美洲板口线虫

（1）成虫（液浸标本） 虫体细长略弯曲，长度大约为 1cm，灰白色。美洲钩虫虫体前端向背面仰曲。雌虫稍大，尾端尖直；雄虫较小，尾端膨大，由角皮层向后延伸形成交合伞。两种钩虫的区别见表 4-1。

（2）虫卵（玻片标本） 低倍镜观察，两种钩虫卵形态相似，光学显微镜下不易区别。虫卵呈椭圆形，大小为（55 ～ 75）μm×（35 ～ 40）μm，卵壳薄，无色透明，刚随粪便排出时，卵内通常含 2 ～ 8 个细胞，随着粪便放置时间增加，卵内细胞数也逐渐增多。便秘患者排出的钩虫卵内细胞也增多。卵壳与卵细胞之间有明显空隙。

4. 毛首鞭形线虫

（1）成虫（液浸标本） 肉眼观察，成虫外形似马鞭，虫体前 3/5 较细似鞭绳，后 2/5 较粗如鞭柄。雌虫长 35 ～ 50mm，尾端钝圆；雄虫稍小，长 30 ～ 45mm，尾端向腹面呈环状卷曲。

（2）虫卵（玻片标本） 低倍镜观察，虫卵呈纺锤形或腰鼓形，大小为（50 ～ 54）μm×（22 ～ 23）μm，棕黄色，卵壳较厚，两端各有一透明塞状突起。新鲜粪便中所见到的虫卵内含有 1 个尚未分裂的卵细胞。

（3）病理标本（液浸标本） 肉眼观察，鞭虫寄生于结肠壁，虫体前 2/3 细端插入肠黏膜内，后 1/3 粗端游离在肠壁外。从病变的肠壁上虫体寄生处，肉眼可见以虫体为中心的肠壁组织呈环形隆起、充血。在临床实际工作中，千万不要硬性拉拽虫体，以免将虫体拉断，细端残留在肠壁内，加重肠壁炎症症状。

5. 班氏吴策线虫和马来布鲁线虫

（1）成虫（液浸标本） 肉眼观察，两种丝虫成虫形态相似，虫体细长如丝线，乳白色，长度详见第三章第一节丝虫部分内容，表面光滑。雄虫尾端向腹面卷曲可达 2 ～ 3 圈，雌虫略大于雄虫，尾部钝圆。

（2）两种微丝蚴（玻片染色标本） 低倍镜观察，见白细胞呈小点状，微丝蚴染色后为蓝紫色，形状为细小弯曲的线状虫体。高倍镜或油镜观察，可见微丝蚴体外有鞘膜，体内有点状体核。可通过头间隙的大小、体态的变化、体核的分布与密度，以及有无尾核等来鉴别两种微丝蚴。

6. 旋毛形线虫

（1）旋毛虫成虫（玻片标本） 虫体细小，咽管长占虫体的 1/3 ～ 1/2，雄虫大小为（1.0 ～ 1.8）mm×0.05mm，雌虫大小为（2.5 ～ 3.5）mm×0.05mm。

（2）旋毛虫幼虫囊包（玻片染色标本） 低倍镜观察，可见与肌纤维平行的梭形囊包，大小为（0.25 ～ 0.5）mm×（0.21 ～ 0.42）mm，一个囊包内通常含 1 ～ 2 条盘曲的幼虫。

【实验报告】

实验报告内容：按照生物学绘图要求，对照显微镜镜下所见各种标本，绘出蛔虫、蛲虫、钩虫、鞭虫卵图；班氏微丝蚴、马来微丝蚴及旋毛虫幼虫囊包图。

实训 2 线虫的检验技术

【目的要求】

1. 掌握 粪便直接涂片法、饱和盐水浮聚法、透明胶纸法、肛周蛲虫成虫检查法的实验操作方法。

2. 熟悉 新鲜血片法、厚血膜查丝虫微丝蚴法，肌肉压片法查旋毛虫囊包蚴的实验操作方法。

3. 了解 厚涂片透明法、定量透明法、钩蚴培养法的实验操作方法。

【操作内容】

1. 粪便直接涂片法

（1）实验原理　虫卵随粪便排出，将粪便直接涂抹于载玻片的生理盐水中，在等渗环境下寄生虫可以保持原有的形态与活力，与粪便结附在一起的寄生虫可分散于涂片中，充分显现其形态结构，从而有利于识别，可检出粪便中的虫卵、原虫等。

（2）试剂与器材　显微镜、载玻片、盖玻片、生理盐水、竹签、粪便、5% 甲酚皂溶液。

（3）操作方法

1）于清洁载玻片中央滴加生理盐水 1～2 滴。

2）用竹签挑取米粒或绿豆大小新鲜粪便于生理盐水中涂抹，检查原虫时应挑取粪便的不正常部分（如黏液脓血部分），制成直径约 1cm 大小的圆形粪膜，一般在低倍镜下检查，如用高倍镜观察，需加盖玻片。应注意虫卵与粪便中异物的鉴别，虫卵都具有一定形状和大小，卵壳表面光滑整齐，具固有色泽，卵内含卵细胞或幼虫。

（4）注意事项

1）要取得准确的结果，粪便必须新鲜，送检时间一般不宜超过 24 小时。

2）盛粪便的容器须洁净、干燥，并防止污染；粪便不可混入尿液及其他体液等，以免影响检查结果。

3）粪便量要适中。粪便过多，则涂片太厚不利于观察；粪便太少，则涂片薄影响检出率。厚薄以透过粪膜刚可辨认书上字迹为宜。

4）粪便中含有酵母菌、花粉、植物纤维和未完全消化的食物残渣等，容易与虫卵混淆，必须注意鉴别。

5）制好的涂片不能干燥，否则不易辨认虫卵。

6）粪便中若发现有意义的成分如红细胞、白细胞和夏科 - 莱登结晶等应记录。

7）要具备生物安全意识，检查完毕的玻片应投入 5% 甲酚皂溶液消毒缸内，粪便盒及竹签放入污物缸内，避免污染环境。

8）检查原虫滋养体时还应注意：①粪膜要薄而均匀；②盛放标本的器皿要干净，不能混有尿液和消毒剂等；③寒冷季节应注意保温，以保持滋养体的运动活力，但不能直接将标本放入温箱，可用保温台保持温度，或先将载玻片和生理盐水略加温，尽可能在 15 分钟内检查完毕；④尽量于治疗前送检标本。

2. 饱和盐水浮聚法

（1）实验原理　利用饱和盐水作为浮聚液，粪便溶解于饱和盐水时，密度小于饱和盐水的虫卵浮聚于饱和盐水表面，使虫卵浓集，从而达到提高检出率的目的。

（2）试剂与器材　饱和盐水、竹签、载玻片、滴管漂浮杯或青霉素瓶。

（3）操作方法

1）用竹签挑取黄豆大小粪便放入漂浮杯或青霉素瓶内。

2）加入少量饱和盐水搅匀，再慢慢加入饱和盐水至近瓶口处，用竹签挑出粗大粪渣。

3）改用滴管继续加饱和盐水，以略高出瓶口又不溢出为宜，覆以载玻片。

4）静置 15 分钟后，将载玻片迅速上提并翻转，直接镜检或上覆盖玻片镜检。

3. 厚涂片透明法

（1）实验原理　较厚的粪膜经甘油 - 孔雀绿溶液浸泡的玻璃纸覆盖处理后变得透明，便于镜检。

（2）试剂与器材　塑料刮片、尼龙网（4cm×4cm 的 100 目 / 英寸）（1 英寸 =2.54 厘米）、浸透甘油 - 孔雀绿溶液的玻璃纸片、胶塞、载玻片、温箱。

（3）操作方法

1）将尼龙网覆盖在粪便标本上，用塑料刮片在网上刮取粪便约 50mg，置于载玻片上。

2）用浸透甘油 - 孔雀绿溶液的玻璃纸片覆于粪便上。

3）用胶塞轻压，使粪便展开成约 20mm×25mm 大小粪膜。

4）将粪膜置 30 ～ 36℃温箱中约 30 分钟，或 25℃约 1 小时，待粪膜稍干并透明镜检。

（4）注意事项　①掌握粪膜的厚度和透明时间：若粪膜厚，透明时间短，虫卵难以发现，而透明时间过长则虫卵变形，不易辨认；②把握不同虫卵的观察时间：制作好的加藤片的钩虫卵在制片后 2 小时内需要观察，建议观察蛔虫卵、鞭虫卵、血吸虫卵等蠕虫卵在制片 24 小时后、1 个月内完成显微镜检。

4. 定量透明法（改良加藤法）

（1）实验原理　定量粪便制备较厚的粪膜，经甘油和孔雀绿浸泡的玻璃纸覆盖处理后变得透明，便于在显微镜下观察，计数整个粪膜中虫卵数后，通过公式即可计算出每克粪便中虫卵数。

（2）试剂与器材　聚丙乙烯定量板（规格为 40mm×30mm×1.37mm，模孔为 8mm×4mm）、刮棒、尼龙网或金属筛网（4cm×4cm 的 100 目 / 英寸）、浸透甘油 - 孔雀绿溶液的玻璃纸片（5cm×2.6cm）、压板、载玻片、显微镜。

（3）操作方法

1）用尼龙网或金属筛网覆盖在粪便标本上，用刮棒在网上刮取一定量粪便。

2）将定量板放置于载玻片上，用手指压住定量板两端。

3）将刮取的粪便填满模孔，刮去多余粪便。

4）移去定量板，在粪膜上覆盖用甘油 - 孔雀绿溶液浸透的玻璃纸，用压板轻压，使粪膜展平铺成长椭圆形。

5）将粪膜置 30 ～ 36℃温箱中约 30 分钟，或 25℃约 1 小时。

6）显微镜下计数粪膜中全部虫卵数。

7）计算出每克粪便虫卵数（粪膜中全部虫卵数 ×24× 粪便性状系数）。

（4）结果判读　若结果定性，只需记录所观察到的蠕虫卵种类；若结果需定量，需要分别记录所观察的蠕虫卵种类，并需要计算出每克粪便中的虫卵数（EPG），计算公式：单张加藤片蠕虫卵的平均数 ×24。隔夜透明的加藤片往往不易观察到钩虫卵（钩虫卵一般在透明 2 小时内可以观察到）。

5. 透明胶纸法

（1）实验原理　蛲虫雌虫在感染者肛周及会阴部皮肤上产卵，可以用透明胶纸在肛门周围及会阴部皮肤上粘贴虫卵检查，对蛲虫感染进行病原学诊断。

（2）试剂与器材　载玻片、透明胶纸（宽 1.8cm）、特种铅笔、剪刀、标签。

（3）操作方法

1）剪取宽度为 1.8cm 的透明胶纸 6cm，一端向胶面折叠约 0.5cm（易于使用时揭开），再将透明胶纸贴在洁净的载玻片上，备用。

2）在载玻片的一端贴上标签，并写上被检者姓名或编号。

3）检查时，从载玻片上揭下胶纸，用透明胶纸胶面粘贴肛门周围皮肤，然后将透明胶纸平整贴回载玻片，待检。

6. 肛周蛲虫成虫检查法

（1）实验原理　蛲虫雌虫在感染者睡眠时钻出肛门在肛周及会阴部皮肤上产卵，可在肛门周围检查蛲虫成虫，对蛲虫感染进行病原学诊断。

（2）试剂与器材　透明胶纸、载玻片、镊子、小瓶、70% 乙醇。

（3）操作方法

1）透明胶纸粘贴法　在儿童睡眠 1 小时后或出现肛周瘙痒征象时，暴露其肛门，若发现有白色小虫，用透明胶纸黏附虫体，然后贴于载玻片上，待检。

2）乙醇固定检查法　在儿童睡眠 1 小时后或出现肛周瘙痒征象时，暴露其肛门，若发现有白色小虫，用镊子夹入含有 70% 乙醇的小瓶内，固定待检。

7. 钩蚴培养法

（1）实验原理　在温暖、潮湿条件下，3～5 天钩虫卵内细胞发育为幼虫并孵出，肉眼或用手持放大镜即可观察。

（2）试剂与器材　试管（1cm×10cm）、冷开水、滤纸、剪刀、竹签、铅笔。

（3）操作方法

1）将滤纸剪成与试管内径等宽略短于试管长度的 T 形，用铅笔在宽端部写上受检者信息。

2）取 1cm×10cm 的洁净试管 1 支，加 1.5～2ml 井水。

3）用竹签挑取约 0.4g 粪便，均匀涂于滤纸中部 2/4 处，上、下端各 1/4 处不涂粪便。

4）将涂有粪便的滤纸沿试管壁插入试管内，使滤纸下端没有涂粪便处的下 1/2 浸入水中。

5）25～30℃温箱中孵育（每天沿管壁添加少量冷开水以保持液面高度），3 天后取出观察，若无钩虫幼虫，继续培养观察至第 5 天。

考点：钩蚴培养法

8. 新鲜血片法查丝虫微丝蚴

（1）实验原理　丝虫微丝蚴周期性地出现在人体外周血中，经制片、染色、镜检可鉴别丝虫微丝蚴的种类。

（2）试剂与器材　75% 酒精棉球、采血针、载玻片、显微镜等。

（3）操作方法

1）用 75% 酒精棉球消毒耳垂或手指。

2）待干后用采血针刺破耳垂或手指，待血自然流出。

3）取 1 大滴血，放载玻片中央，加一盖玻片。

4）置低倍镜下观察，如有微丝蚴可呈蛇形蠕动，碰撞血细胞，使红细胞摆动不停。

9. 厚血膜查丝虫微丝蚴

（1）实验原理　丝虫微丝蚴周期性地出现在人体外周血中，经制片、染色、镜检可鉴别丝虫微丝蚴的种类。

（2）试剂与器材　75% 酒精棉球、采血针、载玻片、pH 7.0～7.2 PBS 缓冲液、吉姆萨染液、显微镜等。

（3）操作方法

1）采血：①采血时间：应在夜间 9 时至次晨 2 时为宜，采血量多则检获率也高。②采血部位：从患者耳垂或指尖（以左手环指为宜）取血，婴儿通常从拇指指腹针刺采血。③采血方法：用 75% 酒精棉球消毒取血部位皮肤，待干后用左手大拇指和示指捏住采血部位，右手持针迅速刺入皮肤，待血液流出或轻轻挤出血滴，供制作涂片用，采血完毕用干棉球压伤口止血。

2）制片：从耳垂或指尖取血 3 大滴（约 60μl），滴在干净的载玻片中央，用另一载玻片一角将血液涂成 1.5cm×2.5cm 长方形或直径 1.5～2.0cm 的圆形厚血膜，边缘整齐，厚薄均匀。自然晾干，注意防止落上灰尘或被昆虫舔食。取蒸馏水滴于血膜上，15 分钟后倒去血水，重复溶血一次，至血膜无红色为止，即可镜检。

3）染色：如需鉴定虫种，血片应经染色后镜检，染色方法有瑞氏染色和吉姆萨染色。

4）镜检：溶血后的血片，可直接镜检微丝蚴。低倍镜下微丝蚴为细长、无色透明、头端钝圆、尾端尖细的呈不同形状弯曲的虫体，其粗细、大小相似（应与棉纤维区别，棉纤维长短粗细不等，两端呈折断状，内部常有纵行条纹）。染色后血片可进一步在高倍镜或油镜下镜检虫体内部特征结构，鉴别虫种。

10. 肌肉压片法查旋毛虫囊包蚴

（1）实验原理　旋毛虫幼虫寄生于宿主横纹肌细胞中，可通过活组织检查，查到病原体。

（2）试剂与器材　载玻片、剪刀、50% 甘油、显微镜。

（3）操作方法　外科手术时，从患者疼痛的腓肠肌或肱二头肌取米粒大小的肌肉，置于载玻片上，加 50% 甘油 1 滴，盖上另一载玻片，压紧后低倍镜下观察。或取感染旋毛虫小鼠的横纹肌（咬肌、舌肌等），撕去肌膜，顺肌纤维方向剪成米粒大的小块，置于两载玻片之间，轻轻压平后于镜下检查。注意取下的肌组织需立即检查，否则幼虫变模糊，不易观察。

【实验报告】　每项检验方法在实验课学习完毕后，撰写实验报告（实验报告内容：①实验原理；②试剂与器材；③操作方法；④结果判断；⑤实验结果讨论）。

第 3 节　吸虫检验

实训 1　吸虫及中间宿主的形态观察

【目的要求】

1. 掌握　华支睾吸虫、卫氏并殖吸虫、日本裂体吸虫和布氏姜片吸虫卵形态。

2. 熟悉　华支睾吸虫、卫氏并殖吸虫、日本裂体吸虫和布氏姜片吸虫成虫内部结构特征与区别点。

3. 了解　华支睾吸虫、卫氏并殖吸虫、日本裂体吸虫和布氏姜片吸虫幼虫形态和中间宿主。

【形态观察】

1. 华支睾吸虫

（1）成虫（玻片染色标本）　体视镜投影观察，其形态见第四章正文相关内容。

（2）虫卵（玻片标本）　低倍镜及高倍镜观察，其形态见第四章正文相关内容。华支睾吸虫卵与猫后睾吸虫、异形吸虫及横川后殖吸虫等虫卵和灵芝子孢子的形态很相似，应注意鉴别，不要误诊。华支睾吸虫卵与类似吸虫卵鉴别见第四章表 4-2。

（3）尾蚴（玻片标本）　低倍镜及高倍镜观察，略似烟斗状，具有圆筒形体部和弯曲的尾部，尾不分叉。体部（216 ～ 238）μm×（62 ～ 93）μm，尾部长度大于体部 2 ～ 3 倍。

（4）囊蚴（玻片标本）　低倍镜及高倍镜观察，平均大小为 138μm×115μm，椭圆形，有两层囊壁，囊内可见到黑褐色的排泄囊和口、腹吸盘等。

（5）中间宿主　①第一中间宿主：纹沼螺、长角涵螺、赤豆螺等（干制标本）肉眼观察；②第二中间宿主：淡水鱼、淡水虾（液浸标本）肉眼观察。

（6）病理标本（液浸标本）　肉眼观察，成虫寄生肝脏液浸标本，肝切断面可见肝胆管管壁增厚、管腔因虫体的寄生而阻塞。

2. 卫氏并殖吸虫

（1）成虫（玻片染色标本）　体视镜投影观察，虫体长 7.5 ～ 12.0mm，宽 4 ～ 6mm，宽长之比约为 1：2。口、腹吸盘大小略同，腹吸盘位于体中横线之前。卵巢与子宫并列于腹吸盘之后，卵巢分 5 ～ 6 叶，形如指状。睾丸分支，左右并列约在虫体后端 1/3 处。卵黄腺为许多密集的卵黄滤泡所组成，分布于虫体两侧。肠管分支弯曲；排泄孔位于虫体后端腹面。除口吸盘、腹吸盘、生殖孔、排泄孔及其附近的体壁外，全身满布体棘。

（2）虫卵（玻片标本）　低、高倍镜观察，其形态见第四章正文相关内容。

（3）尾蚴（玻片标本）　低倍镜观察，尾蚴尾部极短，呈圆球状为其特点，属短尾尾蚴。

（4）囊蚴（玻片标本）　低倍镜观察，囊蚴壁厚，圆球形，内卷一幼虫，可见口、腹吸盘，弯曲肠管和排泄囊。

（5）中间宿主　①第一中间宿主川卷螺（干制标本），肉眼观察，属于大型的塔锥形螺蛳，黑色和黑黄色，壳厚，顶端常因水流与石头的撞击而被损。②第二中间宿主石蟹、蝲蛄（液浸标本），肉眼观察。

（6）病理标本（玻片标本）　肉眼观察，成虫寄生于肺，注意表面囊肿及切开囊肿后暴露的虫体。

3. 日本裂体吸虫

（1）成虫（玻片染色标本）　体视镜投影观察，雄虫长 12 ～ 20mm，前端有口吸盘和腹吸盘，自腹吸盘以后，两侧体壁向外延展，并向腹面卷折，形成抱雌沟。雄虫生殖系统有 7 个椭圆形睾丸。位于腹吸盘后段呈线状排列。另有储精囊、生殖孔等。雌虫前细后粗，形似线虫，体长 20 ～ 25mm，腹吸盘大于口吸盘，由于肠管充满消化或半消化的血液，故雌虫呈黑褐色，常居留于雄虫的抱雌沟内，与雄虫呈合抱状态。雌虫生殖系统有卵巢、卵黄腺、卵模、梅氏腺、子宫等。子宫开口于腹吸盘的下方，内含虫卵 50 ～ 300 个。雌、雄虫消化系统有口、食管、肠管。肠管在腹吸盘前背侧分为两支，向后延伸到虫体后端 1/3 处汇合成盲管。成虫摄食血液，肠管内充满被消化的血红蛋白，呈黑色。肠内容物可经口排放到宿主的血液循环内。

（2）虫卵（玻片标本）　低倍镜与高倍镜观察，其形态见第四章正文相关内容。

（3）毛蚴（玻片染色标本）　低倍镜观察，呈长椭圆形或梨形，左右对称，大小约为（78 ～ 120）μm×（30 ～ 40）μm，周身被有纤毛，是其活动器官。前端有锥形突起，或称顶突；体内前部中央有 1 个顶腺；2 个侧腺或称头腺位于顶腺稍后的两侧，可分泌 SEA，它们均开口于顶突。

（4）尾蚴（玻片染色标本）　血吸虫尾蚴属叉尾型，由体部及尾部组成，尾部又分尾干和尾叉。体长 100 ～ 150μm，尾干长 140 ～ 160μm，尾叉长 50 ～ 75μm，体有 1 个头腺和 5 对穿刺腺。

（5）中间宿主钉螺（干制标本）　肉眼观察，螺体约 1cm 长，螺壳塔状，有 6 ～ 9 个螺层，有厣。山区型螺壳光滑，平原型粗糙（有脊），褐色深浅不一。

（6）病理标本（液浸标本）　肉眼观察，成虫寄生的肠系膜，合抱成虫在肠系膜静脉寄生，部分黑色的雌虫深入肠壁血管。

4. 布氏姜片吸虫

（1）成虫（玻片染色标本）　肉眼或体视镜下观察虫体，其形态见第四章正文相关内容。成虫缺乏精囊，有劳氏管。卵模和梅氏腺明显可见。卵黄腺发达，位于虫体两侧。生殖孔位于腹吸盘的前缘。

（2）虫卵（玻片标本）　低、高倍镜观察，其形态见第四章正文相关内容。

（3）尾蚴（玻片标本）　低倍镜观察，形似蝌蚪，分为椭圆形的体部和细长的尾部。体部平均大小 195μm×145μm，尾部为 498μm×57μm，尾部不分叉，具有口吸盘、腹吸盘两个吸盘。

（4）囊蚴（玻片标本）　低倍镜观察，囊蚴呈扁圆形，外壁厚度不均，内壁光滑，平均大小为 216μm×187μm，内卷一后尾蚴，可见口、腹吸盘、弯曲肠管和排泄囊。

（5）中间宿主扁卷螺（干制标本）　肉眼观察，螺体扁平，体小棕黄色，常漂浮于水面。

（6）水生媒介植物（液浸标本）　肉眼观察，水生植物如菱角、荸荠、茭白等为此虫的植物媒介，尾蚴在这些水生植物的表面形成囊蚴。

【实验报告】

实验报告内容：绘出华支睾吸虫卵、卫氏并殖吸虫卵、日本裂体吸虫卵、布氏姜片吸虫卵图。

实训 2　吸虫的检验技术

【目的要求】

1. **掌握**　自然沉淀集卵法、十二指肠引流液中寄生虫检查法、痰液中寄生虫检查法、尼龙绢筛集卵法、毛蚴孵化法的实验操作方法。

2. **熟悉**　自然沉淀集卵法、十二指肠引流液中寄生虫检查法、痰液中寄生虫检查法、尼龙绢筛集卵法、毛蚴孵化法实验所需试剂与器材，实验结果观察。

3. **了解**　自然沉淀集卵法、十二指肠引流液中寄生虫检查法、痰液中寄生虫检查法、尼龙绢筛集卵法、毛蚴孵化法实验的实验原理。

【操作内容】

1. 自然沉淀集卵法

（1）实验原理　利用蠕虫卵和原虫的包囊相对密度比水大，在一定时间内，蠕虫卵或原虫包囊自然下沉，使大量粪便中的蠕虫卵或包囊达到浓集的目的。经过数次水洗后，使镜下视野较清晰，蠕虫卵或包囊易于检出，从而提高对病原体的检出率。此法主要缺点为操作过程费时，以及对相对密度小的钩虫卵效果较差。

（2）试剂与器材　粪便样本 20～30g、沉淀杯（500～1000ml 量筒）、塑料杯、压舌板、60 目铜筛、载玻片、盖玻片、长滴管、污物缸、消毒液、玻璃棒、生物显微镜。

（3）操作方法　①取新鲜粪便 20～30g（鸡蛋大小）置于塑料杯中，加少量清水，用玻璃棒将粪便充分搅碎，使粪便中虫卵散落于水中；②经 60 目铜筛过滤到沉淀杯中，去粗渣；③将沉淀杯加满清水，静置 20～30 分钟；④倒去上清液，再加水后静置 15 分钟，如此反复 2～3 次；⑤最后缓缓倒去上清液静置数分钟后，用吸管吸取沉淀物，涂片 3 张镜检；⑥如检查原虫包囊则换水间隔时间延长为 6 小时，使包囊充分沉于水底，同时加盖玻片及用碘液染色。

2. 十二指肠引流液中寄生虫检查法

（1）实验原理　常见寄生于肝、胆系统内的寄生虫有蓝氏贾第鞭毛虫、华支睾吸虫、肝片形吸虫等。原虫或虫卵可随胆汁排入十二指肠，故可采集十二指肠引流液作为检查样本，寻找原虫或虫卵有时也可发现蛔虫卵、姜片虫卵、粪类圆线虫成虫或幼虫。

（2）试剂与器材　十二指肠引流液样本、10% 碳酸氢钠、生理盐水、离心管、载玻片、盖玻片、滴管、离心机、显微镜。

（3）操作方法　从送检的十二指肠引流液的 4 瓶（甲：胆总管液；乙：胆囊液；丙：肝胆管液；丁：十二指肠液）标本中，用吸管从底部吸出少许引流液，滴于载玻片上，加盖玻片后镜检。或将各部分引流液加生理盐水稀释，充分搅拌后，分装离心管内，以 2000 转 / 分离心 5～10 分钟，吸沉渣涂片镜检。如果引流液过于黏稠，可加 10% 碳酸氢钠消化后离心。检查肝胆系统寄生虫病，一般认为检查乙液效果较好。

3. 痰液中寄生虫检查法　痰液中可能查见肺吸虫卵、溶组织内阿米巴滋养体、细粒棘球蚴的原头蚴、粪类圆线虫幼虫、蛔蚴、钩蚴、尘螨、粉螨及其虫卵。卡氏肺孢子虫的包囊也可出现于痰中，但检出率很低。

样本采集：嘱患者早上起床后，用力咳出气管深部的痰液，不应混有唾液，置于洁净的容器内送检。

（1）痰液直接涂片法

1）实验原理：在生理盐水涂片中，痰液中的虫卵或病原体易被低、高倍镜检查发现。

2）试剂与器材：痰液样本、生理盐水、洁净载玻片、盖玻片、竹签、生物显微镜。

3）操作方法：滴 1～2 滴生理盐水于洁净的载玻片上，挑取少许痰液，最好选带脓血的部分，涂匀后加盖玻片镜检。如未发现肺吸虫卵，但在痰液中见到较多的嗜酸性粒细胞和夏科 - 莱登晶体，提示很可能有肺吸虫感染，应多次涂片，仔细查找虫卵，或改用浓集法，以提高检出率。

（2）消化沉淀法

1）实验原理：黏性的痰液样本在 10% 碳酸氢钠作用下，消化成稀液状。存在于样本中的虫卵或病原体在快速旋转的离心管中沉积于管底。

2）试剂与器材：痰液样本、10% 碳酸氢钠、离心管、离心机、吸管、洁净载玻片、盖玻片、生物显微镜。

3）操作方法　嘱患者留取清晨或 24 小时痰液于清洁容器中，加等量 10% 碳酸氢钠，充分搅拌后置 37℃ 温箱或水浴箱内，经 2 小时消化成稀液状，分装于离心管中，以 1500 转 / 分离心 5～10 分钟，吸弃上清液部分，吸沉渣作涂片，置低、高倍镜下检查。

4. 尼龙绢筛集卵法

（1）实验原理　将较多量的粪便，经 3 个不同孔径，即第 1 个粗筛去粗粪渣，第 2 个尼龙筛去细粪渣，第 3 个尼龙筛收集虫卵，水洗过筛，再经消化进一步去除粪渣，以达到又快又好地浓集血吸虫卵，从而提高虫卵检出率。

（2）试剂与器材　粪便样本约 30g、粗铜筛 1 个、尼龙筛 120 目和 260 目各 1 个、搅粪杯 1 个、玻璃棒、吸管、孵化瓶、20% 碳酸氢钠溶液 20ml。

（3）操作方法　取粪便约 30g（鸡蛋大小）置于搅粪杯中，加少量水后用玻璃棒将粪便充分搅匀，倒入预先重叠好（120 目在上，260 目在下）的尼龙筛内，在自来水下边摇边冲洗，移去 120 目筛，继续冲洗以冲去小杂物，然后用吸管从筛内底部吸取粪渣涂片 3 张镜检，或者将筛底粪渣反冲入孵化瓶内，做毛蚴孵化观察。为便于镜下观察，可将留有粪液的 260 目尼龙筛浸泡在 20% 碳酸氢钠溶液中消化 10 分钟后，用自来水冲洗出消化后细粪渣再涂片检查。

此法主要用于浓集血吸虫卵。若选用合适规格的尼龙绢做袋也可浓集其他虫卵。此法浓集速度快、省时、省水、虫卵散失少，并可避免在自然沉淀中血吸虫卵孵出的毛蚴因换水而被倒掉。尼龙袋体积小、体重轻、便于携带，适用于大规模调查。

（4）注意事项　为避免交叉污染，对尼龙筛在使用前后，先放入来苏水中浸泡消毒 30 分钟，然后均应充分冲洗干净，清洗筛时，不得用刷子刷洗或揉搓，不能用开水烫，以免孔径增大或缩小，影响孔径对集卵的效果，尼龙筛应晾干保存。尼龙绢筛集卵法为病原学诊断慢性血吸虫病的主要方法。

5. 毛蚴孵化法

（1）实验原理　血吸虫感染者粪便中虫卵，在温度 25 ～ 28℃，pH7.5 ～ 8.0 的清水中，经 4 ～ 8 小时孵化，血吸虫卵内毛蚴可从卵内孵出，孵出后毛蚴接近水面呈直线运动。在黑色背景下，水中运动的半透亮毛蚴，可通过肉眼或借助放大镜直接观察，也可用吸管吸出置于载玻片，用低倍镜观察。

（2）试剂与器材　粪便样本 30 ～ 50g、烧杯、孵化瓶或三角烧瓶、pH7.4 清水、带光源的恒温箱、放大镜、玻璃吸管、观察毛蚴日光光源、载玻片、显微镜。

（3）操作方法　将自然沉淀法或尼龙绢筛集卵法收集的粪便沉渣，倒入孵化瓶内，加调试好 pH 的清水（约 30℃水温）至瓶颈处，然后将孵化瓶移放在 25℃有光照的条件下孵化毛蚴。孵育 4 ～ 8 小时后取出检查毛蚴，若为阴性，继续孵化，于 8 ～ 10 小时及 20 ～ 24 小时左右各再检查一次，仍为阴性，则报告为阴性。检查时面向光源，将孵化瓶移置在黑色背景下，用肉眼或放大镜观察，双目平视，注意寻找接近水面 1cm 水域处快速运动的小白点，如见针尖大小、菱形、乳白色、半透明小白点，同时仔细观察这些小白点的运动特点（直线游动，碰壁迅速拐弯），即可能是毛蚴。且应特别注意与水中其他原生动物（如草履虫）相鉴别。若肉眼观察鉴别困难，可用吸管吸出运动的小白点，置于载玻片上，用低倍镜进行鉴别，其基本形态特征：梨形，体表有纤毛。如未发现毛蚴，可将孵化瓶中粪渣经 260 目过筛浓集，用吸管吸取粪渣涂片在镜下寻找虫卵，以显著提高检出率。

【实验报告】　每项检验方法在实验课学习完毕后，撰写实验报告（实验报告内容：①实验原理；②试剂与器材；③操作方法；④结果判断；⑤实验结果讨论）。

第 4 节　绦虫检验

实训 1　绦虫的形态观察

【目的要求】

1. 掌握　猪带绦虫、牛带绦虫、细粒棘球绦虫和曼氏迭宫绦虫卵形态。

2. 熟悉　猪带绦虫、牛带绦虫、细粒棘球绦虫和曼氏迭宫绦虫成虫内部结构特征与区别点。

3. 了解　猪带绦虫、牛带绦虫、细粒棘球绦虫和曼氏迭宫绦虫幼虫形态和中间宿主。

【形态观察】

1. 带绦虫

（1）成虫（液浸大体标本）　肉眼观察，猪带绦虫成虫、牛带绦虫成虫形态见第四章正文相关内容。

（2）带绦虫卵（玻片标本）　低倍或高倍镜下观察虫卵形态，具体内容见第四章。

（3）头节（卡红染色玻片标本）　低倍镜观察，头节近似球形，细小似小米粒，直径为0.6～1mm，有4个吸盘，猪带绦虫顶端还具有能伸缩的顶突，顶突上有排列成内外两圈的小钩。

（4）成节（卡红染色玻片标本）　肉眼或低倍镜观察，成节较大，近方形，每个节片内均有成熟的雌雄生殖器官各一套，侧面有1个生殖孔。睾丸圆球形呈滤泡状，150～200个，分布于节片两侧，输精管由节片中部向一侧横走，经阴茎囊开口于生殖腔；阴道在输精管的后方并与其并行，也开口于生殖腔。子宫呈管状，居节片中央。卵巢位于节片后1/3的中央，分为左右两叶和中央一小叶。卵黄腺呈块状，位于卵巢之后。

（5）孕节（墨汁注射，卡红染色玻片标本）　肉眼或低倍镜观察，孕节呈长方形，较薄，子宫呈树枝状向两侧发出分支，猪带绦虫每侧7～13支，各分支不整齐；牛带绦虫每侧15～30支，各分支较整齐，子宫内充满虫卵，每一孕节中含虫卵3万～5万个。

（6）囊尾蚴（玻片标本）　低倍镜下观察，囊尾蚴椭圆形或不规则状，头节盘曲在囊内，其结构与成虫相似。

（7）囊尾蚴寄生的病理标本（液浸标本）　肉眼观察，猪囊尾蚴寄生在猪的肌肉及各种器官，在肌纤维间可见豆状大小的白色小泡囊，内含1个乳白色点状的头节。

2. 曼氏迭宫绦虫

（1）成虫（液浸大体标本）、虫卵（玻片标本）　其形态见第四章正文相关内容。

（2）虫卵（玻片标本）　低倍或高倍镜下观察，其形态见第四章正文相关内容。

（3）头节（卡红染色玻片标本）　低倍镜下观察，头节细小，呈指状，其背、腹面各有一条纵行的吸槽。

（4）成节（卡红染色玻片标本）　肉眼或低倍镜下观察，节片节短，宽大于长，每个节片内均有成熟的雌雄生殖器官各一套，侧面有1个生殖孔。睾丸圆球形呈小泡状，有320～540个，分布于节片两侧；成节卵巢分两叶，子宫位于节片中部，呈螺旋状盘曲，紧密重叠，似金字塔状。

（5）原尾蚴（卡红染色玻片标本）　低倍镜下观察，长椭圆形，大小为260μm×（44～100）μm，前端略凹，后端有尾球，内含6个小钩。

（6）裂头蚴（卡红染色玻片标本）　低倍镜下观察，其形态见第四章正文相关内容。

（7）中间宿主剑水蚤（染色玻片标本）　低倍镜下观察，体细长，长1～3mm，头胸部呈卵圆形，占体大部分。第一触角大，腹部细长，呈圆梭形，尾叉各有一簇尾毛。

3. 细粒棘球绦虫

（1）成虫（卡红染色玻片标本）　低倍镜下观察，其形态见第四章正文相关内容。

（2）虫卵（玻片标本）　低倍镜或高倍镜下观察，其形态见第四章正文相关内容。

（3）原头蚴（卡红染色玻片标本）　从棘球蚴中取出囊液，沉淀后用生理盐水洗净，70%乙醇固定，染色后制成标本。用低倍镜或高倍镜观察，原头蚴呈椭圆形或圆形，大小为170μm×122μm，有向内翻卷收缩的头节，其顶突和吸盘内陷，内有数十个小钩。原头蚴与成虫头节的区别在于其体积小和缺顶突腺。

（4）棘球蚴（大体标本）　取患者或受感染动物的肝脏，用甲醛固定制成标本。棘球蚴形态见正文相关内容。

【实验报告】

实验报告内容：绘出猪带绦虫、牛带绦虫、细粒棘球绦虫和曼氏迭宫绦虫卵和成虫图。

实训 2　绦虫的检验技术

【目的要求】

1. 掌握　粪便直接涂片法、粪便淘洗法检查孕节、皮下或肌肉组织活检囊尾蚴实验的操作方法。

2. 熟悉　粪便直接涂片法、粪便淘洗法检查孕节、皮下或肌肉组织活检囊尾蚴实验所需试剂与器材，实验结果的观察。

3. 了解　粪便直接涂片法、粪便淘洗法检查孕节、皮下或肌肉组织活检囊尾蚴的实验原理。

【操作内容】

1. **粪便直接涂片法**　见实训指导第 2 节实训 2。

2. **粪便淘洗法检查孕节**

（1）实验原理　猪带绦虫和牛带绦虫的孕节片可从链体上脱落，随粪便排出体外或自主逸出肛门，或服药驱虫后获取节片，可根据节片结构或子宫分支鉴定虫种。

（2）试剂与器材　粪便、载玻片、量杯、平皿、黑纸、玻璃棒、清水、镊子、注射器、碳素墨水、卡红染液、3% 甲醛。

（3）操作方法　挑取粪便置量杯中，加清水搅拌至糊状，静置 20 ~ 30 分钟，弃去上清液。如此反复直至水清澈，弃去上清液后将沉渣置于大平皿中，下面衬黑纸检查虫体，也可取洗净的节片，置于 3% 甲醛中固定 24 小时。将固定的孕节用清水漂洗后，用滤纸吸去节片外多余的水分，置于两载玻片之间，轻轻压平，肉眼观察内部结构，并根据子宫分支情况鉴定虫种。也可用注射器从孕节后端正中部插入子宫内徐徐注射碳素墨水或卡红染液，待子宫分支显现后计数。

（4）注意事项

1）加水不能过猛，清洗时间不能太长，以免虫体胀破。

2）操作时戴上手套，以免感染。

3）卡红染液配制：钾明矾饱和液 100ml，卡红 3g，冰乙酸 10ml。混合液置于 37℃温箱内过夜，过滤后即可使用。

3. **皮下或肌肉组织活检囊尾蚴**

（1）实验原理　猪囊尾蚴可寄生于皮下或肌肉组织中形成肿块，用外科手术摘取肿块，查找囊尾蚴。

（2）试剂与器材　外科手术器械、载玻片、盖玻片、显微镜、10% 甲醛。

（3）操作方法　用外科手术摘取皮下或肌肉中的肿块，剥离其中的囊状的白色小泡即囊尾蚴，用 10% 甲醛固定，装入平皿肉眼观察。或剥除囊尾蚴外层纤维被膜，放在 2 张载玻片间压平，囊尾蚴两边各放 1 条小滤纸，防止囊状物滑动并可吸收囊液，用显微镜观察鉴定。也可经组织固定后作切片，染色后镜检。

【实验报告】　每项检验方法在实验课学习完毕后，撰写实验报告（实验报告内容：①实验原理；②试剂与器材；③操作方法；④结果判断；⑤实验结果讨论）。

第 5 节　原虫检验

实训 1　原虫的形态观察

【目的要求】

1. 掌握　溶组织内阿米巴滋养体与包囊的形态，疟原虫、刚地弓形虫、隐孢子虫、阴道毛滴虫、蓝氏贾第鞭毛虫、杜氏利什曼原虫的形态结构特征。

2. 熟悉　结肠内阿米巴、哈氏内阿米巴滋养体与包囊的特征与区别点。

3. 了解　耐格里属阿米巴、棘阿米巴的形态。

【形态观察】

1. 溶组织内阿米巴　滋养体、包囊形态见第四章正文相关内容。

2. 寄生于肠道的其他阿米巴　滋养体、包囊形态见第四章正文相关内容。

3. 间日疟原虫

（1）环状体（染色玻片标本）　又称早期滋养体，是疟原虫进入红细胞的最早阶段。虫体细胞质较薄，中间有一空泡，细胞质被挤向周边呈环状，细胞核较小，位于一侧，形似指环。

（2）大滋养体（染色玻片标本）　又称晚期滋养体或阿米巴样体。虫体变大，细胞质增多，有时出现伪足，形状不规则，有 1 ～ 3 个空泡，细胞核 1 个，增大，形状与位置不定。细胞质中出现丝状疟色素。从此期起，被疟原虫寄生的红细胞体积胀大，颜色变浅，并出现细小、染成红色的薛氏小点。

（3）裂殖体（染色玻片标本）　大滋养体继续发育，虫体增大，变圆，空泡变小直至消失，细胞核分裂成 2 个以上，但细胞质未分裂，色素分布不均，称为未成熟裂殖体。核继续分裂成 12 ～ 24 个时，细胞质也分裂成相应的小块，包绕每一个核，形成 12 ～ 24 个裂殖子，疟色素集中成团，常位于疟原虫的一侧，虫体常充满胀大的红细胞，称为成熟裂殖体。

（4）配子体（染色玻片标本）　有雌、雄之分，呈圆形，细胞质无空泡，细胞核 1 个，疟色素均匀分布于虫体内。雌配子体较大，细胞质致密，染成深蓝色，细胞核小致密偏向一侧，染成深红色。雄配子体较小，细胞质疏松，染成浅蓝色，细胞核大疏松多位于中央，染成淡红色。

4. 恶性疟原虫

（1）环状体（染色玻片标本）　小环状体较小，约为红细胞直径的 1/6，有时位于红细胞的边缘；核 1 或 2 个，红细胞内常有 2 个以上原虫。

（2）大滋养体（染色玻片标本）　细胞质深蓝色，圆形，细胞核 1 或 2 个，红色，疟色素黑褐色，块状。此期起被寄生的红细胞可出现较粗、大小不一、分布不匀、数目较少的红色茂氏小点。虫体集中在内脏毛细血管中，外周血液不易见到。

（3）裂殖体（染色玻片标本）　圆形或卵圆形，细胞质蓝色，细胞核分裂为 2 个以上，红色，但细胞质未分裂，称为未成熟裂殖体。核继续分裂成 8 ～ 26 个时，细胞质也分裂成相应的小块，包绕每一个核，形成 8 ～ 26 个裂殖子，平均 8 ～ 18 个，排列不规则，疟色素集中成团，位于中央或一侧，外周血不易见到。

（4）配子体（染色玻片标本）　雌配子体新月形，两端较尖，细胞质深蓝色，细胞核致密，较小，深红色，居中，疟色素黑褐色，紧密分布在核周。雄配子体腊肠形，两端钝圆，细胞质淡蓝色或淡红色，核疏松，淡红色，居中，疟色素为黑褐色，多位于核周。

5. 刚地弓形虫

（1）滋养体（染色玻片标本）　游离的滋养体呈弓形或新月形，一端钝圆，一端尖细，寄生细胞内的滋养体呈纺锤形或椭圆形。大小平均为（4 ～ 7）μm×（2 ～ 4）μm，经瑞氏或吉姆萨染色后胞质呈蓝色，胞核位于中央，呈紫红色。滋养体分速殖和缓殖子，在弓形虫病急性期，滋养体快速增殖称为速殖子，游离于细胞外或寄生于细胞内。速殖子在感染的细胞内增殖后，数个或数十个速殖子被宿主细胞的细胞膜包裹，形成假包囊。在弓形虫病慢性期，滋养体在包囊内缓慢增殖或相对静止称为缓殖子。

（2）包囊（染色玻片标本）　包囊呈圆形或椭圆形，直径 5 ～ 100μm，有囊壁，囊内含数个至数百个增殖缓慢的缓殖子，在一定条件下包囊破裂，释出的缓殖子重新进入新的细胞形成包囊，或形成假包囊进行快速增殖。

6. 隐孢子虫　卵囊（染色玻片标本）呈圆形或椭圆形，直径 4 ～ 6μm，成熟卵囊内含 4 个裸露的月牙形子孢子和残留体。残留体由颗粒状物和一空泡组成。吉姆萨染色后，胞质呈蓝色，可见数个致密的红色颗粒；在改良抗酸染色标本中，虫体被染成玫瑰红色，囊内子孢子排列不规则，形态多样，残留体为暗黑色或棕色颗粒状。

7. 阴道毛滴虫

（1）阴道毛滴虫滋养体（吉姆萨染色标本）　虫体为梨形或椭圆形，前端有 4 根鞭毛，另有 1 根后鞭毛沿虫体向后伸展，与虫体之间有波动膜相连。细胞核大，紫红色，椭圆形，位于虫体前 1/3 处。轴柱纵贯虫体，并从后端伸出体外。胞质内可见深染、颗粒状的氢化酶体。

（2）阴道毛滴虫活滋养体（示教）　活滋养体呈无色透明状，有折光性，体态多变，活动力强。

8. 蓝氏贾第鞭毛虫

（1）蓝氏贾第鞭毛虫滋养体（铁 - 苏木精染色标本）　正面观似半个纵切的倒置梨形，侧面观呈瓢状。两侧对称，背面隆起，腹面前半部向内凹陷形成左右两叶吸盘，每叶吸盘的背侧各有 1 个圆形的泡状细胞核。轴柱纵贯虫体但不伸出体外，中部有 2 个爪形中体。鞭毛 4 对，即前侧鞭毛、后侧鞭毛、腹鞭毛和尾鞭毛。

（2）蓝氏贾第鞭毛虫包囊（铁 - 苏木精染色标本）　包囊呈卵圆形，囊壁很厚，不着色，囊壁与虫体之间常有明显的空隙。成熟的包囊内有 4 个核，常偏聚于一侧，核仁清晰，可见鞭毛、轴柱和中体。未成熟的包囊内有 2 个核。

9. 杜氏利什曼原虫

（1）杜氏利什曼原虫无鞭毛体（吉姆萨染色标本）　油镜下观察，在巨噬细胞内或细胞外有许多分散或成堆集在一起的虫体，选择细胞外的散在虫体仔细观察。虫体极小，仅为红细胞直径的 1/2 或 1/3，呈卵圆形或圆形，虫体细胞质染成淡蓝色，核圆形染成紫色或紫红色，核旁有一动基体和基体，染成深紫色，由基体发出 1 根丝体（鞭毛根），由于基体靠近动基体，故而在光镜下不易区分开。

（2）杜氏利什曼原虫前鞭毛体（吉姆萨染色标本）　高倍镜下可见成熟的前鞭毛体呈梭形，前部较宽，后部稍尖细，虫体中央有一个大而圆的核，前端有动基体、基体，均染成红色或紫红色，虫体细胞质染成淡蓝色。由基体发出 1 根鞭毛，游离于虫体外，鞭毛的长度与虫体长度相仿。在培养基内，虫体常以前端聚集成菊花状排列。未成熟的前鞭毛体外形比较粗短。

（3）媒介白蛉　示教。

【实验报告】

实验报告内容：绘出溶组织内阿米巴、结肠内阿米巴、哈氏内阿米巴包囊及滋养体的图，红细胞内间日疟原虫及恶性疟原虫形态图，刚地弓形虫滋养体及包囊图，隐孢子虫卵囊图，阴道毛滴虫滋养体图，蓝氏贾第鞭毛虫滋养体及包囊图，杜氏利什曼原虫无鞭毛体及前鞭毛体图。

实训 2　原虫的检验技术

【形态观察】

1. 掌握　粪便直接涂片法检查溶组织内阿米巴滋养体、蓝氏贾第鞭毛虫滋养体的形态特征，厚薄血膜法检查疟原虫，阴道分泌物涂片检查阴道毛滴虫的操作方法及结果的观察。

2. 熟悉　碘液染色直接涂片法检查溶组织内阿米巴包囊、蓝氏贾第鞭毛虫包囊的形态特征，厚薄血膜法所需试剂与器材，金胺酚 - 改良抗酸染色法的操作方法、所需试剂与器材。

3. 了解　碘液染色直接涂片法的注意事项，厚薄血膜法、金胺酚 - 改良抗酸染色法的实验原理。

【操作内容】

1. 粪便直接涂片法　见实训指导第 2 节实训 2。

2. 碘液染色直接涂片法

（1）实验原理　通过碘液染色，原虫的包囊及其不同的结构显示不同的特点，在显微镜下容易被辨认，染色后的包囊为黄色或棕黄色，糖原团为棕红色，囊壁、核仁、拟染色体均不着色。此法主要用于检查原虫的包囊。

（2）试剂与器材　显微镜、载玻片、盖玻片、竹签、粪便、碘液（常用 Lugol 碘液）、生理盐水、5% 甲酚皂溶液。

（3）操作方法　在载玻片上加1滴碘液，挑取米粒大小的粪便在碘液中涂匀，然后加盖玻片镜检。

若需同时检查滋养体则可以将载玻片等分为两部分，在左、右两侧分别做生理盐水直接涂片和碘液染色直接涂片。也可在生理盐水直接涂片加盖玻片后，从盖玻片一侧边缘加入碘液1滴，使粪便一侧被染成浅黄色或草绿色以查找包囊，未染色的一侧用于检查滋养体。

（4）注意事项　①滴加碘液不宜太多、太浓，否则粪便凝集成团块，包囊折光性降低，不利于观察；②观察成熟包囊时，由于拟染色体与糖原团消失，而且细胞核多而小，结构不够清晰，鉴定种类的难度加大，观察时要特别加以注意。

3. 厚薄血膜法检查疟原虫

（1）实验原理　红细胞和疟原虫所含蛋白质的氨基酸电离出的阴阳离子与酸性染料伊红、碱性染料亚甲蓝有色基团所带的阴、阳离子相互结合，疟原虫的细胞质被染成蓝色，红细胞、疟原虫的细胞核被染成紫红色。

（2）试剂与器材　采血针、75%酒精棉球、载玻片、甲醇、蜡笔、蒸馏水、瑞氏染液、吉姆萨染液、显微镜等。

（3）操作方法

1）采血：从患者耳垂或指尖采血，婴儿可于足后跟采血。先用75%酒精棉球消毒取血部位，待干后持采血针迅速刺入皮肤1～2mm深，挤出血滴涂片。

2）血膜制作：见实训图1。

薄血膜制作：取血1小滴（约2μl）置于载玻片上，选取一张边缘光滑的载玻片为推片，与载玻片形成30°～45°夹角，将推片一端置于血滴之前，待血液沿推片端缘扩散时，均匀、迅速、适当地用力向前推成薄血膜。血膜自然晾干后用甲醇固定。理想的薄血膜：血细胞分布均匀，整个血膜呈舌形，无裂缝。

注意事项：制片时血量适中，两玻片间的夹角要适当，以免血膜过厚或过薄。推片时用力均匀，一次推成，切勿中途停顿或重复推片。

厚血膜制作：取血1大滴（约3μl）置于载玻片上，以推片的一角，将血滴自内向外螺旋形摊开成直径约1cm的厚血膜。血膜自然晾干后滴加蒸馏水溶血，待血膜呈灰白色时，将水倒去，晾干后再用甲醇固定。

注意事项：血膜厚度适中，过厚则血膜易脱落，过薄则达不到浓集虫体的目的。

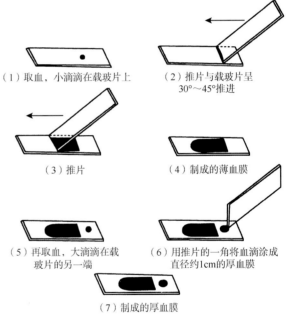

（1）取血，小滴滴在载玻片上

（2）推片与载玻片呈30°～45°推进

（3）推片

（4）制成的薄血膜

（5）再取血，大滴滴在载玻片的另一端

（6）用推片的一角将血滴涂成直径约1cm的厚血膜

（7）制成的厚血膜

实训图1　厚薄血膜的制作步骤

厚薄血膜同片制作：将载玻片分成六等份，将厚血膜涂在第三格的中央，薄血膜涂在第四格前缘至第六格中部，标签及编号置于一、二格。厚、薄血膜间用蜡笔画线分开，以免溶血或固定时厚薄血膜相互影响。

3）染色

瑞氏染色法：瑞氏染剂含甲醇，血膜不需固定。染色前用蜡笔画出染色范围，滴加染液覆盖厚、薄血膜，30秒至1分钟后加等量蒸馏水，轻轻摇动载玻片，使蒸馏水和染液混合均匀，此时出现一层灿铜色浮膜，3～5分钟后用水缓慢从玻片一端冲洗（注意勿先倒去染液或直接对血膜冲洗），至血膜呈现紫灰色为止，晾干后镜检。

吉姆萨染色法：染色前用蜡笔画出染色范围，用pH6.8～7.0的缓冲液将吉姆萨染液原液稀释15～20倍后滴于已固定的薄、厚血膜上，室温下染色半小时，缓冲液冲洗，晾干后镜检。稀释的染液宜现配现用，否则易产生沉淀，影响染色结果。

4）镜检　在镜检薄血膜时，有时血小板、染液颗粒、细菌、真菌、尘粒、白细胞碎片重叠于红细胞上，与疟原虫类似，应加以区别，这些类似物大多呈同一种颜色，与红细胞不在同一水平面上。镜检厚血膜时，因红细胞溶解，疟原虫皱缩变形，虫体比薄血膜中的略小，有的疟原虫细胞质着色深，细胞核模糊不清，应仔细观察。当厚、薄血膜涂在同一载玻片上时，应先检查厚血膜，鉴定虫种有困难时再仔细观察薄血膜，以节约时间，提高检出率。

4. 金胺酚 - 改良抗酸染色法查隐孢子虫卵囊

（1）实验原理　粪便样本浓集涂片后，先用金胺 - 酚染色法初染，再用改良抗酸染色法复染，提高了检出率和准确性。如仅用金胺 - 酚染色法或改良抗酸染色法效果均不如复染法。

（2）试剂与器材　粪便样本 20 ～ 30g，1g/L 金胺 - 酚染色液、3% 盐酸乙醇、5g/L 高锰酸钾液、苯酚复红染色液、10% 硫酸溶液、2g/L 孔雀绿溶液、蒸馏水、显微镜、500ml 三角量杯、塑料杯、60目铜筛、载玻片、玻璃棒、长滴管等。

（3）操作方法

1）粪便标本涂片：取患者腹泻的新鲜粪便或经 10% 甲醛溶液固定保存（4℃、1 个月内）的粪便，自然沉淀，用吸管吸取管底部粪便，于载玻片上涂成粪膜，自然干燥。

2）金胺 - 酚染色法初染：用甲醇固定 2 ～ 3 分钟，滴加 1g/L 金胺 - 酚染色液于晾干的粪膜上，10 ～ 15 分钟后水洗；滴加 3% 盐酸乙醇，1 分钟后水洗；滴加 5g/L 高锰酸钾液，1 分钟后水洗。

3）改良抗酸染色法复染：滴加苯酚复红染色液 1.5 ～ 10 分钟后水洗；滴加 10% 硫酸溶液，1 ～ 10 分钟后水洗；滴加 2g/L 孔雀绿溶液，1 分钟后水洗，待干，置显微镜下镜检。

5. 阴道分泌物检查

（1）实验原理　阴道毛滴虫主要寄居在女性阴道，偶可侵入女性尿道、男性尿道或前列腺，也可侵及睾丸、附睾或包皮下组织。取阴道后穹隆分泌物、尿液沉淀物或前列腺液，用生理盐水直接涂片法或涂片染色法（瑞氏或吉姆萨染色）镜检，若查得本虫滋养体即可确诊。

2）试剂与器材　棉签、阴道分泌物标本、生理盐水、载玻片、凹孔的载玻片、盖玻片、滴管、甲醇、瑞氏染液或吉姆萨染液、污物缸、消毒液、显微镜。

（3）操作方法

1）悬滴法：①先在一盖玻片周缘涂一薄层凡士林，中间滴 1 ～ 2 滴生理盐水；②将阴道分泌物涂于生理盐水中；③翻转盖玻片小心覆盖在一具凹孔的载玻片上，稍加压使两片结合，液滴即悬于盖玻片下面；④镜检。

2）生理盐水直接涂片法：①阴道分泌物棉拭子置于 1 ～ 2ml 生理盐水中制成悬液；②在载玻片上滴 1 滴生理盐水，与分泌物悬液混匀；③盖上盖玻片镜检。

3）涂片染色法：①阴道分泌物生理盐水涂片，或经离心沉淀，取沉渣涂片；②干燥玻片，甲醇固定；③瑞氏染色或吉姆萨染色；④干燥，镜检。

【实验报告】　每项检验方法在实验课学习完毕后，撰写实验报告（实验报告内容：①实验原理；②试剂与器材；③操作方法；④结果判断；⑤实验结果讨论）。

第 6 节　医学节肢动物检验

实训 1　医学节肢动物的形态观察

【目的要求】

1. 熟悉　蚊、白蛉、全沟硬蜱、蠕形螨、疥螨及尘螨成虫形态。

2. 了解　蝇蛆形态。

【形态观察】

1. 蚊

（1）蚊成虫玻片标本

1）中华按蚊、白纹伊蚊、淡色库蚊针插标本：肉眼初步观察，用放大镜比较 3 种蚊的外形、体色、翅上有无白斑等，并根据触角长短、触角与触须的比例鉴别雌、雄蚊。

2）雌、雄蚊头部玻片标本：体视镜下观察其复眼、触角、触须和喙的结构。

3）蚊翅玻片或大体标本：观察蚊翅上鳞片，翅脉的走向特征，观察中华按蚊翅前缘脉上白斑数目及位置。

4）蚊口器玻片标本：观察刺吸式口器的构成和特点。

（2）蚊卵玻片标本　体视镜下观察蚊卵的形态、大小，有无浮囊及卵的排列方式，并根据这些特点鉴定其蚊属。

（3）蚊幼虫玻片标本　体视镜下观察幼虫有无呼吸管及其形状，掌状毛的有无及形状，蛹的外形及呼吸管的形状，开口部的形态特征。

2. 蝇

（1）蝇成虫针插标本　舍蝇、大头金蝇、丝光绿蝇、麻蝇的针插标本。注意观察舍蝇、大头金蝇、丝光绿蝇、麻蝇，比较其虫体大小、体色及与分类有关的主要体征。

（2）蝇头部玻片标本　低倍镜下观察蝇的复眼、单眼，根据复眼间距鉴别雌、雄。观察触角、触角芒及喙的位置。

（3）蝇的爪垫玻片标本　低倍镜下观察爪垫的形态和其上的细毛。

（4）蝇卵、幼虫、蛹的瓶装浸制标本　观察一般形态特征。

3. 白蛉　白蛉成虫玻片标本：低倍镜下形态观察，成虫体小，长 1.5～4.0mm。全身密被灰黄色细毛。头部球形，有 1 对大而黑的复眼；1 对触角细长而明显；下颚须 1 对，在头下向后弯曲；刺吸式口器约与头等长，雌蛉口器发育完善，雄蛉口器发育不全。口腔内多有口甲和色板，咽内有咽甲，这些特征是白蛉分类的重要依据。胸部多毛，背面隆起呈驼背状。1 对翅狭长而尖，翅上多长毛，停息时两翅向背面竖立，与躯体约呈 45°。腹部背面第 2～6 节有毛。足细长，足上有毛。腹部分 10 节，前 7 节相似，背面有长毛，第 1 节的长毛均竖立，第 2～6 节的长毛在不同蛉种竖立和（或）平卧。因此将白蛉分为竖立毛、平卧毛与交杂毛三大类。

4. 全沟硬蜱

（1）成虫（玻片标本）　体视镜投影观察，颚体位于躯体前端，从背面可见，由颚基、口下板、1 对螯肢及 1 对须肢组成。颚基与躯体的前端相连接，为骨化区，呈六角形、矩形或方形；雌蜱的颚基背面有 1 对孔区。螯肢 1 对，从颚基背面中央伸出，为刺割器。口下板 1 块，位于螯肢腹面，与螯肢合拢时形成口腔。口下板腹面有倒齿。螯肢的两侧有须肢，由 4 节组成。躯体呈长圆形，暗褐色，表皮革质，弹性极大，两侧对称。躯体背面有背板，雄蜱躯体背面几乎全部为背板所覆盖，雌蜱背板仅占背面前部。腹面有足 4 对，每足 6 节，即基节、转节、股节、胫节、后跗节和跗节。跗节末端有爪和爪垫。第 1 对足跗节背面有哈氏器。生殖孔位于腹面的前半部。肛门位于躯体的后部，有肛沟。位于第 4 对足基节的后外侧有 1 对气门。

（2）若虫及幼虫（玻片标本）　体视镜投影观察，足 4 对，幼虫形似若虫，但体小，足 3 对。

（3）卵（玻片标本）　体视镜投影观察，呈球形或椭圆形，大小为 0.5～1.0mm，常堆集成团。

5. 蠕形螨　实验检查需通过对患者面部皮肤（鼻梁沟等处）用透明胶纸在睡前粘贴，至次晨取下，镜检蠕形螨。

（1）成虫（玻片标本）　低倍镜观察，毛囊蠕形螨和皮脂腺蠕形螨形态基本相似。虫体细长呈蠕虫状，半透明，乳白色。成虫体长 0.15～0.30mm，雄虫略小于雌虫。身体分颚体、足体和末体三部分。颚体位于虫体前端，宽短呈梯形，有一刺吸式口器，针状螯肢 1 对，须股分 3 节，端部具须爪；

足体腹面有足 4 对，粗短呈芽突状；4 对足基节与躯体愈合成 4 对基节板，其余各节均很短，呈套筒状。雄虫的阴茎位于足体背面的第 2 对足之间，雌虫的阴道在腹面第 4 对足之间。末体细长，表皮具有环形皮纹；毛囊蠕形螨较长，末端较钝圆，末体占躯体长度的 2/3 ～ 3/4；皮脂腺蠕形螨较粗短，末端呈锥形，末体占躯体长度的 1/2。

（2）幼虫及若虫（玻片标本）　高倍镜观察，虫体细长，有足 3 对，若虫与成虫形态相似，唯生殖器官发育尚未成熟。

（3）卵（玻片标本）　高倍镜观察，无色半透明，呈蘑菇状或蝌蚪状。

6. 疥螨

（1）成虫（玻片标本）　低倍镜观察，大小为（0.3 ～ 0.5）mm×（0.25 ～ 0.4）mm，乳白或淡黄色，体类圆形，背面隆起，腹面偏平。颚体短小位于前端。螯肢钳状，尖端有小齿，须肢分 3 节。背面有横行的波状横纹、成列的鳞状皮棘及成对的粗刺、刚毛和长鬃；腹面有粗短的圆锥形足 4 对。前两对足的末端有具长柄的爪垫即吸垫；后两对足的末端，雌虫均为长刚毛，而雄虫的第 4 对足末端具吸垫。

（2）卵（玻片标本）　低倍镜观察，呈长椭圆形，淡黄色，壳很薄，大小为 180μm×80μm。

7. 尘螨　成虫（玻片标本）：低倍镜观察，呈长椭圆形，白色粉末状，成螨长 170 ～ 500μm。躯体角皮薄，半透明，背面体表有不密但较长的体毛；躯体前端背面有盾板，上具鬃毛。螯肢 1 对，呈钳状，位于颚体前方中央。足 4 对，跗节末端有爪。雌螨有一发达的外覆生殖瓣的产卵孔，中央纵裂状，在躯体后缘有一交合囊，无肛吸盘及跗吸盘。雄螨有阴茎、肛吸盘及跗吸盘。

实训 2　医学节肢动物的检验技术

【目的要求】

1. 掌握　检查疥螨的针挑法、刮片法，以及检查蠕形螨的挤压涂片法、透明胶纸法的操作过程。

2. 熟悉　检查疥螨的针挑法、刮片法，以及检查蠕形螨的挤压涂片法、透明胶纸法的实验所需试剂与器材，实验结果的观察。

3. 了解　检查疥螨的针挑法、刮片法，以及检查蠕形螨的挤压涂片法、透明胶纸法的实验原理。

【操作内容】

1. 疥螨的检查法

（1）针挑法

1）实验原理：疥螨寄生在宿主表皮层的深处，以角质层和淋巴液为食，并以螯肢和前跗爪挖掘一条与皮肤平行的蜿蜒隧道。隧道的盲端常有虫体隐藏，呈针尖大小的灰白小点。

2）试剂与器材：解剖镜、消毒针、液体石蜡、载玻片、放大镜或显微镜。

3）操作方法：针挑法适用于皮损为隧道或水疱。首先在解剖镜下仔细观察隧道，然后于盲端处找出淡黄色虫点。疥疮用消毒针头从侧旁刺入，在其底部把虫体挑出，置于滴加液体石蜡的载玻片上用放大镜或显微镜检查。若有水疱者，多在疱边缘处可找到虫点，按上面方法挑出虫体后进行检查。

（2）刮片法

1）实验原理：同针挑法。

2）试剂与器材：液体石蜡或普通镜油、外科手术刀、油载玻片、显微镜。

3）操作方法：挑选早期丘疹，滴少许液体石蜡或普通镜油于皮损上，然后用消毒后的外科手术刀在皮损表面稍微使劲刮数下，直至油内出现小血点为度，最后移放到载玻片上实施镜检。

2. 蠕形螨的检查法

（1）挤压涂片法

1）实验原理：人体蠕形螨寄生于人体的毛囊或皮脂腺内，以宿主细胞和皮脂腺分泌物、皮脂、角质蛋白和细胞代谢物为其营养来源。

2）试剂与器材：痤疮压迫器、载玻片、显微镜。

3）操作方法：消毒受检部位皮肤，用消毒后的痤疮压迫器刮取，也可用干净手指挤压，或用消毒后蘸水笔尖后端等器材刮取，将刮出物置于载玻片上，加 1 滴甘油，铺开，加盖玻片镜检。

（2）透明胶纸法

1）实验原理：同挤压涂片法。

2）试剂与器材：透明胶纸、载玻片、液体石蜡、显微镜。

3）操作方法：睡觉前清洗脸部后，用透明胶纸粘贴于面部的鼻、鼻沟、额、颧及颏部等处，至次晨取下透明胶纸贴于载玻片上，滴加 1 滴液体石蜡镜检。此法简便无痛苦。检出率与胶纸的黏性、粘贴的部位、面积和时间有关。

【实验报告】　每项检验方法在实验课学习完毕后，撰写实验报告（实验报告内容：①实验原理；②试剂与器材；③操作方法；④结果判断；⑤实验结果讨论）。

第 7 节　寄生虫的免疫学检验技术

一、皮内抗原试验

1.实验原理　见第二章第 3 节。

2.操作方法　将适宜浓度的无菌皮内试验抗原 0.03ml，注射入消毒后的前臂屈面表皮内层形成皮丘。在邻近处或另一手臂同样注射生理盐水皮丘作为对照，15 分钟后观察结果。

3.结果判定　阳性：皮丘红肿，硬结直径大于 1.5cm，红晕范围直径超过 4cm，有时出现伪足或有痒感。阴性：局部无红肿、无异常全身反应。

4.临床意义　皮内试验用于多种寄生虫病的检测，如血吸虫病、卫氏并殖吸虫病等。最常用于血吸虫病的调查，操作简单，并且可即时观察结果，适宜现场应用。大多用粗制可溶性血吸虫虫卵抗原（稀释度为 1∶4000）或成虫冷浸抗原（稀释度为 1∶8000），敏感性高，其阳性率在 93%～97%，但有部分假阳性反应（2.1%～3.5%），并且对其他寄生虫病交叉反应较高。皮内试验一般用作：①过筛方法，先做皮内试验，阳性者再做进一步检查；②临床辅助诊断；③考核预防效果，检查新感染，特别对儿童。

二、环卵沉淀试验

1.实验原理　见第二章第 3 节。

2.操作方法　常规法用载玻片或凹玻片进行，加样本血清后，挑取适量鲜卵或干卵（100～150 个，从感染动物肝分离），覆盖 24mm×24mm 盖片，四周用石蜡密封，37℃保温 48 小时后，低倍镜观察结果，必要时需观察 72 小时的反应结果。

3.结果判定　典型的阳性反应为泡状、指状、片状或细长卷曲状的折光性沉淀物，边缘整齐，与卵壳牢固粘连。阴性反应必须观察全片，阳性者观察 100 个成熟卵，计环沉率及反应强度比例。环沉率是指 100 个成熟虫卵中出现沉淀物的虫卵数。凡环沉率≥5% 者可报告为阳性（在基本消灭和消灭血吸虫病地区环沉率≥3% 者可判为阳性），1%～4% 者为弱阳性。环沉率在治疗上具有参考意义。

分级强度判定：

"−"折光淡，与虫卵似连非连；"影状"物（外形不甚规则，低倍镜下有折光，高倍镜下为颗粒状）及出现直径小于 10μm 的泡状沉淀物者，皆为阴性。

"+"虫卵外周出现泡状沉淀物（＞10μm），累计面积小于虫卵面积的 1/4；或泡状沉淀物的面积小于虫卵面积的 1/2；或呈指状的细长卷曲样沉淀物，不超过虫卵的长径。

"++"虫卵外周出现泡状沉淀物的面积大于虫卵面积的 1/4；或片状沉淀物的面积大于虫卵面积的 1/2；或细长卷曲样沉淀物相当或超过虫卵的长径。

"+++"虫卵外周出现片状沉淀物的面积大于等于虫卵本身面积；或泡状沉淀物总面积大于虫卵面积的 1/2；或细长卷曲样沉淀物相当或超过虫卵长径的 2 倍。

4. 临床意义　环卵沉淀试验是诊断血吸虫病的血清学方法之一，是临床治疗患者的依据；可用于考核治疗和防治效果；并且可用于血清流行病学调查及监测疫情。

三、酶联免疫吸附试验

酶联免疫吸附试验是把抗原或抗体结合到某种固相载体表面，并保持其免疫活性，形成固相抗原或抗体；将抗原或抗体与酶连接成酶标记抗原或抗体，使其既保留免疫活性，又保留酶活性。测定时将受检样品（含待测抗体或抗原）和酶标记抗原或抗体按一定程序与结合在固相载体上的抗原或抗体反应形成固相化抗原抗体酶复合物；用洗涤的方法将固相载体上形成的抗原抗体 - 酶复合物与其他成分分离，结合在固相载体上的酶量与标本中受检物质的量成一定比例；加入底物后，底物被固相载体上的酶催化生成有色产物，通过定性或定量检测有色产物的量即可确定样品中待测物质的含量。

酶联免疫法检测弓形虫 IgM 抗体

【产品名称】　通用名称：弓形虫 IgM 抗体检测试剂盒（酶联免疫法）。

【包装规格】　48 人份 / 盒、96 人份 / 盒。

【预期用途】　本试剂盒用于检测血清或血浆中是否含有弓形虫 IgM 抗体，用于辅助诊断患者是否感染了弓形虫。

【实验原理】　本试剂盒采用鼠抗人 IgG（抗 μ 链）单克隆抗体包被微孔条，辣根过氧化物酶（HRP）标记基因工程表达的弓形虫特异性抗原为示踪物，TMB 显色系统，捕获法检测人的血清或血浆中弓形虫 IgM 抗体。

【主要组成成分】

	半成品名称	主要成分	规格
1	抗 μ 链反应板	鼠抗人 IgG 抗体	4×12 孔 /8×12 孔
2	弓形虫 -IgM 酶结合物	HRP 标记弓形虫 - 抗原	1 瓶（6.5ml×13ml）
3	弓形虫 -IgM 阴性对照	山羊血清	1 瓶（1ml）
4	弓形虫 -IgM 阳性对照	弓形虫 IgM 阳性血清	1 瓶（1ml）
5	浓缩洗涤液	磷酸盐	1 瓶（4ml/8.5ml）
6	底物液 A	过氧化氢溶液	1 瓶（4ml/8.5ml）
7	底物液 B	TMB	1 瓶（4ml/8.5ml）
8	终止液	硫酸	1 瓶（4ml/8.5ml）
9	塑封袋	—	1 个
10	封板膜	—	2 贴

【储存条件和有效期】　试剂盒应置 2～8℃中避光保存，有效期 12 个月。

【样本要求】　血清样本按照常规方法由静脉采集，血浆标本可采用常规用量的肝素或枸橼酸钠抗凝。5 天内测定的标本可放置于 4℃保存，标本放置在 –20℃至少可保存 3 个月。标本应避免溶血或反复冰冻。浑浊或有沉淀的标本应离心或过滤澄清后再检测。需保存的血清在采集保存过程中应注意无菌操作。

【检验方法】

1. 平衡　从冷藏环境中取出试剂盒，在室温下平衡 30 分钟后使用。

2. 配制　将浓缩洗涤液用蒸馏水或去离子水稀释 20 倍备用。

3. 设定　每次试验应预设空白对照 1 孔（暂不加任何试剂）、阴性对照 3 孔、阳性对照 2 孔。

4. 加样　按顺序在各板孔中分别加入 20μl 待测标本和阴、阳性对照。

5. 加酶　依次向每孔加入 100μl 酶结合物（空白孔不加），振荡混匀。

6. 温育　在反应板上盖上封板膜，置 37℃温箱或水浴锅中，反应 60 分钟。

7. 洗板　将孔内液体甩干，在各反应孔加入稀释后的洗涤液 300μl，静止 15 秒，弃去洗涤液；如此洗涤 5 次，最后一次扣干反应板。

8. 显色　每孔依次加底物 A、B 液各 50μl（包括空白对照孔），加盖封板膜，振荡混匀。37℃避光显色 15 分钟。

9. 终止　每孔加入终止液各 50μl（包括空白对照孔），振荡混匀终止反应。

10. 测定　用空白对照孔调零，并尽快用酶标仪单波长 450nm 测定各孔 OD 值。也可用双波长 450nm/630 ～ 690nm 测定各孔 OD 值。

参考值：临界值 =0.10+ 阴性对照 OD 值（阴性对照 OD 平均值≤ 0.05 按 0.05 计算）

【检验结果的解释】

测定标本 OD 值≥临界值时为抗弓形虫 -IgM 抗体阳性。

测定标本 OD 值<临界值时为抗弓形虫 -IgM 抗体阴性。

阳性对照 OD 值≥ 1.0 且阴性对照 OD 值≤ 0.1 时试验有效，否则需重新检验。

该实验方法仅适用于定性检测和辅助诊断，确认感染弓形虫须同时结合患者的临床表现或进一步结合其他方法来进行。

【检验方法的局限性】　应使用企业参考品进行检测，其中阴性参考品血清、阳性参考品血清应符合阴阳参考品血清的要求，最低检出限应符合最低检出限血清的检测要求，精密度（CV%）不高于 15%，37℃ ±1℃ 放置 6 天产品性能稳定。血清中三酰甘油含量高于 4mmol/L、胆红素含量高于 150.0μmol/L、血红蛋白高于 2.0g/L 时会对检验结果产生影响，不得使用本试剂盒检测。

【注意事项】

1. 检测标本应尽量避免反复冰冻、溶血或长菌，否则可能会影响检测结果。

2. 不同批号不同品种的试剂不能混用；封板膜不能重复使用。

3. 各种试剂使用前要混匀，部分溶液（如洗液等）如有结晶析出，轻微加热或摇匀溶解后不影响使用。

4. 请严格按照说明书操作，严格控制反应时间和反应温度，各种反应液均需用加液器加注，并经常校对其准确性。

5. 反应板开封后如不能一次性用完，应将剩余板条和干燥剂同时放入塑料袋内密封好，置 2 ～ 8℃ 可短期保存。

6. 处理标本、废液、阳性对照等均应按传染性污染物处理（试剂盒内的对照血清已进行灭活处理），121℃高温蒸汽灭菌 30 分钟或用 5.0g/L 次氯酸钠等消毒剂处理 30 分钟后废弃。

【实验报告】　每项检验方法在实验课学习完毕后，撰写实验报告（实验报告内容：①实验原理；②试剂与器材；③操作方法；④结果判断；⑤实验结果讨论）。

（丁环宇）

参 考 文 献

陈艳，2015. 人体寄生虫学. 北京：科学出版社.

府伟灵，2020. 临床精准分子诊断学. 上海：上海交通大学出版社.

姜苏，李一荣，2020. 等温扩增技术的原理及应用. 中华检验医学杂志，43（5）：591-596.

陆予云，2015. 寄生虫检验技术. 北京：科学出版社.

宁超群，艾琳，胡主花，等，2021. 我国人群和动物芽囊原虫感染研究进展. 中国血吸虫病防治杂志，33（1）：95-101.

尚红，王毓三，申子瑜，2015. 全国临床检验操作规程. 第4版. 北京：人民卫生出版社.

王兰兰，吴健民，2007. 临床免疫学与检验. 第4版. 北京：人民卫生出版社.

吴观陵，2013. 人体寄生虫学. 第4版. 北京：人民卫生出版社.

吴忠道，汪世平，2015. 临床寄生虫学检验. 第3版. 北京：中国医药科技出版社.

张富强，王沛，冯霞，等，2021. 全球人群人芽囊原虫感染情况及基因亚型研究进展. 中国血吸虫病防治杂志，33（1）：84-94.

诸欣平，苏川，2018. 人体寄生虫学. 第9版. 北京：人民卫生出版社.

目标检测选择题参考答案

第1章
1. C　2. B　3. C　4. A　5. B　6. A　7. C　8. D　9. E　10. E

第2章
1. C　2. B　3. C　4. D　5. C　6. D　7. C　8. A　9. A　10. D

第3章
1. A　2. E　3. A　4. B　5. D　6. C　7. D　8. C　9. B　10. E

第4章
1. C　2. A　3. E　4. A　5. C　6. C　7. B　8. E　9. E　10. E　11. E　12. E　13. B　14. A　15. B
16. B　17. C　18. B　19. A　20. E　21. A　22. B　23. A　24. E　25. C　26. C　27. D　28. E　29. A
30. B　31. E　32. A　33. B　34. D　35. C　36. B　37. D　38. C　39. A　40. E

第5章
1. C　2. B　3. B　4. B　5. D　6. C　7. E　8. D　9. A　10. A

第6章
1. E　2. E　3. C　4. D　5. B　6. B　7. C　8. B　9. A　10. E

第7章
1. A　2. E　3. B　4. A　5. D　6. E　7. C　8. E　9. C

（ SCPC-BZBEZA13-0095 ）

高等卫生院校课程改革创新教材

免疫学检验　　　　　血液学检验
❀ 寄生虫学检验　　　　微生物学检验
生物化学检验　　　　临床检验基础
临床医学概要

寄生虫学检验

www.sciencep.com

ISBN 978-7-03-072593-6

9 787030 725936 >

科学出版社互联网入口
卫生职业教育分社：(010) 64019259　64078005
E-mail：med-edu@mail.sciencep.com

定 价：69.80 元

医药卫生高等院校创新教材

供口腔医学技术、口腔修复工艺等专业使用

全口义齿工艺技术

（第2版）

主编　何　冰

科学出版社